健康信息空间构建与服务设计

向 菲 著

华中科技大学文科学术著作出版基金资助

科 学 出 版 社

北 京

内 容 简 介

　　健康中国2030战略对提升国民健康素养提出了新的要求，从而促使健康信息服务行业改革其服务方式与内容。本书以公众健康信息需求为核心，基于图书馆和健康信息服务的公共服务属性，从图书馆领域引入信息共享空间这一范畴，在梳理信息空间相关理论体系和探讨用户健康信息需求特征的基础上，试图构建一种健康信息空间的概念模型，由此构建与之相匹配且适应于具体实践的实体空间、虚拟空间模型，并设计其服务内容、探讨其支撑体系。

　　本书将图书馆和健康信息管理两个领域相结合，将公共文化服务和公共医疗卫生服务相结合，将理论构念和实践设计相结合，冀为国内图书馆学、健康信息管理学领域的研究和学习人员，以及健康信息产品和服务提供与管理人员提供参考。

图书在版编目（CIP）数据

健康信息空间构建与服务设计 / 向菲著. —北京：科学出版社，2020.8

ISBN 978-7-03-062392-8

Ⅰ.①健… Ⅱ.①向… Ⅲ.①社区服务-健康-管理信息系统-研究-中国 Ⅳ.①R194.3

中国版本图书馆 CIP 数据核字（2019）第 208787 号

责任编辑：徐　倩 / 责任校对：王晓茜
责任印制：张　伟 / 封面设计：无极书装

科 学 出 版 社 出版

北京东黄城根北街 16 号
邮政编码：100717
http://www.sciencep.com

北京虎彩文化传播有限公司 印刷

科学出版社发行　各地新华书店经销

*

2020 年 8 月第 一 版　开本：720 × 1000　1/16
2020 年 8 月第一次印刷　印张：13
字数：260 000

定价：118.00 元

（如有印装质量问题，我社负责调换）

前　　言

　　健康中国 2030 战略和《中共中央 国务院关于深化医药卫生体制改革的意见》的实施以全面提升国民健康水平为重要目标，而健康素养或健康相关的信息素养是国民健康水平的重要组成部分。信息服务、信息交流、知识转移等领域的研究表明，面向用户需求特征构建与之相适应的服务框架是改进服务质量、促进交流水平、提升转移效果的重要环节。当前，在卫生信息化背景下，健康信息服务相关的研究往往集中在卫生信息管理、卫生信息系统等学科体系之中，本书将健康信息服务引入图书馆服务范畴，从公共产品与服务属性、面向人群、信息服务内核等方面的一致性出发，将图书情报领域已相对成熟的信息共享空间理论引入健康服务领域，阐述一种健康信息空间构念。同时结合当前我国卫生信息服务的主要模式和我国社会公众健康信息需求的主要特征，构建具有有用性和适应性的虚拟空间和实体空间，并从多方面讨论其支撑策略。

　　本书的思想主要来源于信息空间兴起的模式与特征。其所包含的内容为：在该空间中，无论虚拟或现实，其中的用户都能够充分获得最新的技术或感受最新的应用，并且能够在专业人员的支持下充分自由地获取丰富的信息资源。因此，在健康领域，如果健康信息空间中的用户能够得到这样的体验，这是能够助力我国推进新型服务业发展、提升全民健康素养和水平的重要举措。

　　全书共七章，第一章层层递进地分析社区健康信息空间的主要内容，通过对国内外文献进行梳理，从研究发展、实践和观点等多个角度入手，分析健康信息空间的基本内涵及其理论与价值。

　　第二章分析我国人口健康信息需求与服务现状，深入探究健康信息需求和获取的现状，并且从健康信息需求主体的多个角度、多方面探讨不同主体在面对健康信息需求时的不同之处。

　　第三章横向对比分析现有健康信息服务模式的具体内容，从不同模式的内容、现状、模型、功能等多个方面对现有健康信息服务模式进行分析评价，汲取不同健康信息服务模式的优点，避免不足，以此奠定健康信息空间构建的相关内容。

　　第四章和第五章分析健康信息空间概念模型构建和具体实体、虚拟空间构建，对健康信息服务内容、流程、业务、资源等进行整合。

　　第六章和第七章分析社区健康信息空间的服务功能设计和支撑体系构建，功能设计中又具体分为整体功能设计以及实体、虚拟功能设计；从法律支撑、管理支撑、数据支撑和技术支撑四个维度进行支撑体系的分析构建。

　　本书受到华中科技大学文科学术著作出版基金资助。感谢史晓旭在本书成书全过程中的统筹工作，感谢彭昱欣、谢耀谈、尹艺霖、郭田、张柏林等所做的文献收集整理工作，感谢朱志超、江捷、冯思佳、向纯仪、张钟月等所做的编辑校对工作。由于将信息空间概念和健康信息服务领域的具体实践相结合，国内外鲜有相关研究，健康信息服务涉及主体、环节、流程复杂，加之作者水平有限，疏漏和不妥之处在所难免，敬请广大读者批评指正。

向　菲

2019 年 5 月

目　　录

第一章　研究背景与相关范畴

全民健康是新时代中国特色社会主义建设过程中，党和政府重点关注、全国人民热切期盼的战略目标。习近平同志在全国卫生与健康大会上强调：要把人民健康放在优先发展的战略地位，以普及健康生活、优化健康服务、完善健康保障、建设健康环境、发展健康产业为重点，加快推进健康中国建设，努力全方位、全周期保障人民健康，为实现"两个一百年"奋斗目标、实现中华民族伟大复兴的中国梦打下坚实健康基础[1]。2016 年 10 月 25 日发布的《"健康中国 2030"规划纲要》明确提出，要完善人口健康信息服务体系建设，推进健康医疗大数据应用。当前，不断完善健康信息服务体系是卫生信息化发展的重要延续，是实现健康中国规划的重要战略决策。

健康信息属于医疗卫生或大健康领域，在信息外延特征、服务开展渠道、传播扩散规律、用户感知能力和接受行为等方面，与一般意义上的公共信息相比具有特殊性，在信息源和渠道的分布、信息质量的鉴别、信息内容的理解等方面，对信息服务提供者和接受者都提出了更高的要求。在卫生信息化建设已显出成效、卫生信息基础设施建设日渐成熟的环境下，如何提升健康信息服务的效率和效果应是值得学界和业界关注的重要课题。

当前，健康领域存在丰富的信息资源、信息工具和信息平台，然而这些资源、工具、平台由于种种原因（如信息权属、管理方式、数据标准、利益划分等）相互割裂，因此，在统一理论框架下对其进行整合，具有重要的理论与实践意义。

具体而言，本书认为，第一，对健康信息服务进行整合是当前国家卫生健康工作的重要内容。众所周知，提升健康信息服务水平是国家卫生健康工作的重要目标，健康信息资源建设更是提升全民健康素养的重要保障，在这样的背景下，进一步深化健康信息管理体制改革、加强服务业务体系结构调整、建设基于资源协同和服务集成的整合服务体系，是健康信息服务领域发展过程中可以明确的基本观点。

第二，健康信息需求分析是提升我国卫生健康服务水平的重要保证。健康信息需求的研究对于提高我国医疗卫生服务水平有重大意义。长期以来，医学领域专业知识强，不容易被社会公众所认识和理解，从信息赋权理论和服务公平性政策的角度而言，无论从主观角度还是从客观角度，无论从信息提供者角度还是从用户角度，国人对健康信息的需求随着健康意识和健康素养的提高而不断增强的事实是毋庸置疑的，对这些需求进行分析是服务的必然起点。

第三，统一的模型或框架是将多源头、多渠道、多类型、多权属健康信息进行整合的重要理论支撑。长期以来，无论公共信息还是各具体业务领域中的信息孤岛现象大多与制度、政策、标准等相关，一个统一模型或框架的建立，可以从可能性角度，在理论层面展现整合和集成的前景。

第一节　理论研究与应用实践背景

信息空间和健康信息分属于图书情报科学和卫生信息科学两个领域，跨领域的交叉融合对于理论与实践创新具有非常重要的意义。在进行具体分析之前，应对相关范畴的理论研究和相关领域的应用实践进行梳理。

一、理论研究

本节分别从信息空间（information commons，IC）、健康信息空间（health information commons，HIC）和社区健康信息空间（community health information commons，CHIC）三种范畴进行理论和时间发展的梳理。

（一）IC 的国内外研究现状

1. 国外研究现状

健康信息空间概念是在健康信息服务过程中引入信息空间的思想与方法得以产生的。信息空间也称为信息共享空间，其本质是信息资源价值的实践机制，IC可优化空间、资源以及创建新的服务环境[2]。一般认为，美国艾奥瓦大学的哈丁图书馆 1992 年建立的信息拱廊是第一个最符合其内涵与特征的实体与电子资源相结合的信息空间雏形。

国外信息空间的研究从图书馆学领域产生，起步较早，较为成熟，其很多成果、结论和发展模式已经得到共识。美国欧柏林学院的陈晰在"图书馆：学科化、个性化服务的发展"学术研讨会上，以美国欧柏林学院为案例，对学习共享空间的建构与推广进行了介绍，并提出了对中小信息学院发展信息共享空间的见解。

近年来，随着政策的转变、技术的创新和图书馆服务的转型，IC 建设取得了一些新的进展。国外已不再局限于传统 IC 的研究方向，而是在基本整合、共享思想的基础上，从不同视角进行拓展。其中，发展最具活力的高校图书馆信息空间研究不仅涉及学生视角的学习共享空间（learning commons，LC）、教师视角的教学共享空间（teaching commons，TC）、研究人员视角的研究共享空间（researching commons，RC）等，还包括脱离图书馆实体，在其他场所和虚拟空间建设的教研信息共享空间（faculty information commons）、教研探索空间（faculty exploratory commons）、教研支持中心（faculty support center）、学术服务空间（scholar services commons）等。在更广泛的视域下，一些研究着眼于学习、共享和提供解决方案而不单纯是服务手段、工具、系统、平台的建设；一些研究讨论更广泛的合作对象，如档案馆、博物馆、出版社等；还有些研究致力于信息空间动态管理，面向用户需求特征个性化服务或群体个性化服务等[3]。

2. 国内研究现状

在国内对 IC 的研究起步较晚。国内学界有关 IC 的理论探讨主要集中在以下几个方面。

一是对国外 IC 的引入介绍，主要包括 IC 的产生背景、概念定义、空间结构和服务模式等。邹婉芬从空间、资源、服务方面分析了 IC 的特征，认为 IC 要重视资源、服务和功能的充分整合，要重视评估，且 IC 必须是动态的和发展的；李文革认为，IC 的本质是信息资源价值的实用机制；杜谨认为图书馆可以根据用户的不同需求大致分为个人访问区、安静学习区、实体小组活动区和虚拟小组协作区，并配备不同的设施布局、资源、设备和人员。

二是对国内外 IC 建设实例的调查分析。陈丽萍探讨了新西兰奥克兰大学 IC 建设所产生的影响；刘晓霞和杜慧平对上海师范大学图书馆 IC 进行了实践研究，并在此基础上探索了 IC 的学科化服务等。这些是对相对成功的国内和国际案例的详细研究分析，并为未来的 IC 建设提供了参考。还有很多学者对目前国内大学的 IC 实施进行了案例研究，对其采取的步骤、组织管理策略和质量评价机制等一系列问题进行了详细介绍，并提出对图书馆 IC 的建设规划和思路。

三是关于 IC 的思考和综述。管进从 IC 对传统图书馆服务理念的挑战、根据图书馆的实际来建设 IC、IC 对图书馆员素质提出的新要求、构建适合 IC 的信息资源体系以及 IC 对图书馆管理的挑战 5 个方面论述了高校图书馆开展 IC 的实践；刘旬玲分析和解读了国内外 IC 理论的主题，包括概念、模式、治理与评价、发展方向以及 IC 与 LC 之间的关系；郝群、朱莉、成俊颖总结了国内外 IC 理论与实践的研究进展。

四是学术会议和基金项目。上海交通大学图书馆、美国约翰-霍普金斯大学图书馆以及中国图书馆学会数字图书馆专业委员会对数字图书馆前沿问题进行了探讨，陈进馆长提出了 IC 集成的新型服务理念，即信息共享空间和创新社区（innovation community）的双重理论，通过两者之间的职能互补来实现整体优化。此外，上海市哲学社会科学规划项目"基于网络环境的信息共享空间构建研究"和国家社会科学基金项目"信息共享空间实现机制与策略研究"等课题也取得了很好的成果，推动了国内 IC 理论研究的进展。

（二）HIC 的研究现状

国内外对健康信息空间进行研究的演进，显示出由封闭系统到开放系统的发展脉络，同时也表现出逐渐聚焦在网络关系层面上的空间体系与特征。

在国外，健康信息空间主要体现在国家政策中。美国医学会通过制定一定的规则建立基因组共享信息，其原则为数据访问共享和透明分析，数据访问共享使临床验证成为循证医学的基础；透明分析将所有用于评估结果的具有临床意义的变量和数据放入公有领域，以便适当解释和监测公共卫生的变化。美国食品药品监督管理局对"可公开访问的人类基因变体数据库"进行了讨论，而管理和能力验证程序则假设数据共享[4]。

国内的健康信息空间主要体现在实体和网络两个方面。尤其在"互联网＋医疗"国家政策的推动和市场消费者拉动这两方面的共同促进下，医疗卫生、健康管理领域开始大量关注健康信息服务，一大批健康信息门户、在线医疗网站、健康问答网站、健康医疗论坛等得以产生和快速发展，新浪、搜狐、网易等门户网站进行了健康板块的设计与推广，新闻网站中健康领域也得到重视，知乎、新浪问答等问答型网站中有关健康的话题不断兴起，丁香园、好大夫在线、春雨医生、微医等专业卫生健康网站逐渐被社会公众广泛认知，借力微博、微信等平台的卫生健康机构快速增加。然而，由于用户个性化健康需求特征抓取有难度，在个性化推送和浏览两种方式的平衡以及个性化服务深层次发展等方面，还有一系列的问题没有解决，这也会对用户体验造成负面的影响[5]。

总体而言，当前在人口健康领域对信息空间的研究仍处于起步阶段，在研究内容方面，更多的研究集中在网络基础设施建设方面，即实体网络、实体系统等内容，而区域信息网络是基于静态统计信息构建的，不太关注区域之间的信息流动以及流动空间的整体分布格局和特征，不易完全反映区域信息空间的差异和动态特征。研究方法侧重于决策分析方法、数学统计方法及组合数学模型。随着复杂网络和复杂系统的兴起，基于社会网络分析方法的区域空间分析逐渐得到广泛使用，特别是作为流动空间的信息空间实际上是对信息空间中个体间的联系的研究[6]。

（三）CHIC 的研究现状

社区健康信息空间这一概念的提出建立在信息空间与健康信息空间的基础上，以社区为主要服务对象，规范社区卫生信息管理，实现社区卫生信息的共享、传递与服务。

发达国家在基层社区医疗服务模型方面已经进行了创新性研究，得出了一些优异的成果。如英国的国家卫生服务，该系统为了提高卫生服务效率而建立了信息服务系统，并对社区卫生服务提供者进行了竞争激励管理，从根本上保护了居民的健康权利，使居民更容易得到满意的社区卫生服务，减少了国家和医院的成本，并能通过相关系统的资料和数据的共享进行疾病的诊断，及时了解健康状况以及应对突发情况。

近年来，随着物联网技术的迅速发展，各国学者讨论了如何将物联网技术应用于医疗卫生领域。Cook-Deegan 和 Mcguire [7]提出利用先进的物联网技术、通信技术和大数据分析技术构建社区健康管理系统，帮助开发有效的健康管理服务，以改善社区居民的健康水平和生活质量。Cullin [8]提出构建社区健康监护系统将有助于医疗资源整合、提升人们的健康水平、加快社会的发展速度。Duncan [9]设计了一个可整合社区卫生服务和远程治疗的健康管理系统，为社区健康管理设计了一个全新的健康服务模式。

随着我国政府对区域医疗重视程度的增加，增强社区医疗卫生服务，并借助先进的传感器技术、计算机技术及互联网技术，将社区医疗与远程医疗相结合形成一种新的医疗监护管理模式，可促进社区卫生医疗事业的不断进步。增加对居民健康的投入，加快社区卫生服务信息化程度，促进全民医疗健康的平民化，为实现人人享有卫生医疗服务的目标而不断努力。因此对于社区而言，这一目标的实现有助于促进社区健康信息的高效利用。

（四）计量分析

1. 数据来源

为进一步了解当前国内对信息空间研究的现状，本书对相关文献进行了检索并做了基本的计量分析。信息源选择中国学术期刊网络出版总库，检索时间为2018 年 6 月 27 日，选择"主题"为检索字段，检索词为"信息共享空间""学习共享空间""信息空间"，以 2008 年 6 月至 2018 年 6 月为时间字段控制，得到这10 年间的相关文献共 336 篇。经过人工查阅文章题目和摘要，剔除会议综述、通知等文章类型，去除重复数据，按照相关性进行过滤，选出相关文献 317 篇。使用 Excel、VOSviewer 等软件对检索文献进行分析，并采用文献计量学的方法对文献特征进行分析。

2. 发文时间分析

研究成果年发文量随时间的变化趋势可以从直观角度直接反映研究领域的发展情况，并可能从生命周期角度确定当前在该研究中的所处阶段。为此，对国内信息空间研究的年发文量进行了统计，如图 1-1 所示。

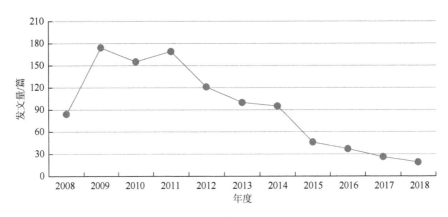

图 1-1　信息空间相关研究年发文量

图 1-1 显示，从 2009 年开始我国信息空间相关研究一直处于比较平缓的下降趋势（2011 年除外），表明我国处在科学研究的早期阶段，信息空间尚未受到国内学者的关注。2008～2009 年发文量急剧增长，2008 年仅有 84 篇，2009 年为 174 篇，发文量约是 2008 年的 2 倍。2011～2018 年信息空间相关研究年发文量逐年减少，一方面可能因为信息空间的研究正在向更深层和更细致的方向发展，另一方面可能因为在宏观社会科学范畴下进行信息空间研究进入了瓶颈期，应考虑在其他学术和应用领域进行跨学科研究。

3. 期刊分布

通过统计信息共享空间相关的研究论文来源期刊，可以对发布的期刊类型进行掌握，并清楚地看出这些文献分布在哪些期刊上，从而对这些文献的质量进行判断。根据统计可知，317 篇中 292 篇为期刊论文，大致分布在 69 种期刊中，对载文量达到 6 篇及以上的期刊进行统计，得到的结果如表 1-1 所示。

表 1-1　载文量 6 篇及以上的期刊分布情况

刊名	发文数量/篇	占比/%	所属核心
图书馆学研究	25	8.56	CSSCI/北大核心/科技核心
图书情报导刊	25	8.56	无
现代情报	23	7.88	CSSCI/北大核心/科技核心
图书馆工作与研究	16	5.48	CSSCI/北大核心
农业图书情报学刊	16	5.48	无
图书情报工作	13	4.45	CSSCI/北大核心/科技核心
情报探索	9	3.08	无
中华医学图书情报杂志	9	3.08	科技核心
图书馆	8	2.74	CSSCI/北大核心
图书馆杂志	8	2.74	CSSCI/北大核心
情报科学	7	2.40	CSSCI/北大核心/科技核心
图书馆论坛	7	2.40	CSSCI/北大核心/科技核心
图书与情报	7	2.40	CSSCI/北大核心/科技核心
医学信息学杂志	6	2.05	科技核心
高校图书馆工作	6	2.05	CSSCI
大学图书情报学刊	6	2.05	无
新世纪图书馆	6	2.05	CSSCI

注：CSSCI 为中文社会科学引文索引（Chinese Social Sciences Citation Index）。

由表 1-1 可以明显地看出，这些期刊基本上都属于图书情报领域，这表明该领域对信息空间研究的关注度处于首位，这类期刊为信息空间的研究提供了广阔的学术研究空间。在这些期刊中，图书馆学研究和图书情报导刊发文最多，占期刊论文总数的 17.12%，从发布的期刊质量分析，17 种期刊中 11 种属于 CSSCI 期刊，9 种属于北大核心期刊，8 种属于科技核心期刊，表明在信息空间领域，我国图书情报领域受到高水平期刊平台的重视，从而也表明在图书情报领域信息空间的研究受到广泛关注。

4. 我国信息空间研究主题分析

对 336 篇文献的关键词进行统计，共检索出 153 个关键词，选取频次大于 8 的关键词构建关键词共现网络，如图 1-2 所示。

从图 1-2 中可以看出，在关键词共现网络中，信息服务与高校图书馆的出现频率最高，而与高校图书馆联系紧密的关键词是信息需求、读者培训、信息资源、开放存取、数字环境、新型服务模式等。这说明当前我国信息空间的研究主要在图书馆领域，在其他领域（如医疗行业）的发展还不明显，这也为本书在健康领域进行研究提供了立足点。

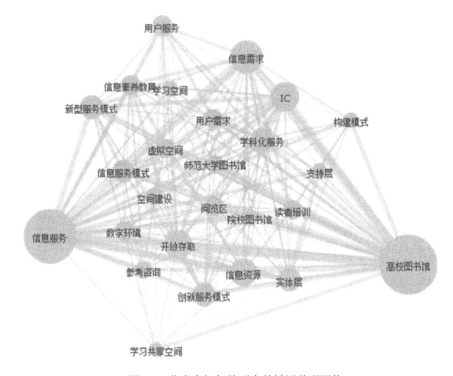

图 1-2　信息空间相关研究关键词共现网络

5. 发文作者合著分析

发文量是衡量作者学术水平和科研能力的重要指标。高产作者是特定学科领域的重要领导者，根据普莱斯公式可知论文数在 M 篇以上的作者为高产作者。

$$M = 0.749 \sqrt{N_{\max}}$$

（$N_{\max}$ 为作者最高发文篇数，为 5 篇，见表 1-2）

由上式可知 $M \approx 1.67$，因此在信息空间（或学习共享空间）领域有 2 篇及以上文章的 23 位作者形成了高产作者群体，对这些作者使用 VOSviewer 软件来分析和生成作者合著知识图谱，如图 1-3 所示。

在知识图谱中，共有 123 个节点，56 个连接，网络密度为 0.0075，节点的面积与作者的发文数呈正相关关系，由此得出发文量在 2 篇及以上且共现作者 3 人以上的作者信息，见表 1-2。

表 1-2　发文量≥2 篇的作者

序号	作者	发文量/篇	共现作者/人
1	潘薇	5	13
2	吴浪	4	3
3	唐小利	3	5
4	李伟超	3	3
5	李景	3	10
6	刘敏	2	3
7	卢丽丽	2	6
8	尹相权	2	3

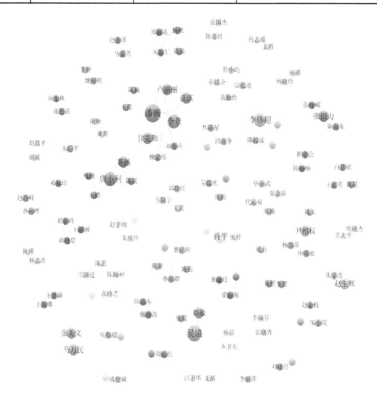

图 1-3　国内信息空间研究作者合著知识图谱

由表 1-2 和图 1-3 可知，在信息空间研究方面，潘薇、吴浪等为发展的引领者，从作者机构来看，发文量较多的几位作者主要分布在中国标准化研究院、湖南农业大学、中国医学科学院、郑州航空工业管理学院等。合作较多的潘薇为中国标准化研究院的研究者，曾与该院的甘克勤、卢丽丽、汪滨、李景等合作了多篇研究论文。

6. 其他分布

资料显示，2008～2018 年，信息共享空间的 336 篇研究论文共获得 11 项基金支持，在表 1-3 中列举了各项基金支持的文章分布情况。其中国家社会科学基金包括 5 篇，国家自然科学基金包括 3 篇，中国博士后科学基金包括 2 篇，河南省软科学研究计划基金包括 1 篇。另外，从学科分布来看，主要分布在信息科技、基础科学、社会科学、经济与管理科学、医药卫生科技领域。具体情况见表 1-3。

表 1-3　各项基金支持的文章分布情况

分布名称	名称	论文数量/篇	占比/%
基金分布	国家社会科学基金	5	1.5
	国家自然科学基金	3	0.9
	中国博士后科学基金	2	0.6
	河南省软科学研究计划基金	1	0.3
学科分布	信息科技	192	57.1
	基础科学	24	7.1
	社会科学	15	4.5
	经济与管理科学	10	3.0
	医药卫生科技领域	7	2.1

二、实践推进

基于已有的理论基础，在此介绍信息共享空间以及健康信息空间发展的实践推进成果。

哈丁图书馆的信息拱廊建设[10]是在图书馆二楼开辟了一个专门区域配置实物设施和资源（图 1-4）：①信息共享空间建在哈丁图书馆二楼经整修后的一个区域；②将期刊搬迁到新安装的书架上或放置到研究室进行存储；③拥有一个 1900ft^2（1ft$^2 \approx 9.29 \times 10^{-2}$m^2）、50 个座位的电子教室；④设计了一个基于计算机可开放存取信息的学习领域；⑤设立了多媒体开发区；⑥设立了工作人员的办公室；⑦哈丁图书馆的电子教室中具备头戴装置和特殊手套，多平台的台式计算机、教室提供了实践教学的机会。这成为大学校园健康科学方面最大的实践教室。同时哈丁图书馆也配备了数字化信息资源，专门关注数字资源，提供了能够用于计算机的学习软件和在线数据库。

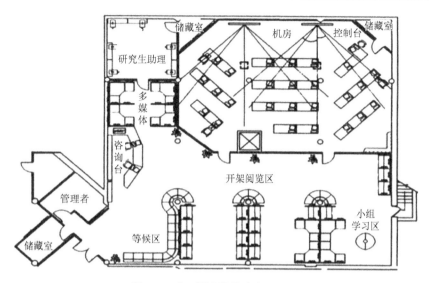

图 1-4　哈丁图书馆信息空间布局

　　哈丁图书馆信息拱廊的成立不仅为学生、教师、工作人员以及医学、护理、口腔、药学院等院系提供了服务，还促进了卫生科学学院和其他部门或单位之间的合作，并为图书馆带来了更大的知名度。

　　在建设了信息空间之后，国外许多大学图书馆已经成为校园里最活跃的信息共享场所，网站访问次数也大大增加。例如，印第安纳大学图书馆于 2003 年建设 IC 后，其访问量比 2002 年同期增长了 20%。人们对 IC 的评价非常高，"IC 拥有令人兴奋的气氛、热情助人的工作人员、优秀周到的服务"。堪萨斯州立大学的校长 Helen Spalding 认为："只有在图书馆员的帮助下，学生、教师才能正确检索、评估和使用信息资源。"IC 的建设将彻底改变图书馆的传统服务模式，吸引更多的用户，争取更高的流量，图书馆访问量的增加将反映图书馆创造的社会价值的增加；更为重要的是，IC 为振兴图书馆创造了良好的机会，使图书馆知识宝库的重要地位更加坚固。

　　北卡罗来纳大学专门设立了教育服务部，其主要目标是利用图书馆的服务和资源来支持教学任务。该教育服务部与大学的教育部门合作，探索图书馆开发用户信息能力以及计算机能力的方法与途径。我们知道，在当今社会环境中，信息资源丰富，数字技术不断更新，评估和使用信息的能力以及使用计算机等电子设备的能力是最基本且重要的功能。人们希望电子设备的信息能力和计算机能力可以不断地提高，以便在工作、学习和研究的过程中能感到轻松和便捷。IC 拥有丰富的智力资源，包括资深图书馆员和计算机专家甚至各学科的专家，以及丰富的信息资源，可以通过举办一些培训班或开办小型讲座，或者通过一对一、面对面的方式为人们传授信息检索的技巧、使用技巧以及计算机技能，满足那些希望不断提高信息能力和计算机能力的人们的需求。

实践证明，通过 IC 的构建，可以吸引更多的用户到图书馆，提高图书馆的用户到馆率和资源的利用率，从而增强图书馆的功能。例如，南京师范大学图书馆在建立数理化专业分馆的过程中采用了建立专业馆与信息共享空间的模式，一站式服务模式适应专业用户的需求，使访客数每月呈递增趋势，信息资源和物理空间利用率提高，读者满意度也得到提高。

在人口健康信息领域，中国医学科学院牵头建设了国家人口与健康科学数据共享服务平台，以科学数据规范、建设、共享为目标，力图提升我国医学科学数据利用、医学人才培养水平和医学科学研究能力。该平台根据基础医学、临床医学、公共卫生、中医中药学、药学、人口与生殖健康等进行资源分类，提供 19 种专题服务区域并不断扩充，利用医学、信息科学、数据科学最新服务理念和技术，为我国大规模科研数据共享空间提供参考。

从实践层面而言，信息空间结合了参考咨询、网络技术服务和多媒体资源，促进了信息交流，是一个创造合作机会的场所，是一个支持科研创新、支持跨学科研究的场所。它的出现适应了人们共享式学习和研究环境的需要，是传统图书馆业务工作的继承和发展，为图书馆的发展提供了良好的契机。

第二节　信息共享空间（IC）

信息共享空间是本书设计健康信息空间的重要理论支撑和实践基础，故对其产生与发展、相关概念与理论、服务内容、构建的意义与价值等方面进行阐述。

一、信息共享空间的产生与发展

信息共享空间概念最早在图书馆领域产生，其起步得益于互联网的使用、书刊文献目录和内容大量且快速的电子化、开始借鉴连锁书店服务的舒适性、24 小时开放服务、资源馆藏制度的创新等。但在大学图书馆中作为一种新型服务模式兴起是信息共享空间最具意义的应用。一般认为，1992 年 8 月在艾奥瓦大学图书馆开放了世界上第一个信息共享空间，该馆通过合理配置空间、资源、人员、技术工具来加强信息的流通和共享，从而提升学习、教学、研究的氛围与能力，这也成为 IC 真正投入应用的雏形。这种模式支持开放获取，有利于培育读者的信息素养，促进信息与用户、用户与用户的交流和信息共享，很快在美国和其他一些发达国家的高校得到响应和推广。1999 年，北卡罗来纳大学图书馆的信息共享空间正式向公众开放，开启了 IC 建设的篇章。

IC 的产生主要基于两种思想。

首先，在开放存取运动的背景下，IC 作为历史意义上的社会共有设施，任何人都可以在最大程度上自由地访问和利用它。20 世纪 90 年代，互联网的迅速发展为信息传播提供了便利的手段，但是由于商业竞争的需要，信息媒体公司和商业出版机构通过相关法律规定和知识产权保护技术手段垄断了学术资源。限制或阻止信息自由流动的同时也限制了某些公共教育机构（如大学）获取信息的机会，并使其失去了知识共享的权利。图书馆和其他文化机构也常常受到这一阻碍，并陷入信息获取危机之中。针对这一问题，学术界、信息传播界、图书馆、数字信息技术人员和倡导信息共享的专家开始探索学术信息出版、交流和长期保存的新方法，他们试图通过建立 IC 来实现民主与平等、共有与共享，以此促进学术信息的传播。在资源建设方面，通过建立机构库、主题库和开放获取期刊来构建开放式的信息获取环境。同时，通过互联网技术建立开源软件共享空间、机构共享空间、专题信息共享空间等开放平台，依靠信息自治、协作或低成本运营等手段，支持公众或特定社区对信息资源的自由获取和平等共享。美国图书馆协会（American Library Association，ALA）前主席 Nancy Kranich 也曾在一篇题为 Libraries and the information commons 的报告中，针对图书馆界的现实状况，列举了以开放获取为核心的 14 个相关内容，总结了图书馆界在处理开放获取运动时应积极思考的十大问题。

其次，大学图书馆（包括公共图书馆）将创建 IC 作为未来图书馆发展的新使命。随着信息技术的飞速发展和数字资源的快速增长，传统的图书馆服务已经不能满足新一代读者的学习和研究需求。因此，图书馆有必要重新审视和重新定位自己在支持终身学习和学术研究中的作用，并且必须与其他公共服务和教育部门结合。大学图书馆不仅作为一个知识宝库存在，而且应不断适应读者学习和研究行为的变化，支持读者的学习和研究。这不可避免地要求未来大学图书馆的 IC 成为理论教育的空间实体；不可避免地涉及从印刷到数字型信息环境的重组和调整，并且要求图书馆进行技术和服务功能的整合。这样，大学图书馆的 IC，就成为一个在图书馆员、计算机专家、多媒体工作者等服务人员的共同支持下的能够为用户提供学习、研究、交流和一站式信息获取服务的环境。因此，从本质上讲，它既是共享的学习环境，也是图书馆服务的创新模式[11]。

二、信息共享空间的相关概念与理论

北卡罗来纳大学图书馆信息共享空间前负责人 Donald Beagle 认为，信息共享空间分为在线环境和物理空间两种模式。在线环境实际上是一类特定的网站，网站利用在线环境、用户接口保障用户对系统提供的资源和工具进行利用，最基本的功能是利用搜索引擎跨平台检索、显示和利用数字资源。物理空间是对图书馆物理空间的改造，利用合理的空间布局、资源设置、设备提供和服务设计[12]，为图书馆的管理人员、服务人员和用户提供服务，相较于单纯的在线环境，这种建设模式被广泛应用。

美国图书馆协会前主席 Nancy Kranich 认为，信息共享空间由物理空间（physical commons）和虚拟空间（visual commons）共同构成。他认为 IC 中的信息资源是公有财产，目的是满足公众对信息资源免费访问和免费使用的需求，信息共享空间确保公开使用，它以价值、法律、组织、通信设施和资源等内容为特征，促进信息共享、共有，鼓励人们在民主讨论中学习、思考和实践，它是民主活动的基础[13]。

可以看到，对于上述两种说法，前者从空间本身的角度进行划分，后者从资源的角度进行讨论。综合参考这两种思想，本书将健康信息空间划分为虚拟空间和实体空间并加以区别[14, 15]。

英国谢菲尔德大学图书馆将 IC 定义为一个整合的学习空间，在这个空间内有大量的传统印刷型的资源、数字化资源以及网络资源，用户可以根据需要查找所需的资源、寻求专家的帮助以及其他图书馆提供的服务[16]。

国内也有很多学者从不同角度对 IC 的内涵进行了论述，例如，较早将 IC 引入中国学者视野的是上海图书馆的吴建中、中国社会科学院的李平和毛军等[17-22]。这些讨论和解释不尽相同，但观点基本一致。其中，上海大学图书馆馆长任树怀等提出：IC 是一个经过特别设计、确保开放存取的一站式服务设施和协作学习环境，它整合了使用方便的互联网络、功能完善的计算机软硬件设施以及内容丰富的知识资源（包括印刷型、数字化和多媒体等各种形式），在技能熟练的图书馆参考咨询员、计算机专家、多媒体工作者和指导教师的共同支持下，培养读者的信息素养，促进读者学习、交流、协作和研究[23-27]，这个定义目前被广泛接受和使用。

随着高校图书馆建设信息共享空间越来越广泛，其发展日趋成熟，服务效果为业界所接受，在广泛快速发展的背景下，信息共享空间不再限于图书馆和技术部门之间的合作，开始与大学的其他部门进行协作，包括教师培训中心以及学生活动中心等。许多国外大学图书馆会首先建设信息共享空间，然后不断改善图书馆的服务，改进图书馆技术和设施，为学生创造良好的学习环境，在这样的背景下产生了学习共享空间[28]。

耶鲁大学的 Bennett[14]和美国图书馆协会的 Bailey 等首先提出了学习共享空间的概念。Bailey 认为，IC 不仅是用户享受知识的空间，也是满足用户不同需求的最佳场所；其员工应该乐于助人，知识渊博，值得信赖；IC 应有大量丰富的信息，它可以通过代理服务器或虚拟个人网络进行远程访问；IC 应该为用户创造自我满足感和独立研究空间。Bailey 还提出将信息共享空间转换为学习共享空间，强调高校图书馆 IC 在学生和教师学习、科研方面的服务功能，这种观点反映出国外 IC 服务的发展已经相对成熟[15]。国外关于学习共享空间概念的发展如表 1-4 所示。

表 1-4　国外关于学习共享空间概念的发展

时间	学者	关于学习共享空间概念的研究
1985 年	Molholt P	认为学习共享空间是一个"信息支持系统"，是建立在高校图书馆和计算机中心各自优势之上的实体服务设施。这种想法被后来的学者认为是最早的关于学习共享空间的理念之一
1994 年	Lowry A K	描述了 1992 年在高校图书馆、信息技术中心和学院三方共同努力下在艾奥瓦大学图书馆建立起来的一种服务设施——信息拱廊，它成为最早出现在高校图书馆中的信息共享空间
1999 年	Beagle D	20 世纪 90 年代末到 21 世纪初，相关研究数据表明学习共享空间在很多高校图书馆开展得很成功。Beagle 开始研究学习共享空间在高校图书馆的发展前景，以及学习共享空间这个概念的具体内涵
2005 年	Forrest C 和 Hinchliffe L J	描述了基于概念发展的两个不同的学习共享空间再设计案例研究，分别是埃默里大学的中心图书馆和信息资源中心，为以后高校图书馆根据不同的信息资源和资金库来建立相应的学习共享空间提供借鉴
2007 年	Schmidt N 和 Kaufman J	描述了加拿大圭尔夫大学的图书馆和学生事务中心联合建立的学习共享空间。该学习共享空间模型被定义为一个包含知识学习、写作、科学研究和技术支持的"一站式服务中心"
2012 年	Bulpitt G	提出了一个和学习共享空间的组织变革密切相关的概念——超级聚集（super convergence）结构，随着高校图书馆广泛地与一系列服务单位和机构合作，如学生管理中心、社会福利机构、学习辅导中心等，这种不断融合的服务理念逐渐发展起来

进入 21 世纪以来，随着建构主义所代表的协作式学习理念的不断发展，我国高校图书馆界的研究重点逐渐从信息共享空间向学习共享空间转变。但是，国内对高校图书馆学习共享空间的理论研究还比较薄弱，对于信息共享空间的概念也没有统一的界定。2008 年任树怀和盛兴军提出了高校图书馆学习共享空间的早期概念。他们总结了国外学者对共享空间概念的理解，认为学习共享空间是信息共享空间发展的一个新阶段和重要分支，是一个协作的交互式学习环境，它将实体和虚拟的多种资源集成在一起。

在信息共享空间、学习共享空间不断发展的过程中，一些学者和图书馆管理人员进一步把 IC 的建设和服务模式与新出现的学科门户、学科馆员、Web 2.0 等相关研究相结合，提出了学科信息共享空间、Web 2.0 共享空间等概念，也引起了一定的关注。

三、IC 的服务内容

本书认为，信息共享空间首先是一种信息服务的理念，其次是一种信息服务环境，最后才是一种信息服务体系，因此信息共享空间也应该具备信息服务基本的三大要素：信息人力资源、信息资源、信息工具。①信息人力资源包括信息空间的管理人员、服务人员和用户，其中管理人员包括信息空间的各级领导决策层人员、后勤保障人员等；服务人员则包括采访编目人员、参考咨询人员、学科馆员或学科联系人、信息技术人员、数据管理人员、馆藏组织人员、信息素养培训人员等；用户即利用信息共享空间提供的环境、技术、工具和资源满足自身信息需求的群体或个体。需要提出的是，考虑到当前人工智能的发展阶段，本书将人工智能信息处理单元划分至信息工具一类。②信息资源是传统图书馆得以出现和不断发展的基本保障，同样，在信息共享空间中，信息资源也是其立足之根本，具体包括物理资源和文献资源两个方面。物理资源包括资金投入、物理环境或场所、与信息处理相关的其他设施（如家具、休闲设施等）；文献资源则包括印刷型文献和数字化资源。③信息工具是信息人力资源利用信息资源的必要条件，具体包括信息存储和处理硬件（服务器、计算机）、信息复制设备（扫描仪、复印机、打印机、刻录机）、信息显示设备（多媒体设备、视听设备等）、各类计算机软件（搜索引擎、数据处理工具、信息分析工具、可视化工具等），一些图书馆还配备了 3D 打印、虚拟现实、增强现实设备。

信息共享空间与一般信息服务体系具备一致要素，同时我们还必须认识到，信息共享空间由于其理念的创新，也具有空间、资源与服务的基本模型，从空间而言，可以包括实体空间和虚拟网络空间；从资源而言，可以包括基础设施与设备、人力资源保障、传统载体文献、数字化/网络化信息资源等；将空间与资源相结合，针对用户的需求提供各种服务业务。

对于信息共享空间的服务，张婷指出应将信息共享空间中的资源与服务进行融合，为用户提供个性化的信息空间以及无处不在的资源和服务，并提出了构建融合学习资源环境的服务模式；王蔚介绍了信息空间服务模式的新趋势，认为共享空间应创造一个更加人性化、倡导绿色生态、具有灵活性、可持续发展的服务模式和服务环境，并引入各种多样化的设施、"动静结合"的声环境、复合化的空间分隔等创新理念；廉莲则讨论了将数字化资源融入共享空间的服务中，不仅可以推动用户共同体的创建，还可以促进隐性知识的挖掘与共享，从而全面推进用户获取信息方式的历史变革。

此外，本书所讨论的健康信息空间需要由医院、社区卫生服务中心、各级各类信息平台、信息提供商或信息技术（information technology，IT）企业、健康管理企业等密切联系居民的机构与医生、技师等专业的医学工作人员共同搭建。

总之，信息空间服务的三个要素之间的关系大致可以概括为：空间是 IC 的基础；资源是保证，以满足用户的需求，是 IC 的重要组成部分；服务是纽带，是方便用户使用 IC 资源的桥梁。

四、IC 构建的意义与价值

信息共享空间的构建首先在理念上提出了泛在信息环境下，一个整合信息资源、集成信息服务的空间更有利于信息需求的满足；在一个统一的空间中，信息、信息用户和信息系统的交流更加直接和便捷，有利于信息的交互和创新性思维的产生；在此基础上，传统图书馆的定位从信息资源存储、信息服务的提供向信息素养的培育拓展，可以从根本上改变图书馆的运行模式；推而广之，信息三要素的有效整合有利于推进知识型社会的发展。

（1）IC 提供的一站式服务满足人们的信息需求。IC 为人们提供的一站式服务模式，将各种分散的资源和服务集成到一个空间中，它为人们节省了大量的时间和精力，满足了现代社会人们的信息需求。在 IC 中，用户需要查询平台数据、网络信息资源或者收发邮件甚至联网聊天时，有连接互联网的查询计算机；在实体的机构中，当用户需要对信息进行打印、扫描或复印时，有提供联网服务相应的设备。无论遇到什么问题，需要向别人请教时，实体中有工作人员、技术专家、多媒体工作者，虚拟的有在线的客服人员。当人们希望足不出户或者想随时随地获取信息资源时，可以登录 IC 的网络平台，一样能享受 IC 的便利。总之，IC 的一站式服务就是要满足人们的知识信息需求。人们在 IC 中可以放松、自由、方便地选择自己需要的信息服务和信息资源。

（2）IC 满足人们信息能力的培养需求。IC 利用自身的服务和资源（包括智力资源和信息资源）为人们信息能力、计算机能力的培养提供了充要条件。可以通过专业技术人员面向大众的辅助教学，来提高人们对于信息能力培养的需求，另外还可通过正式会议、非正式会议、网页建设等其他方法与有关信息部门合作。

（3）IC 营造了交流空间和信息资源环境。现代社会人们对于交流、沟通、讨论非常渴望，在交流讨论中会产生新的思路，激发新的灵感。因此，人们不仅仅需要安静独立的个人学习空间，还需要各种不同规模和形式的开放自由的交流空间。IC 正是顺应了这种需求，为人们营造了一个聚集了学科专家、技术专家、图书馆员以及丰富信息资源的综合的虚实结合的交流空间和学习研究环境，供小组学习、大众群体学习。在 IC 里人们可以自由地与专家进行学术交流，向他们请教或与他们探讨学术问题；也可以与工作人员交流，享受他们提供的信息服务或者向他们提出自己的意见和建议，有利于工作人员明确掌握人们的需求，及时调整服务方式。另外，用户与用户之间还可以在讨论室进行交流、研讨。除交流外，IC 还充分利用其对于信息的收集、评价、组织、序化的能力，为人们营造一个综合的信息资源环境。

（4）IC 有利于推进知识型社会的发展进程。信息资源的开发与利用借由 IT 和人工智能技术的发展已经达到了前所未及的深度和广度，大数据科学的兴起和不断繁荣更是为多源异构海量数据的处理带来了新的生长点，信息共享攻坚借助其产生之源头（图书馆的传统信息仓库、枢纽和信息处理中心）的优势，进一步将功能拓展至信息共享、信息交流、信息素养提升等方面，实体物理学习空间和虚拟知识网络的整合对于知识型社会的推进和智慧城市的发展具有重要意义[29]。

第三节　健康信息空间（HIC）

一、HIC 的基本概念及理论

随着经济发展和生活水平的提高，人们对健康问题的关注焦点逐渐从疾病治疗转向疾病预防和自我保健。因此，对健康（医疗、预防、保健、康复、健康管理等）等方面信息的需求不断提升，从当前社会公众对网络健康信息资源获取的基本数据来看，卫生健康已成为国内信息需求增长最快的领域。

健康中国 2030 战略的出台正是为了保障当前社会公众的健康需求、提升健康水平所提出的。它是以健康促进和健康教育的方式，在坚持政府主导的前提下，动员全社会共同参与的一项重要举措。这一重大战略得以实施的关键环节在于健康促进和健康信息传播。然而，调查资料显示，我国目前健康教育机构的力量有限，经费欠缺，健康教育专业人员匮乏，同时还存在许多制约因素，仅仅依靠自身力量还不能满足健康中国 2030 战略的需要。

一些国家对于健康发展战略的实施则是采取了如下方式，由健康教育专业机构牵头，应用现代技术对全社会的力量进行整合来实施一项社会性的工程。例如，美国亚利桑那州健康信息网络（Arizona Health Information Network，AZHIN）。亚利桑那州属于典型的美国西南部地广人稀地区，人口分布非常分散，医疗卫生机构和资源却集中在凤凰城、图森等地，为解决当地卫生专业人员、科研人员和社区居民的卫生健康信息获取问题建立了该合作网络。值得一提的是，该网络虽然由高等学校、区域性卫生健康中心、医院、保健服务机构、医疗保险公司等多种主体参与，但牵头发起的单位确实为亚利桑那大学医学科学图书馆这一医学信息服务机构，同时该图书馆的拓展服务部也是该网络的管理和信息中心。

亚利桑那州健康信息网络提供的服务主要包括：①基本文献与数据服务，即电子期刊和图书服务、数据库服务。②循证医学教育服务，通过提供循证医学研究与实践教育网络课程来提升合作网络成员的相关能力。③医护人员网络教育和继续教育服务。④患者教育服务。⑤移动资源服务，具体包括三种类型的应用：一是服务型移动资源应用，包括电子预防服务选择、艾滋病词表、艾滋病实验数据、医疗计算和决策支持工具、危重儿童患者急诊和重症监护快速参考工具、心电图指南、图书馆循证医学证据评论文摘、药品记录与信息、网络医疗护理和编码书、临床标准集和决策树集合等；二是文献型应用，提供支持移动终端的卫生事业全文优选库、护理与医疗相关文献集、部分优秀期刊和数据库、临床数据库等；三是应急响应移动应用，如抗辐射紧急医疗管理、紧急情况应对无线系统等。⑥社区健康教育服务，通过合作网络成员在社区进行健康信息宣讲来提升社区公众的健康素养。

健康信息空间是信息服务的一种表现形式，信息服务体系无论大小与类型，其发展演化都将经历"面向信息资源—面向信息交流过程—面向信息用户"的变化过程，面向信息交流过程以主动、适时地为用户提供满意的信息服务为中心，它是指对每一个用户的独特信息需求进行独特的针对性服务，其基于大量用户各自不同的信息需求，进行高效率的集成化信息过滤。其关键是要了解用户信息需求，通常是从一个预先指定的表达兴趣范畴的类或属性表中选取或通过用户指定选词，辅之以各自布尔逻辑组合。也有一些实验室系统采用自适应的办法，动态地从用户利用信息资源的记录中获取用户的真正信息需求。

因此，健康信息空间即一种可以提供一站式服务的平台，整合互联网络、计算机软硬件，以健康信息为主要资源内容，在相关技术人员指导下，为用户提供健康服务的信息平台。该平台拥有实体和虚拟两种存在形式。

实体的健康信息空间包括公共图书馆的医学区域、医学专业图书馆、社区卫生服务中心等。

随着互联网＋医疗战略的不断深入、交互式语义网络的不断发展和文本挖掘智能处理技术的不断更新，虚拟空间具备了更多的建设模式。

一是实时网上咨询服务系统。将传统的数据库服务与 Web 搜索引擎结合起来，用户既可以直接键入自然语言，也可以键入关键词，无论哪种方式，系统都可提供有关问题的解答或相关信息资源的链接。这些系统与面对面的咨询服务相比，它们所提供的一些答案还不够准确，但是这些系统的出现预示着传统咨询服务手段将发生根本的变化。

二是常见问题解答（frequently asked questions，FAQ）知识库管理。FAQ 知识库是在数据库挖掘技术和知识信息过滤模块的基础上建立的知识仓库，是完全或部分代替脑力劳动，把电子读物以及网络上的信息资源准确地归到正确的类目中的系统。它具有文字匹配检索、自然语言检索等功能，使用户能快速查询到所需的相关信息。该知识库的设计遵循易用性和易维护性原则。易用性就是要易于对网上的信息资源进行分类；易维护性是指知识库里的知识与人脑中的知识一样，也会过时、老化。因此，就要定期对知识库进行更新，添加新的术语、新的关系，删除旧的知识。而对于 FAQ 知识库管理，在技术、人员条件还未成熟的条件下，在线解答有一定的困难。可通过实时在线网上参考咨询服务，如电子邮件、留言板等方式给读者解答。

三是网络合作化咨询服务。在知识爆炸时代，靠单个资源或个别咨询机构做好信息咨询服务是非常困难的。网络合作化咨询服务是数字化虚拟参考咨询服务的发展趋势，可以与各个科研院校联合，靠网络将各自的咨询平台互联。

二、HIC 的意义与价值

健康信息空间的意义在于提供了一个提高人们健康水平的平台，多角度、全方位地为人们提供健康服务，在如今的时代，人们的生活已经和互联网紧密相关，从网络上获取健康信息成为满足相关需求的一种必然。在医疗资源紧缺、医患关系持续紧张的环境下，网络健康传播的存在能够起到缓解医疗资源紧缺、医患关系紧张等多方面的辅助作用。第一，它有助于医疗健康行业服务水平的提高。医患之间的紧张关系主要归咎于两者之间信息的不对称，而通过网络，医生个人或医疗机构可以向患者提供健康信息服务，能够在一定程度上弥补因健康资源短缺而造成的信息不对称。第二，网络环境下的健康传播有助于提高整个医疗健康行业的工作效率。也就是说，人与网络的结合能够减少医疗健康系统中所存在的许多不必要的环节，这不仅能够大大提高医疗健康行业资源的使用率，也能够将医疗健康信息统一地发送给更多的信息需求者，增加了信息传播的广度，从根本上改变了健康信息的传播路径。第三，它改变了人们的健康消费方式。传统意义上的寻医流程烦琐，跑医院、排队挂号、等号看病、办手续等这些复杂的问诊环节都能在网上进行，极大地增强了医疗健康信息获取的便利性。

三、HIC 所面临的挑战

健康信息空间是以健康信息为资源类型的信息空间，因此健康信息空间具有一般信息空间所面临的挑战与困难。

1）技术难题

互联网是构建健康信息空间的主要网络模型，互联网的迅速发展使得信息交流不再受时空限制，但又使得信息四散在信息海洋中，呈现出杂乱无序的状态，给人们获取有用的健康信息制造了很多麻烦和障碍。计算机技术、通信技术和信息处理技术的发展推动了社会信息化的进程，尤其伴随着以互联网为代表的技术平台的应用，形成了一个庞大的健康信息空间，让人们置身于信息海洋中，充分享受着信息的滋养。与此同时，混沌现象、信息孤岛、信息社会分化等逻辑隔离和分化的巴尔干化现象，凸显了健康信息的不和谐与不平衡。健康信息空间作为一个倡导信息自由传播、信息共享平等的空间，一方面打破了时空对信息流动的限制；另一方面其表现出的巴尔干化又给信息传播增设了新的屏障，这是信息空间运行机制不完善造成的结果，同时又是时代发展的必然结果。

信息空间的巴尔干化是指信息空间的信息隔离和分化状态。有用的健康信息资源埋藏在海量信息资源之中，分散在健康信息空间的各个角落，存在于形式各异的信息载体中，信息运动状态混乱无序，信息传播纷繁杂乱，知识、信息被客观地分裂开来，呈现出逻辑碎化的状态。地理空间的巴尔干化导致了物理空间近距离的分裂与对立，而信息空间的巴尔干化造成健康信息资源远距离的隔离与分化。

健康信息空间的巴尔干化现象是信息社会和网络时代的必然趋势，它一方面制约了信息的有效沟通和传递；另一方面透视着社会的进步。正确认识和理解这种现象，透过现象看本质，释放信息空间巴尔干化现象的正面效应，消除其负面效应，寻找信息空间均衡发展和信息生态平衡发展的对策，引导健康信息空间有序发展，是今后情报学的一个新的研究视角。

2）信息不对称问题

目前，随着人们对健康的认识不断改变，人们对健康信息的需求已由被动告知慢慢转变为主动获取。但是一方面，由于医学领域专业知识强，不容易被非医学专业人员所认识和理解，专业医学知识构成壁垒，把大众对健康的渴求隔绝在外；另一方面，目前现有的健康信息知识查询途径令人眼花缭乱，健康信息质量难以保障，健康信息服务模式及现状混乱不清，这些因素导致社区健康信息需求难以满足或者是高质量地满足。因此，深入了解居民健康信息需求的基本特征、健康服务的主要模式以及社区健康教育现状等对于解决当前居民健康信息需求方面存在的问题、满足社区居民基本健康信息需求有着十分重要的意义。

另外，发展与需求不平衡。在当前社会发展进程中，社会公众对健康信息的需求呈现急速膨胀的趋势，而这一趋势与目前纷繁无序的健康信息资源、相对有限的健康信息服务模式、功能单一的健康信息服务系统产生了巨大的矛盾，该矛盾的缓解乃至解决是拓展公共健康信息服务业务、完善公共健康信息服务体系、满足公众健康信息需求、提升公共健康水平的关键。同时，国家卫生信息化的加速建设、社区卫生服务体系的不断完善，使在我国的健康信息服务领域引进信息空间概念与模型，并依照我国卫生事业发展的基本情况阶段性地进行实践推进变为可能。

第四节　社区健康信息空间（CHIC）

一、CHIC 的基本概念及理论

社区健康信息空间以社区为单位，整合使用方便的互联网络、功能完善的计算机软硬件设施以及内容丰富的卫生知识资源（包括印刷型、数字化、多媒体等各种形式），并在社区医技人员的指导下，培育用户健康信息素养，以提升社区健康水平。

我国在"十二五"规划中提出了智慧城市的概念，很多城市把建设智慧型城市作为未来的重要目标，如深圳、上海、广州等。智慧社区是在智慧城市大背景下提出的一种社区管理的新理念，是社会管理创新的一种新模式。智慧社区是指充分利用物联网、云计算、移动互联网等新一代信息通信技术的集成应用，为社区居民提供一个安全、舒适、便利的现代化、智慧化生活环境，从而形成基于信息化、智能化社会管理与服务的一种新的管理形态的社区。智慧社区的目标在于整合社区已有的各类服务资源，为社区各类用户群体方便地提供政务、商务、娱乐、教育、医护及生活互助等多种社区服务，使居民足不出户即可享受各项服务，时刻体验"行在外家就在身边，居于家世界就在眼前"的高品质生活方式。智慧社区的建设有利于社区服务资源的最大化利用，因此对社区医疗卫生服务事业的发展又提出了全新的要求。

百姓需要分级诊疗指导，需要社区医生为他们提供健康管理和就医指导服务，从医疗资源配置优化的角度解决看病贵和看病难的问题。《中共中央　国务院关于深化医药卫生体制改革的意见》中明确指出，加快建设以社区卫生服务中心为主体的城市社区卫生服务网络，完善服务功能。转变社区卫生服务模式，不断提高服务水平。建立社区健康信息空间也对缓解健康信息不对称的问题具有现实意义，同时也能加强医患之间的沟通与交流，减少因信息不平衡而导致的就诊困境。

基于我国目前存在的一系列问题，并结合卫生政策的指引，意识到加强社区卫生信息高效传播的重要性，同时结合信息共享空间这一理念，构建符合社区特征的社区健康信息空间应有可为。

二、CHIC 研究的意义和价值

社区健康信息空间的提出，基于健康中国 2030 战略实施的需要，基于社区居民健康信息和健康素养提升的需要，基于卫生健康管理和科研数据支撑的需要，同时借力于区域卫生信息平台化、卫生健康资源数字化、卫生健康服务网络化和移动化的不断发展。尤其是电子健康、电子病历、移动健康、移动医疗、物联网等技术方法的不断成熟，为社区健康信息空间的研究和实践奠定了技术基础。

当前，移动智能医疗卫生的发展催生出智慧社区概念。在这样的条件下，利用数字化卫生健康信息、远程应用终端和感知设备的交互发展而采用 CHIC 方式向社区居民提供连续性、全程化、一站式卫生健康信息服务，具有重要的意义和价值。

对社区居民而言，社区健康信息空间整合了信息人力资源、信息资源和信息工具，一方面能够获取社区用户的基本健康信息，通过个体化和群体化特征的分析研判来推断社区用户的健康信息需求；另一方面配备丰富的卫生领域、信息领域专业人才和专业信息资源，能够为用户的信息需求提供配套解决方案。这两方面资源的整合，使 CHIC 提供的信息服务相较于其他无目的、低效的信息推荐或推送，在用户需求切合度、交互效率、服务效果等方面都会有更优异的表现。

更具体一些而言，CHIC 可以提供多种健康信息的融合，实现连续个人健康管理。目前医疗健康领域物联网技术应用广泛，针对智能穿戴设备产生的健康数据与医疗服务中产生的健康信息，基于统一的数据结构化标准，构建居民电子健康档案。一方面社区卫生医疗关注的重要对象如慢性病患者、老年人、儿童、孕妇等主动通过各类感知设备提供自身体征信息，实现连续实时的健康管理，并留存系统化、结构化档案；另一方面医疗服务机构可以应用信息推送对体征异常的患者提供个性化的提醒、推荐、诊疗等服务。通过健康服务推送可实现社区内慢性病患者的远程监控和居家康复，实现个人健康的连续性管理，实现疾病的预防和预警。

对卫生健康管理机构而言，卫生健康管理机构目前通过居民健康档案、电子病历、区域卫生信息平台和突发卫生事件直报系统等方式获取社区居民相关信息和需求。在构建 CHIC 之后，这些居民个人健康信息能够通过即时向系统的反馈实现实时更新的目标，同时，CHIC 中配备的数据管理人员、卫生健康资源和应用工具可以通过定期整合进行响应速度更快的统计与分析，为卫生健康管理机构决策提供更准确、更快速、更科学的信息支持。

对大健康领域科学研究而言，大数据在卫生健康领域的研究与应用正如火如茶，数据获取是卫生健康大数据研究的基石。在解决了信息归属和隐私保护等具体问题之后，CHIC 所拥有的原始数据、统计数据和分析结果可能成为大健康领域科学研究的重要数据源。

第五节　本章小结

本章以图书情报科学和卫生信息科学两个领域对信息空间和健康信息的研究为基础，对信息空间、健康信息空间和社区健康信息空间的基本概念和相关理论进行了界定与阐述。从理论分析的角度来看，国内这三种范畴研究的起步比国外稍晚，具有研究的价值。从实践层面上来看，信息空间等相关空间的构建顺应了人们共享式学习和科研创新的需要，为图书馆领域的发展提供了良好契机。

信息共享空间作为一种信息服务环境，它包含了信息人力资源、信息资源和信息工具三大基础服务要素，保障了管理人员、服务人员和用户的多元化需求。除此之外，信息共享空间还融合了个性化、绿色生态、可持续发展、数字化的服务模式，推进了服务新趋势。信息共享空间的价值体现在：提供一站式服务、满足人们信息能力的培养需求、营造了交流空间和信息资源环境、推进知识型社会的发展进程。

健康信息空间是为满足社会公众的健康信息获取需求所建设的，是一项社会性工程。健康信息空间以健康信息为主要内容，能为用户提供实体和虚拟的资源平台。它的建模模式除基础检索外，还提供网上咨询服务、常见问题解答以及网络合作化咨询服务。健康信息空间的存在有助于医疗健康行业服务水平的提升，有助于医疗健康行业工作效率的提高，同时也改变了人们的健康消费方式。

社区健康信息空间是以社区为单位的卫生知识资源平台。由于我国存在医疗费用高、信息不对称等问题，社区健康信息空间的建设转变了社区卫生服务模式，缓解了目前的就诊困境。对于居民而言，社区健康信息空间满足了用户需求，提高了交互效率，优化了服务。对于卫生健康管理机构而言，平台管理能够让机构准确获取居民信息，了解诉求，并进行快速响应。

第二章 人口健康信息需求与服务现状分析

受社会、经济、政治、环境和个人工作、财务状况、健康意识等因素的影响，公众越来越担心自己和家人的健康问题。在现代信息环境下，用户健康信息需求在广度和深度以及内容和方式上都经历了较大的变化。健康信息的提供者只有跟踪用户需求的变化，并最大限度地满足用户的知识和健康信息需求，才能为信息需求者提供更好的服务。

构建一种新的健康信息服务体系（无论 HIC 还是 CHIC）必须对健康信息资源与服务的多元主体需求进行正确的分析和评价。图书情报领域一直十分重视用户和需求，在公共健康信息资源配置及服务提供方面，用户及其需求特征仍是研究的前提。尤其是在用户处于多元分布状态时，分析各类用户的信息资源需求，并有针对性地选择产品形式和服务模式，是每一个信息资源和服务提供者必须考虑的问题。

通过对我国健康信息系统要素进行分析发现，健康信息主体作为一种健康信息的供给者，同时也可能是另一种健康信息的需求者，在健康信息系统中具有至关重要的地位和作用，因此，面向公众或社区用户提供服务的 HIC 和 CHIC，实际上是要面向信息需求主体的信息需求特征，满足不同主体信息需求，实现健康信息供给和需求的良性循环。由此出发，本章在对我国健康信息各种类型主体进行界定的基础上，阐述我国健康信息需求主体分布和需求特征，以及需求主体需求行为中信息的作用机制。

第一节 我国健康信息需求与获取现状

本书于 2018 年 7 月 5 日，在中国知网（China National Knowledge Infrastructure，CNKI）、万方数据库等中文数据库中，使用高级检索，以［主题：（健康信息）*主题：（需求）］或者［（主题：（健康信息）*主题：（获取）］为检索式，截止日期为 2018 年 7 月，共搜索出 430 篇文献，对这些文献分别从资源类型、年发文量、机构、学科类别方面进行文献计量分析。

（1）资源类型分析。对所搜索到的文献进行分类，结果大部分为学位论文，共 280 篇，其次是期刊论文 137 篇，会议和报纸 13 篇。可以看出学界对于健康信息需求和获取的研究比较丰富，而且偏向于更深层次和系统化的研究探讨。

（2）年发文量分析。国内健康信息需求和获取的相关论文出现较早，从 1991 年开始就有了相关文献。但在 2008 年之前发文量很少，基本都在 10 篇以下，从 2008 年开始发文量才突破 10 篇，从图 2-1 可以看出，国内健康信息需求和获取的研究可以大致分为 3 个阶段，第一阶段是 1990～2004 年，自 1991 年有一篇相关文献发表之后，9 年后才有第二篇文章发表，这个阶段应属于健康信息需求和获取研究的萌芽期，研究开始出现，极少量学者开始关注相关问题并有极少量的文献发表。第二阶段是 2005～2008 年，这是相关研究的起步阶段，一些学者开始就国外相关研究进行梳理，同时进行了一些具有中国国情特征的前瞻性研究。第三阶段是 2009 年之后，这是健康信息需求和获取研究的高速发展时期。从 2006 年至 2017 年，论文发表量由不足 10 篇到最高 70 篇，说明国内对该领域研究的需求旺盛，大量成果在这十几年间涌现，同时大量学位论文的产出说明该领域的研究在此阶段已经向系统化、完整化发展，开始产生一些广泛认可的研究范式和研究结论。一般而言，一个相对具体的研究范畴，在统一研究范式和研究路径之后，可能会进入研究的停滞期或者衰退期，更有可能引发相关的研究萌芽。虽然 2017 年发文较 2016 年有所下降，但仍然居年发文量第二位，因此无法得出目前该领域研究发展前景的简单结论。

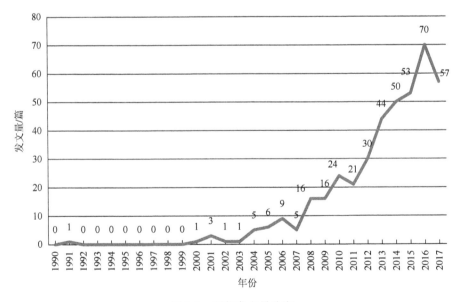

图 2-1 历年发文量分布

（3）机构分析。表 2-1 统计的是发文量达 5 篇及以上的机构。结果显示，发文量达 5 篇及以上的机构全部来自高等院校，可以看出高等院校对于健康信息需求和获取研究的重视。发文量排名前五位的机构分别是电子科技大学（26 篇）、吉林大学（21 篇）、华中科技大学（14 篇）、山东大学（12 篇）、复旦大学（12 篇），可以看出电子科技大学等前五所大学对于健康信息需求和获取领域的研究相对于其他大学较为重视。

表 2-1　机构分布

序号	机构	发文量/篇
1	电子科技大学	26
2	吉林大学	21
3	华中科技大学	14
4	山东大学	12
5	复旦大学	12
6	重庆医科大学	10
7	南方医科大学	9
8	中南大学	8
9	哈尔滨工业大学	7
10	西安电子科技大学	7
11	河北大学	6
12	武汉大学	6
13	江南大学	5
14	郑州大学	5
15	华东师范大学	5
16	北京工业大学	5
17	大连理工大学	5
18	南京邮电大学	5

（4）学科类别分析。如表 2-2 所示，在学科分类中，大部分为计算机软件与应用和公共卫生与预防医学领域，这两大部分大约占了总数的 50%。其他领域，如临床医学、图书情报与数字图书馆、新闻与传媒等也占了一定的比例，但相对较少。

表 2-2　学科分类

计算机软件与应用	公共卫生与预防医学	临床医学	图书情报与数字图书馆	新闻与传媒	医学教育与医学边缘	其他
118 篇	98 篇	43 篇	39 篇	32 篇	27 篇	73 篇

第二节　我国健康信息需求主体及特征

作为人类社会信息的重要组成部分，健康信息源于人们对生命科学的研究与实践，它的特点是客观性、科学性、可转换性、可识别性与共享性[30]。目前我们用健康信息涵盖医疗、卫生、保健、护理、药学等卫生领域的所有信息，并反映人类个体和群体的生理与心理状态的所有信息，即在大健康范畴下讨论健康信息问题。

美国医学图书馆联盟（National Network of Libraries of Medicine，NNLM）将健康信息定义为与公众、患者及其家属有关的健康和医学信息。常飞等将健康信息依照用户人口特征、信息内容、服务形式和信息资源特征进行了描述[31]。可以看出，目前学术界还没有形成一个统一的健康信息的概念。但在大健康环境下，健康信息已远远超过医学知识的内涵。

信息需求指的是个人与外部环境接触后感受到差异、不足和不确定性，尝试找出并消除差异和不足，判断此不确定事物的一种要求。健康信息需求可理解为：当个体出现自我感觉身体不适或曾有高危行为导致其对健康状况表示怀疑或不确定时，主动寻求相关健康知识或经过医生确诊来获取所需的健康信息，以确定症状、排除忧虑[32]。由于社会的不断发展，各行各业的人们都深刻认识到了健康信息的重要性，对健康信息的需求也日益迫切，每一位社会成员都成为知识和信息的需求对象，健康信息用户群空前膨胀。健康信息需求用户较以前发生了明显的变化，社会各阶层、各领域的人员或社会团体和机构都是信息需求的主体，由于它们所处的行业、所从事的职业、所学的专业及年龄、性别、文化程度、职位、工作任务等的不同，它们对健康信息的需求也表现出各自不同的特征。

一、健康信息需求主体

"主体"这一概念可以从哲学角度进行解析，对主体有如下三种阐述方式：①从本体论角度，主体表示某些属性、状态和作用的承担者；②从认识论角度，主体是客观现实世界相对立的自我意识；③从将本体论与认识论相结合的角度，将本体论和认识论统一起来，并将主体和客体统一起来，形成了主体的基本内涵，即实践活动的承担者。从马克思主义哲学角度来看，主体是指从事社会认识与社会实践活动的人和社会组织。因此，我们可以把公共健康信息资源的需求主体按照参与健康信息活动的不同目的进行分类。

自从健康信息受到关注以来，有关健康信息学的各类研究层出不穷，其中，健康信息需求主体的特征及行为的分析对于健康信息的应用及评价有着重要的意义。健康信息需求主体也可称为健康信息用户（health information consumer），我国台湾和香港的学者将其译为健康资讯消费者。国外"健康信息用户"中的"用户"一词通常采用"consumer"代表，是指通过网络进行健康信息搜寻的人，有人将其译为消费者或用户。另外，国内的学者指出健康信息用户即健康信息的获取者以及医疗服务的消费者，包括患者、患者家属以及关注健康信息的人[33]。美国医学信息学会用户健康信息学工作组（Consumer Health Informatics Work Group）、国际医学信息学学会护理信息学兴趣小组认为，健康信息用户是指寻有关改善健康、预防和治疗疾病以及管理各种健康状况和慢性病相关信息的人[34]。

健康信息用户有以下两大特征：首先，健康信息用户的范围较广，几乎涵盖所有群体。传统的健康信息用户是医生、药师、护士、医疗技术人员和医学研究人员，包括医学院校中具有医学专业背景和正在或将要从事医疗保健工作的师生。本书认为，健康信息用户不仅包含专业的医疗卫生保健人员，还涵盖了不同国家、不同地区、不同年龄、不同职业、不同社会地位、不同经济水平、不同教育程度、不同民族、不同宗教信仰、不同健康状况的普通大众。其次，健康信息用户获取和使用健康相关信息的动机是维护自身或亲人/好友的健康，传统的医学信息用户主要是因工作和学习的需要而获取和使用医学信息。由于这两种用户获取信息的动机不同，所产生的信息行为方式、持续性和效果也会有所不同[35]。

具体而言，公共健康信息资源与服务的用户分布主要从时期地域的时空分布，经济发展程度、社会发展状况、文化特征等的人文分布，以及年龄、文化程度、职业、行业等的自然人分布等方面开展讨论。用户为满足自己对健康信息的需求会求助于各种信息服务工具或方式，因此会对健康信息服务产生需求。用户的健康信息服务需求是多方面的，具体包括文献健康信息、数据服务和交往信息服务。除信息获取与提供服务外，还包括对健康信息的发布与交流服务。用户信息需求的内容不同，目的也各不相同，由此形成了不同类型的健康信息需求主体。

健康信息用户可以从不同的角度进行分类，从年龄角度可分为青少年用户、中年用户和老年用户；从受教育程度的角度可分为受过小学教育的用户、受过中学教育的用户、受过大学教育的用户等；从职业类型的角度可分为技能型用户、研究型用户、艺术型用户、经营型用户、社交型用户、事务型用户；从生活区域的角度可分为城市用户和农村用户等；从宗教信仰的角度可分为佛教用户、基督教用户、伊斯兰教用户等；从健康状况的角度可分为患者、孕妇、健康人等；此外，还可从民族、性别、工作性质等多个角度进行健康信息用户分类研究。

根据健康信息实践活动的开展情况，我们可以把公共健康信息需求主体分为：

①以获取健康教育信息、促进个人健康为目的的社会公众；②以获取相关疾病信息、辅助治疗或提升生活质量为目的的患者；③以监督管理卫生活动过程、增强国家卫生医疗保障为目的的卫生监督管理部门；④以提高医疗服务质量为目的的医疗服务专业技术人员。各个群体之间对健康信息需求的内容、程度、渠道等的不同导致他们的健康信息需求行为呈现出不同的特征。除此之外，群体之间也会存在一定的特征差异，如性别、年龄、学历、居住地、健康状况、健康关注度等方面的不同，而群体内的这些特征差异也会导致用户生活习惯的不同，从而影响用户的健康信息需求[36]。在信息时代的背景下，作为健康信息消费者的健康信息用户不仅是健康信息的查询者、健康信息系统的使用者和健康信息服务的接受者，也是健康信息的生产者和传播者。

二、公众信息需求特征

公众在本书中所指的是具有普遍意义的社会大众。这个群体是社会人群中最广泛的存在，其信息需求主要有广泛性与综合性、开放性与时效性、渠道多样性、层次性和差距性、需求区域性等特征。

1. 广泛性与综合性

随着社会生活水平的提高，居民的健康意识也在逐渐增强，更多的人越来越重视生活中的身心健康问题，对于健康信息的需求也日益增长[37]。一方面，由于健康信息本身所涉及的学科领域复杂多样，与医学、心理学、社会学、生物医学等学科相互交叉渗透，形成了许多新的边缘学科和跨专业学科；另一方面，健康信息需求主体也由不同的性别、年龄、种族、需求爱好、健康状况等因素构成，信息内容的广泛性、信息主体的多元化等特征导致了居民对于健康信息的需求具有广泛性和综合性的特点，健康信息需求呈现多样化和个性化。用户对健康信息需求的多样性表现在：①需求内容的多样性，包括本学科、本领域的信息和其他众多学科领域的综合性信息。②需求文献类型的多样性，在载体上从印刷型转向缩微型，在形式上从图书和期刊转向科技报告、产品样本、技术标准、专利文献及"灰色信息"，在形态上从文字型转向声像型、机读型的多媒体信息，特别是网上极其丰富的信息资源，也成为用户的最佳选择。③需求来源的多样性，信息来源不限于本单位、本地区，而是扩大到了全国、世界各地的信息资源。④信息语种的多样性，包括中文、英文、德文、法文和其他语种信息。⑤需求信息的时间跨度的多样性，一方面需要当前的动态信息，另一方面扩大了对近一时期或过去较长一段时间的历史性信息资源的回溯和查询。

2. 开放性与时效性

随着互联网的发展，健康信息用户需求从面向部门的信息需求向面向社会的网络信息需求转变，单一的专业信息服务机构封闭被动式的服务模式不再满足现在的用户信息需求，信息服务越来越重视知识信息的交流与共享。信息用户要想获得全面的、高质量的信息服务，需要主动、全面地了解相关领域的发展动态以及研究成果，争取获得最全面的、最新的研究动态和成果。目前，人们可以很容易地从国家卫生管理、公共卫生部门、健康管理中心的网站上获得所需的各类信息。另外，居民对于健康信息的需求不仅仅是在有疾病或者是需要利用健康信息解决已发生的问题时，而且是在被动接受之前试着主动获取相关信息，以达到预防的效果。人类已经进入一个快节奏的时代，知识更新与老化的周期逐渐缩短、产品更新换代的速度加快。科学技术转化为现实生产力的进程加速，市场的竞争日趋激烈，增强了健康信息用户主体对健康信息的新颖性和及时性的强烈需求；而网络技术的飞速发展也为这种需求提供了充分的保障，这种需求和保障在相互促进之下将用户健康信息需求推向更高的发展阶段[38]。及时、新颖的信息是用户了解他们的健康状况并及时进行决策干预的重要判断依据。借助于计算机网络系统，可以满足用户对健康信息新颖性和及时性的需求。

3. 渠道多样性

居民健康信息的获取途径多种多样，主要有以下几种方式。

（1）权威数据库。国内比较权威的资源数据库有中文生物医学文献数据库、中国知网数据库、万方数据库；国外有美国国立医学图书馆的 Medline 数据库，还可以通过 PubMed 搜索引擎来搜取健康信息。虽然作为专业学术数据库，其主要服务对象是医学院校师生、医护人员等专业人士，但仍有少数社会公众使用该渠道获取健康信息[39]。

（2）搜索引擎。对于大众来说，利用网络搜索引擎来获取健康信息也较为常见。国内提供搜索引擎进行信息检索服务的综合性网站有百度、新浪、网易、中文谷歌、搜狐等。国外搜索引擎有美国医学信息学会主办的 Medical Matrix、Medscape、Medical World Search 等。随着互联网的普及，使用搜索引擎对于社会公众已不是困难的事情，并且目前搜索引擎对于健康信息的提供相对来说比较全面，十分易于获得，因此该类获取渠道是大众接受度最高的一种。

（3）健康类移动应用。智能手机的普及使得各种各样的应用于生活中的 App 应运而生，关于健康的移动应用也涉及了健康信息需求的各个方面。目前手机应用市场上比较常见的移动应用有平安好医生、春雨医生、红柚、亲宝宝、妈妈社区、健康养生、健康汇等，这些移动应用涉及的健康信息包括基本健康咨询、两性、育儿、运动、美容护肤、中医养生等，基本上已涵盖了生活中需求的健康信息的各个方面，极大程度上满足了居民的健康信息需求。除此之外，这些移动应用还具备除基本查询功能之外的交流、咨询、检测、主动推送等功能，在居民中十分受欢迎。但是，由于这些移动应用多为非医学类相关公司研发的，其健康信息的准确性值得商榷。

（4）讨论和资讯论坛。互联网上还有一类较常见的健康信息获取方式，即通过电子公告栏（bulletin board system，BBS）、网络新闻组（usenet news）、网络论坛、电子邮件、健康咨询留言板和在线专家咨询系统等形式，对健康问题分门别类地展开讨论和咨询。在这些论坛上，众多的专家学者将为寻求帮助者提供解答。这类咨询论坛提供的健康信息一般都是由医学相关领域的专家和学者提供的，因此具有很高的准确性和可靠性，健康信息的价值较高，但是，这类咨询论坛一般都只提供有偿咨询服务，收费性使得居民利用该类途径获取健康信息的意愿较低。

（5）远程教育。在居民健康信息获取的渠道之中，还有部分居民通过网络订阅、购买健康类电子版报刊，获得相应的健康信息。这类途径所获得的健康信息具有较高的准确性和权威性，但是花费较高。

4. 层次性和差距性

公众对健康信息的需求是有层次之分的。在不同的状态下，可分为对健康信息需求的客观状态、认识状态和表达状态 3 个层次。①健康信息需求的客观状态是指由用户生存、发展的客观需求引发的、存在于一定健康状况之下的信息需求，包括有意识的需求和无意识的需求。健康信息需求的客观状态由用户健康实际情况所决定。这是一种不以用户的主观意志为转移的客观需求状态，如自己或亲人患有某种疾病从而产生对此类健康信息的需求。②健康信息需求的认识状态是指客观的健康信息需求被认识和唤起的状态，包括用户自己认识到的健康信息需求和被外界激发而唤起的信息需求，但排除了未被认识和未被发现的信息需求。用户对客观健康信息需求的认识取决于主观因素和意识作用。③健康信息需求的表达状态即健康信息需求被认识或被唤起后，通过一定的形式正式表达出的一种需求状态。信息需求的表达与认识紧密相关，因为只有认识到需求才可能将其表达，而表达的准确性和完整性被用户的知识结构和健康意识所影响。

进一步研究表明，用户信息需求的主观认识和客观状态存在一定差距，诸多因素都会影响主观认识，如用户的健康状况、文化水平、健康意识、性别、年龄等因素。

（1）客观信息需求与主观信息需求完全吻合。信息需求主体能准确地认识到信息需求状态，客观的信息需求完全被满足。例如，信息需求主体自身不舒服或具有某种高危行为而怀疑自己生病，同时积极采取主动查询疾病信息或主动就医行为。

（2）主观信息需求包括客观信息需求的一部分。换句话说，尽管一些信息可以被准确地识别，但客观信息需求并没有完全被主体认识到。例如，普通人认为自己没生病或认为自己疾病不严重，但经过体检确定健康有问题，这其实只是主体对健康状况良好的错觉引起的。

（3）客观信息需求与主观信息需求存在差异。用户意识到的信息需求不全是客观上真正需求的信息，其中有一部分是由错觉导致的主观需求。例如，健康意识强的群体更加重视自己的健康状况，积极地获取健康信息，并及时与医生、朋友沟通联系并探讨健康问题。相对来说也有忽视健康问题的群体，特别是农村居民，明知道有病也扛，事实是大病却当成小病来对待。

（4）客观信息需求的主体部分未被用户认识，也就是说对客观信息需求的产生没有实质性反应。

5. 需求区域性

居民健康信息需求还呈现出一定的区域性特征，不同地域、同一地域不同发展水平的城市对健康信息的需求程度也不尽相同。北京、上海、广州等发展水平较高的城市对于健康信息的需求程度较高，而由于各种限制，西部偏远地区对于健康信息的需求或者是需求表达程度较低，并且对于不同发展水平的地域，其居民健康信息需求的满足状况也不相同，发展水平较高城市的信息需求满足状况明显要高出西部偏远地区。同时，不同地域的生活环境等不同因素，导致各地区具有不同的多发病，因而会引起居民对该地区与多发病相关的健康信息的普遍关注，这种由区域性疾病导致的健康信息需求也呈现一定的区域性。

三、患者信息需求特征

医疗行业作为具有高度专业性的服务行业，普通患者一般不具备就医过程中需要掌握的医疗常识，这种教育背景的差异要求医院方面提供大量的医疗信息来帮助患者完成就医，医患之间的交流实际上是一种信息的交流，而医患信息交流过程中存在的诸多问题也是造成医患关系紧张的主要原因之一[37]。Cooley 曾说过信息设计是以人为中心的设计[38]，因此医院在与患者进行信息交流的过程中了解患者对医疗信息的需求应是医疗信息传播的出发点。研究中发现，患者对于医疗信息的需求呈现出以下 3 个特点。

1. 特殊性（个性化）

和普通群众不同的是，患者作为一类特殊的信息需求群体，他们对信息的需求表现出了很明显的特殊性。这种特殊性一方面来自信息需求的内容上，普通大众对于健康信息的需求没有严格的条件限制，大部分人是根据自己的兴趣或者是受其他一些客观因素的影响而产生某些信息需求，这类需求是具有普遍性的，且没有明确的目的性，很多人都可以有相同的或者是类似的需求。但是，对于患者这一类群体而言，他们对信息的需求有明显的特殊性，患者关注的信息主要就是医院的医疗水平、网上挂号、就医流程等和自己治疗相关的信息，他们与普通大众的区别也由此表现出来，当一个普通人开始以与治疗相关的信息作为需求关注点的时候，他就转变为患者群体，这个群体里，既包含患者本人，也包含与患者共同关注这些信息的患者家属等。另一方面，这是因为每个患者都是一个单独的个体，他们有不同的需要和不同的能力。对于不同的患者，如刚入院的患者、特殊检查的患者、手术前的患者、出院前的患者等，他们的需求也不尽相同[38]，这种群体内部的差异性导致他们需求的信息有一定的特殊性，呈现出明显的个性化的趋势。

2. 针对性

患者对于信息需求有一定的针对性，不同病种的患者、处在不同医疗流程上的患者、住院次数/治疗周期等不同的患者，对于信息的需求有其各自的针对性。对于不同病种的患者而言，其信息需求的针对性主要表现在对信息内容的特定选择上，如癌症患者，不同的癌症患者关注的信息不同，乳腺癌患者关注的可能是与乳腺癌相关的诊疗信息，而肺癌患者关注的则主要是与肺癌诊疗相关的信息，同样，其他患者关注的则是与其疾病相关度比较高的一些信息。另外，患者处在不同的医疗流程中，所关注的信息也有差别性，例如，患者在就医前关注较多的可能是医院周围的交通信息、医院的医疗水平信息、服务态度信息等；而在挂号阶段关注的则是就医流程信息、挂号科室信息、医生信息等；在门诊阶段关注较多的则是排队时间信息、病情严重程度信息等。由此可见，患者这类群体在关注与健康相关的信息时，具有很强的针对性。

3. 需求层次性

在研究患者对医疗信息的需求层次之前，首先要对不同的医疗信息进行分类，对患者来说医疗信息大致可分为 3 类，如表 2-3 所示。

表 2-3 患者信息需求分类

安全类信息	辅助类信息	尊重类信息
与患者健康和生命息息相关的信息	帮助患者适应医院环境的信息	尊重患者知情权的信息
有关医院医疗水平的信息	帮助患者了解就医过程等提高患者就医熟练度的信息	对患者心理起到安抚作用的信息
		可以给患者带来被重视感的信息

从表 2-3 中我们可以看到，患者需求的信息大致可以分为 3 类：安全类信息、辅助类信息以及尊重类信息，这 3 类信息本身并不存在层次关系，只有处在特定的医疗环节中时它们之间才会出现层次关系。例如，在门诊阶段，患者对医疗信息需求的层级为：第一层级——辅助类信息（排队时间），第二层级——安全类信息（患病类型、病情的严重程度），第三层级——尊重类信息（医生的态度）[31]。当出现层次关系后，患者的需求层次是按照从低到高、阶梯式的顺序排布的。在低等级需求得到满足之前，高等级需求并不十分迫切。例如，对挂号的患者来说，辅助类信息是他们最为迫切获得的信息，因此，首先要保证辅助类信息得到满足，这类信息应该处在最显著的位置，让患者第一时间就能够获取[40]。

第三节 本 章 小 结

本章重点阐述了我国健康信息需求主体分布和需求特征，分析主体的特征和行为对于健康信息的应用及评价有着重要的意义。健康信息用户主体几乎涵盖了所有群体，包括社会公众、患者、卫生监督管理部门、医疗服务专业技术人员。他们获取和使用健康相关信息的动机大多出于两种：一种是维护自身或亲朋好友的健康；另一种是工作学习的需要。本章着重介绍了社会公众和患者的信息需求特征，公众信息需求的特征主要有广泛性与综合性、开放性与时效性、渠道多样性、层次性和差距性、需求区域性，患者信息需求特征有特殊性、针对性、需求层次性。

第三章　我国现有健康信息服务评价

首先，在分析现有健康信息服务评价之前，本书对现有的健康信息服务评价方面的文献进行整体的概述，在万方数据库、中国知网数据库等中文数据库中，使用高级检索，以〔主题：（健康）*主题：（信息服务）*主题：（评价）〕为检索式，到 2018 年 7 月，一共有 3197 篇文献，对文献进行文献计量统计，所得结果在下面进行展示。

对文献进行分析，如表 3-1 所示，结果大部分为学位论文，其次是期刊论文和科技成果。现有的健康信息服务评价体系或者是评价内容中，大多体系较为复杂，或者是系统性较强，并且多数为学位论文。

表 3-1　资源类型

学位论文	期刊论文	科技成果
2113 篇	795 篇	289 篇

如表 3-2 所示，学科分类中，大部分为医药卫生和经济领域，其他领域（如文化、科学、教育等）内容较少，合计约占 30%，健康信息服务评价内容，如体系评价、移动医疗、健康评价、成果评价等为医药卫生领域，有部分内容，如经济效果评价、成本等，在经济领域也有所涉及。

表 3-2　学科分类

医药卫生	经济	文化、科学、教育	工业技术	政治法律	环境科学、安全科学	社会科学总论
1353 篇	894 篇	346 篇	251 篇	152 篇	117 篇	84 篇

如图 3-1 所示，在时间分布中，本书选取了 2008～2017 年的文献数据进行统计，由图 3-1 可以看到，2008 年以来关于现有的健康信息服务评价内容方面的文献总体来说趋势持平，2013～2014 年有一个小幅度的下降，然后 2016～2017 年整体文献数量下降，说明研究热度在 2017 年降低。

如表 3-3 所示，关于文献发布机构情况，山东大学（136 篇）、中国人民大学（133 篇）、复旦大学（125 篇）以及华中科技大学（118 篇）居前四位，总文献数量较多，之后是浙江大学等，为 60 篇以下，可以看出山东大学等四个大学在我国现有的健康信息服务评价方面的文章较多，相较于其他大学来说对该领域较为重视。

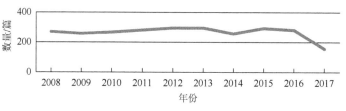

图 3-1　发表时间分布

表 3-3　机构情况

机构	数量/篇
山东大学	136
中国人民大学	133
复旦大学	125
华中科技大学	118
浙江大学	52
上海交通大学	50
吉林大学	50
西南财经大学	48
南方医科大学	43
东南大学	37

以上本书对我国现有的健康信息服务评价方面的文献进行了大概的分析，那么接下来本书开始对健康信息服务内容进行分类讨论，分别为公众网络医疗服务平台、移动医疗 App、卫生专业人员医学数字图书馆以及区域卫生信息平台四个部分。

第一节　公众网络医疗服务平台

互联网的高度发展和信息技术的提升使得传统形式的医疗模式发生了极大的变革，网络医疗的出现把以前单一的患者只能去医院看病的就医模式变得多元化，网上健康咨询、远程诊断等形式的出现使得群众获取医疗信息变得更加简单快捷。网络医疗为公众寻求医疗救助提供了多样的求医途径，并且不断延伸成为医疗保健服务和医疗救护中的一种新兴模式，开始潜移默化地影响人们的日常生活，不断地改变公众传统的就医方式、诊疗行为甚至是医学科研模式等。另外，随着网络宽带的高速发展、网络速度的提升，信息技术和传统医疗行为的结合为网络医疗奠定了良好的现实基础[41]，现在本节对网络医疗的相关内容进行一些探讨。

网络医疗是伴随着互联网的普及以及科学知识积累的高速发展而出现的一种新型的医疗模式，它以医院的大量信息、人力资源和技术为支撑，并且通过现实或者虚拟的方式将有限的医疗资源进行更好的组织利用，并且将一部分可以以非现场方式提供的医疗信息服务转移到网络医疗服务平台上来，从而实现对不同的公众提供更多样化的、多层次的、具体的医疗信息服务。公众仅需要以在线问答的形式发出自己的信息需求，便能够实现在网络上与医生交流，从而能够得到一对一的解答，并且得到自身针对性的解决方案[42]。这种新型的网络医疗模式突破了时间和空间的限制，从而实现了之前难以想象的互动和交流，使公众即使足不出户也能够享受针对性的诊疗服务，从大环境来讲可以实现深度的、精准的整合并合理配置医疗信息资源，有效解决了老百姓看病难的问题，其实现的价值和相应的影响将变得越来越大，并且网络医疗也具有导医的功能，让患者可以不用排长队到医院等候，从而也改善了公众和医院的就医环境；从另一个角度上来讲，为患者到医院看病提供了极大的便利。

网络医疗存在多种形式，如网站咨询、远程医疗、健康信息提供等，但是并不意味着全面开展网络医疗服务的过程中，仅提供网站咨询和远程医疗就能够保障良好的医疗服务。一个先进并且具有很强实用性的网络医疗服务平台的存在才能在实际操作中体现以及保证网络医疗的价值和良好的服务效果。另外关于网络医疗，不同的学者提出的概念都有一些区别，本书提出的网络医疗服务平台具有全新的内涵，应具备预约挂号、视频诊疗、药品配送、网上支付等基本功能，并且存在一套完善的、配套的信息系统，同时通过就医导诊、就医提醒、信息发布、病案管理等一系列相应的辅助途径，综合为公众提供针对性的信息服务，从而保障网络医疗行为的顺利进行。

网络医疗的存在能为公众提供远程健康监测和社会关怀，通过远距离的诊断、治疗、康复和教育，为人们提供更多的护理，通过信息和通信技术（如互联网、电话和短信）进行沟通和支持，如远程医疗（如通过包含家庭传感器和探测器的监控设备提供医疗援助）和远程监测健康参数（如使用可穿戴式传感器收集健康生命体征等信息）可以为护理和咨询提供安全、可靠的监测。他们的健康状况可以由护理人员、医生和家人在没有医疗中心的情况下进行跟踪和监控。近年来，网络医疗中运用的技术已经越来越成熟，并且在未来几年，随着用户参与度和用户对技术的接受度的提高，它将越来越受欢迎。除技术本身的发展之外，良好的用户界面体验对易用性、便携性以及日常活动中的不干扰都至关重要，并且成功应用可用性技术和良好的界面设计可以最大限度地减少用户的困惑和压力。

一、网络医疗的发展历程

网络医疗又可以称为网络时代的远程医疗。它的研究与应用工作一般认为是从20世纪60年代开始的，主要通过电话网和有线电视网传送包括文字及视频图像在内的各类信息，供医生间交流信息或向专家进行病案咨询以辅助其诊断。远程医疗在发展过程中，从依托传真、电话、无线电通信等传统技术发展到依托实时交互电视技术以及虚拟现实和远程机器人等一系列新的通信技术和电子学技术，这些新技术与医疗保健技术相结合，形成了许多新的研究方向。美国是开展远程医疗较早的国家之一，其最早研制的远程医疗系统用于对宇航员进行无创伤性监测和对战场伤病员进行急救。此后，医疗机构开始进行远程医疗，并逐步开展了远程会诊、远程咨询、医学图像的远距离传输、远程控制手术等项目。其他国家和地区如西欧、日本和澳大利亚等对远程医疗的发展也高度重视，纷纷投入巨额资金进行远程医疗信息技术的研究开发。

当今世界上许多国家十分重视对网络医疗领域的研发和推进工作，并且这也是计算机网络技术在医学方面应用的一个热点问题。网络医疗的发展按服务类型可分为网上健康咨询、网上远程会诊、网上在线问诊三个层次。第一层次是网上健康咨询，为公众提供医疗健康咨询和医疗信息服务，公众可在线对健康信息服务的提供者提问，询问与健康信息相关的内容。第二层次是网上远程会诊，提供远程会诊、远程诊断，具有远程临床会诊、影像会诊、疑难病例讨论、心电会诊与监护、术前指导和紧急救治等多种功能。第三层次是网上在线问诊，通过互联网的发展，把现实中医疗机构部门的部分功能转移到网络上去，实现患者的在线问诊以及医生对患者的在线诊疗，打造绿色就医通道。

二、网络医疗的应用现状

在雄厚财力的支撑下，一些发达国家投资发展网络医疗服务平台，对网络医疗的应用主要集中在两个方面：远程医疗会诊和治疗以及医疗资料的计算机管理和网络化。远程医疗会诊和治疗方面，即在各种信息通信网络的支持下，应用远程会话软件平台提供针对性的医学信息服务；医学资料的计算机管理和网络化简单来说就是医学数据共享。医学数据的共享可以使得广大的机构乃至国家受益，到目前为止，一些西欧国家已尝试对包含基本医疗信息的IC卡进行研制和使用，医学数据的共享可以使得任何一家联网医院都共享相关患者的最新治疗信息记录。另外，美国也进行了相应的探索和尝试，如俄克拉荷马大学健康科学中心心脏病心律不齐咨询系统、国家免疫学和呼吸医疗中心和国家实验室联合开发的网上医院项目等[43]。

我国是一个幅员辽阔的大国，并且不同地区的医疗水平也存在较大的差异，特别是广大农村和边远地区，因此网络医疗的发展为我国平衡医疗信息资源和健康信息服务提供了一种解决办法。包括金卫网络工程、中国医学基金会互联网络和军卫二号工程在内的很多工程都极大地促进了我国医疗事业的发展。近年来，又涌现了一大批专业的医疗网站，例如，2006 年成立的好大夫在线是中国最大的医疗网站之一，目前已经在图文咨询、电话咨询、预约转诊、远程门诊、诊后管理、家庭医生等多个领域取得领先地位。

我国国内也有很多大型三级甲等医院对网络医疗都持积极的态度并大力支持其发展，并且根据自身的医院特色建立了相应的网络医疗系统。例如，深圳市人民医院根据自身的基本情况建立了基于云平台的"虚拟医院"，可对注册的患者以及公众进行生命体征的远程监测，并且实现了对需要长期监护的慢性病患者的实时管理[44]。中国人民解放军第二六四医院建立了部队网络医疗服务平台，供体系部队查阅相关资料、下载视频教学内容、预约会诊服务等。中国人民解放军第四五五医院设计了为军队老干部服务的网络医疗服务平台，并且为干休所的老干部提供包括健康管理、预防康复、医疗诊治、康复护理等多种健康信息服务形式在内的全方位服务。

三、业务模型

根据网络医疗现实中具体的业务情况，建造业务模型，具体情况如图 3-2 所示。

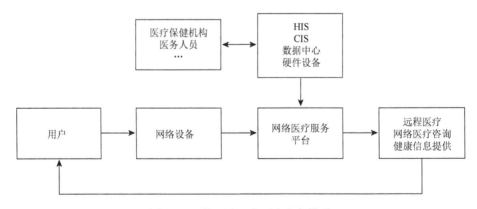

图 3-2　网络医疗服务平台业务模型

HIS 为医院信息系统（hospital information system）；CIS 为临床信息系统（clinical information system）

用户：用户就是网络医疗服务平台的使用者，可以是医疗保健对象、医疗保健对象的家属、健康信息的需求者等。

网络设备：这里的网络设备指的是个人计算机（personal computer，PC）端，之后还要对移动客户端进行讨论。

网络医疗服务平台：指提供网络医疗服务的平台。

医疗保健机构或医务人员：以网络医疗服务平台与医院的信息系统等多个系统相连，还有数据中心、数据库等，以医院的硬件设备为依托，以网络医疗服务平台为媒介，为用户提供远程医疗、网络医疗咨询以及健康信息提供等多种服务。

四、功能

1. 远程医疗

远程医疗本质上通过利用互联网通信技术的普及实现了对医疗资源重点——智力资源的共享，所以互联网覆盖的地区都可以实现资源的配置，并通过远程医疗的手段来使得那些难以获得医疗服务的人群实现对医疗资源的占有。因此，远程医疗在全国乃至全世界范围的市场需求是显而易见的，所以从一开始提出就发展迅速，至今经过五十多年的发展，现在的服务范围已经不再局限于偏远地区，远程医疗在医院手术部门、家庭保健部门、私人医生办公室等多个地方也得以应用。另外，实施远程医疗项目的国家和地区也不再局限于欧美等地，现已逐渐扩充到了亚洲、非洲等发展中国家较为集中的区域。

总体来说，远程医疗对医疗卫生体系的多个方面都有极大的帮助：对医疗卫生服务难以覆盖的地区提供健康信息服务，对慢性病的控制和管理提供极大的帮助，对控制医疗成本以及改善社会的整体医疗健康水平提供强有力的帮助，对改善人才缺乏的现状以及改善就医环境等都有极大的助力。

因此，远程医疗的发展有极为重要的意义，可以通过公众网络医疗服务平台对患者进行远程医疗甚至是医院会诊。

2. 网络医疗咨询

网络医疗咨询过程如图 3-3 所示。网络医疗咨询是指公众通过网络平台，在互联网上实现在线与医生进行医疗服务相关问题的咨询活动。公众一方面将疾病和健康相关问题在网络平台上向在线医疗卫生服务提供者提出咨询，另一方面在线医生根据公众所提出的问题进行解答并且相互交流，最终达到为公众解决与疾病健康相关问题的目的，并促进公众整体健康。

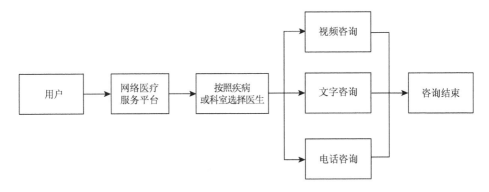

图 3-3　网络医疗咨询过程图

3. 健康信息提供

关于健康信息的定义。Elliot 和 Polkinhorn 认为，健康信息泛指所有医疗、保健的相关信息，包括医学知识、健康知识以及与消费者健康服务相关的信息等[45]。Hanson 认为，健康信息是一种高质量性能数据，在医疗保健中得到了广泛认可，对临床医学和医学数据管理有重要意义[46]。Gardner 和 Safran 认为在现实的医疗环境中，健康信息呈现出四种主要的界定方式：一是医疗专家和患者共同需求的保健信息；二是用于评估、提升以及描述医疗过程的信息；三是用于发展与完善临床医疗系统的信息工具；四是引导病患参与医疗过程和临床决策过程的信息[47]。

网络医疗服务平台为健康信息的交流提供了便利的条件，减除了医疗中的不公平性，通过低成本的医疗知识扩散提供远程医疗服务，并且传统的医疗障碍被消除。由于网络的存在，获得、学习医疗健康信息，接触专业的医生变得更加容易。从某种程度上来说，医疗网站整合了健康信息资源，让那些本来很难接触到这些医疗资源的患者能够找到途径接触到这些医疗资源。

但是网络医疗服务平台也面临着一些问题。一方面，网络医疗服务平台中所提供的健康信息来源庞杂、质量参差不齐。信息量过于庞大会使用户失去对信息的判断力，基本只能依赖于检索工具和检索方法；信息质量上又面临着失实、表面相关性低、冗余、老化等问题。另一方面，网络医疗服务平台存在建设不规范、系统架构和开发平台版本众多、资源库之间不能相互兼容的问题；网络医疗交流平台建设有名无实，仅作为一种宣传工具，不仅降低了平台的可靠性，平台自身的功能性也有很大的加强空间。

五、网络医疗服务平台的评价

（一）优势

网络医疗服务平台存在较多的优点，能够帮助用户更好地满足自身的信息需求或健康需求，具体情况如下：①易获得性。网络医疗的基础就是没有时间、空间的限制，相对于传统的获取医疗服务的途径来说，在网络医疗服务下，医疗服务更加容易获取。②针对性。网络医疗服务平台的存在使得用户可以根据自身情况，提出自身所需要的医疗服务的类别，医生等医疗服务提供者根据特定的需要提供服务，所以用户所得到的服务更加具有针对性。③经济性。降低医疗管理成本，改善就医环境。实行在线挂号，患者就可以不用在医院的大厅中排队等候，可以极大地节约医院的管理成本，改善医院的诊疗环境。

（二）难题

现今的网络医疗服务平台依然存在很多的难题，具体情况如下。

1. 网络医疗建立与认定医患关系面临障碍

传统的就医行为中，患者需根据自身需要去医院挂号，医院同意为其提供相应的医疗信息服务，如此挂号单的存在就成为传统医患关系的见证，并且长期存在此模式也说明这种形式符合我国的医疗服务模式[48]，但随着医疗服务形态的不断转变和不断丰富，尤其是网络医疗的兴起，其服务形态的变化对传统医患关系的建立与认定方式带来了 3 个方面的冲击，即医患关系主体发生变化、医患关系建立环境发生变化以及医患关系认定方式发生变化。

在医患关系的主体方面，由以前医生所在机构承担主体并与患者建立关系，转变成现在很少由医生所在机构承担主体，而主体变成了其他机构或者是第三方平台，这与传统建立医患关系的过程以及主体相比都发生了改变。在医患关系建立环境方面，与传统就医过程相比，现在建立医患关系的环境不再是挂号就医等途径，而变成了在网络上申请挂号、现实中取号然后直接就医的过程，环境发生了改变。在医患关系认定方式方面，传统的医患关系认定基于纸质的或者是电子的就医流程文档的保存，而网络医疗服务平台方面对于医患关系的认定方式暂时还没有一致的方法，所以网络医疗服务平台对于就医行为的网络化、虚拟化等等情况加大了医患关系认定的难度[49]。

2. 缺乏监管，安全性令人质疑

网络医疗服务平台由于缺乏相关的监管部门以及监管机制，其安全性存在很大的漏洞。因为缺乏相应的规章制度与有关部门的监管，对从事网络医疗服务的资格审查以及标准制定存在一定的漏洞，所以网络医疗服务平台的安全性一直是公众存在质疑的一点，并且网络医疗服务平台上的服务质量也令人质疑，监管行为难以全面实施或者法律法规的不完善，会使得网络医疗服务平台对公众的健康乃至生命都难以保障，这是网络医疗服务平台现今的一大缺陷[50]。

3. 网络诊疗不及时

虽然网络诊疗是全天候、没有地域以及时间的限制的，但是在网络诊疗的过程中，虚拟在线人数存在一种潜在的排队情况，这与在现实中的排队情况其实相差不多，患者都需要进行较长时间的等待才能顺利地进行挂号就诊，而且与患者就医全天候在线情况不同，医生并非是全天在线进行诊疗的，很多情况下医生都是在自己的空闲时间或者是下班时间才能对患者进行诊疗或者是回答患者提问，这就难以避免地出现较长的就诊时间差，所以有时候没有办法为患者及时提供诊疗方案，有可能会耽误患者的就诊进程从而影响患者病情。此外，软硬件环境和条件导致的信息通信不畅会使网络医疗服务平台出现延迟甚至中断，这也会增加患者的就医风险。最后因为在线网络医疗服务平台的信息交流与传输都是通过在线网络，所以在没有网络或者网络情况不好的情况下难以进行网络诊疗，而且网络维护以及有可能出现的其他情况而导致网络平台短时间内难以使用，这些都可能为患者就医增加风险。

第二节　移动医疗 App

随着移动互联网和智能手机的普及，移动医疗服务正在迅速进入并影响人们的日常生活。移动医疗将成为未来几年的热点，将成为一种新型的医疗服务模式，改变传统的医疗方式。移动医疗 App 是基于移动智能手机的第三方应用程序，它已用于医疗服务，并且是移动医疗实施的一种形式。

一、可穿戴设备

自我运动的量化形式是可穿戴技术背后的推动力，涉及获取日常活动、运动表现和健康状况的数据。通过远程医疗与价值型的卫生保健系统相结合，可穿戴设备就可以实现对风险患者进行监测，在早期对疾病进行干预，并通过预测和预防疾病来减少医疗保健支出。这些可穿戴设备包括智能手表、腕带、助听器、头戴式显示

器、皮下传感器、电子鞋和电子纺织品等多种形式。整体来说，它们可以放置在表皮上，通过皮肤或身体孔口插入，用于测量电生理或生化信号，并且输送药物。总体来说，将这些纳入服装、配件或表皮表面以提供电子警报、感知机体的物理和生物化学信息、传送药物等的多种设备类型广泛称为医疗可穿戴设备。

可穿戴设备有可能提供虚拟和混合现实、人工智能和模式识别等功能。这些新颖的计算技术通常包含微处理器、传感器和智能手机接口，还包括无线数据通信以实时记录医疗数据，并与其他设备或集中式数据库交换信息。集成在可穿戴设备中的传感器包括惯性测量单元（陀螺仪、加速度计、气压计、磁力计）、光学传感器（互补金属氧化物半导体传感器、分光光度计、相机）、化学探针、电极、温度传感器、麦克风、振动探测器、应变计、压力传感器。多个传感器阵列能够实现从多个可穿戴设备中获取数据并将其接入身体区域网络中，并且这个身体区域网络可以通过蓝牙、Wi-Fi LTE、3G、4G 连接将医疗数据传输至互联网以进行进一步分析或给医疗保健提供者反馈。可穿戴设备、智能电话和无线通信设备在互联设备的网络基础设施中互操作的能力构成物联网。在该方案中，医疗数据的传输可以让医学数据库或医生办公室获得关于健康状态的治疗反馈。从传感器或传感器阵列收集的诊断信息可以连接到药物递送系统，以施用精确剂量的药物治疗或辅助技术治疗。另外，集成电子和光学生物传感器的可穿戴设备可以提供关于护理点或临床中的患者的电生理或生物化学状态的实时数据。这种生物传感器可嵌入贴片、假肢、纺织品、腕带和隐形眼镜中，易与生物组织或体液保持接触。这些生物传感器可以通过无线供电或轻便电池运行，可以无缝集成到可穿戴设备中。物理和生物化学数据都可以无线传输给患者或其他可穿戴设备，以实现闭环治疗。

二、移动医疗业务模型

移动医疗业务模型如图 3-4 所示，其要素如下。

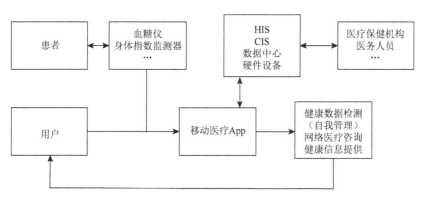

图 3-4　移动医疗业务模型

用户：用户就是移动医疗 App 的使用者，可以是医疗保健对象、医疗保健对象的家属、健康信息的需求者等。

患者通过血糖仪、身体指数监测器等连接移动医疗 App，可以实现对自身疾病的检测，也可以通过移动医疗 App 与医疗服务提供者进行沟通交流来获取健康信息或健康信息的咨询等一些服务。

医疗保健机构或医务人员通过网络医疗服务平台与医院的信息系统等多个系统相连，还有数据中心、数据库等，以医院的硬件设备为依托，以移动医疗 App 为媒介，为用户提供健康数据检测（可用于患者疾病的自我管理）、网络医疗咨询以及健康信息提供等多种服务。

三、功能

移动健康可以称为便携式技术设备的部署，包括智能手机、可穿戴设备、移动监护系统、自动传感器和手持设备。这些不同类型的移动卫生技术设备可用于提供预防性和诊断性卫生保健服务，教育消费者，减轻医疗专业人员的工作量，并可作为偏远地区以及发展中国家的流动卫生设备。例如，医生可以很容易地识别生命体征的变化（如心率），这可以监测心脏病患者的心律失常。然后医生可以在患者访问急诊室之前进行干预。这些装置将有助于预防疾病并发症，延长患者生命并降低医疗成本。偏远地区、农村地区和发展中国家的医疗信息服务提供者可以使用智能手机来促进通信，如电话会议、紧急情况期间的对话，在专家不在场时可用这些程序进行专家协助[51]。

移动医疗 App 的具体应用可以分为以下两个方面，一个针对患者或信息服务需求者，另一个针对信息服务的提供者[52]。其中对于患者或信息服务需求者方面来说：首先，从患者的角度而言，通过与医院信息系统数据对接，移动医疗 App 以患者身份证号码作为唯一的指标，并将以前所有的检查、实验室、病理、生理、医疗记录和其他健康数据进行数据挖掘分析，以获得更完整的健康状况信息和疾病预警信息，并生成在线患者健康评估报告。借助移动应用平台，健康级别评估的内容立即根据患者需求进行在线推送，以便患者随时获得与自己有关的权威专业健康报告。同时，通过移动应用平台推送有关疾病的专业健康知识，可以让患者充分了解病因、疾病发展情况、药物规格、康复过程。以患者为主题，以患者为中心，组织设计健康信息数据，解决大部分患者的问题。

智能分诊能帮助患者明确诊疗方向，移动医疗 App 存在智能分诊功能，患者能够根据自身平时的症状和表现选择就诊的科室，平时也可以根据自己的情况对自身病情进行简单的评估。如此可以节省挂号问询的时间和精力，在人力成本上实现了极大的节省。另外，移动医疗 App 还能够查询并预估排队时间、进行用药管理、预约相应诊疗专家、查询既往就诊记录等，实现对自身病情的良好管理，并通过满意度的形式进行信息反馈，实现移动医疗 App 的维护与管理，提升 App 的使用满意度和效果。

其次，从医生的角度而言，通过与医院信息系统、移动医疗 App 的数据对接，可以分析大量患者的用药、检查、手术和治疗情况，对同一疾病治疗效果的信息进行检查，最后总结出临床经典治疗经验。对于年轻医生来说，这些经历可以帮助他们更好地理解书本知识和临床实践知识，并迅速成长。同时，相关人员也可以从大数据分析中发现存在的问题，使临床经验更加完善，提高医生的诊疗水平。移动医疗 App 可以挖掘患者的基因概况和完整的病史数据，更准确地追踪疾病进展。在患者的诊断和治疗中，可以为主治医生提供更准确的辅助诊疗信息，有助于患者的准确治疗。以医生为主体，以医生为中心组织和设计数据，使医生在日常工作和学习过程中轻松获得临床前沿实践知识。

总体来讲，移动医疗 App 提供的服务是健康数据检测、网络医疗咨询以及健康信息提供，具体内容在前面已经讲过，这里不再赘述。

四、移动医疗 App 的评价

（一）优势

1. 便捷性

移动医疗 App 的出现打破了时间和空间的限制，使医疗服务的需求者获得医疗服务和医疗信息更加方便。

2. 加强医患之间的沟通

移动医疗 App 的出现可以帮助患者更加方便地和医疗服务提供者交流，增加了交流的渠道，使得医患之间的矛盾减少。

3. 辅助医护人员决策

对于医疗服务的提供者而言，移动医疗 App 可以为医护人员的决策提供辅助和相应的标准。

4. 实时监控健康数据

移动医疗 App 与相应的健康数据检测器械相关联，可以帮助患者实时监控自身健康指标，为自身健康状况提供一个预警平台。

5. 经济性

移动医疗 App 的出现降低了用户或者患者给自身提供健康支持的成本，其经济性体现在方便的网上预约和快捷的网络咨询等多个方面。

（二）不足

1. 增加医疗误诊与延诊风险

移动医疗 App 的使用者通过在线网络环境与在线医生进行交流，沟通自身的病情，而且移动医疗 App 的功能可以帮助患者进行自查，即通过自身症状与所给出的疾病症状进行对比来估计可能的疾病，那么难免存在错误的情况。另外，虽然移动医疗 App 给了了自助挂号的功能，免去了患者长时间排队的时间风险，但是在没有准确标准的挂号科室、医生的情况下很容易出现挂错号的情况，在没有精密的医疗器械辅助的情况之下，就不可避免地增加了医疗误诊以及延诊的风险，所以移动医疗 App 在给予了患者及医生便捷的情况下，需要提高公众的医疗卫生素质，否则可能增加延诊和误诊风险。

2. App 规范性成难题

医疗设备通常由具有健康部门背景和相关监管框架知识的公司开发，而移动医疗 App 的开发人员往往缺乏这样的背景和知识。因此，应用程序商店中被归类为"医疗"的许多应用程序可能没有经过严格的开发和批准过程，并可能对患者安全造成风险。此外，传统医疗设备和移动医疗 App 有不同的供应链：应用程序供销商免于医疗设备监管，一般应用程序的制作者需遵循有限的开发规则；相反，医疗器械法规要求上市后维护，后续一些相关的维护、版本控制、监测和报告不良事件等都需要继续跟进。所以移动医疗 App 的规范性难以控制，制作者对 App 的质量、正确性以及后续的维护、安全等相关内容都不继续承担责任，这就增加了移动医疗 App 的使用者所需要承担的风险，对移动医疗 App 的可信度等多方面内容都造成了一定的负面效应。

3. 药物安全隐患难以解决

移动医疗 App 的相关平台一般都有很多健康信息推送功能，每日或定时为 App 用户提供相关的营养、保健、医疗等建议和一些药物的使用方法、禁忌情况等内容。那么在当今移动医疗 App 质量参差不齐的情况下，没有合适的监管体系，质量比较差的移动医疗 App 所提供的药物信息难以保障，用户根据移动医疗 App

所提供的健康信息推送内容进行服药或者保健，很有可能对自身的健康造成很大的危害。另外，一些处方药或者即使是非处方药的使用情况都不能简单地忽视，移动医疗 App 的用户根据 App 所推送的信息，极有可能出现使用药物药效相抵的情况甚至引起不良反应，这种情况一旦出现将对患者的健康危害极大甚至有可能出现生命危险，所以如果药物安全隐患难以解决，那么移动医疗 App 的安全性就令人质疑。

4. 虚假广告带来人身和财产的威胁

在移动医疗 App 的使用过程中，其中很多 App 的制作者为了获取相应的利润而允许大量的广告投资并穿插在用户使用 App 的过程中，这不仅会对用户使用过程造成一定的影响，而且其是否合法也有待进一步证实。网络经济组织在具备相应资质条件的情况下，也可直接承办各类广告[53]。网络经济组织承接广告业务的，应向工商行政管理机关申请办理企业登记事项的变更，增加广告经营范围，并依法办理相关的《广告经营许可证》，以获取网络广告经营的相关资格。这是现实中广告的合法性的办理程序，但是移动医疗 App 的出现使其广告的合法性成为未知的情况，没有相关的适用法律规定就会有钻空子的行为出现，会造成虚假广告在医疗卫生领域出现，只要用户相信其内容，那么使用过后极有可能造成用户的财产损失甚至是人身健康的损害。

5. 知识产权保护问题

移动医疗 App 中包括很多健康信息服务，如通过医学信息化和医疗资源共享化等手段为患者提供健康信息咨询服务、健康信息推送以及医疗相关的服务，为医生等健康信息提供者提供一些辅助医疗诊断服务，为患者和医生提供健康领域相关的信息、知识、方法等内容。然而在上述过程中，医疗数据的网络化以及信息化的存在使得一些最新的医疗信息和科研数据越来越难以得到保护，难以鉴定公开的医疗数据和受知识产权保护的内容之间的界限，网络领域本就是知识产权侵权行为的多发领域，移动医疗 App 在我国相关监管行为和法律法规未落实的情况下，更是难以控制和监管，移动医疗 App 的制作者大多以逐利为目的，他们很难有知识产权保护的意识，在这种情况下往往存在移动医疗 App 知识产权难以落实的问题[54]。

第三节　卫生专业人员医学数字图书馆

首先需要了解数字资源的定义，现在比较能被大众所接受的定义是：数字资源是文献信息资源的表现形式之一，是指通过数字化方式进行记录，通过多媒体形式表达，并且分散式存储在互联网上的各种信息资源的总和，主要是相对于传统纸质资源而言的。从广义上讲，一切以数字形式存在的信息资源均可称为数字资源，或数字信息资源。从狭义上讲，数字信息资源又可称为电子文献、机读文献，是指以数字（0、1）代码方式将图片、文字、音频、视频等各类信息存储在磁、光等介质上，借助计算机等设备进行阅读或使用的数字化文献。本书中论述的数字资源主要是指图书馆通过购买、租用、受赠、扫描、转换和录入等方式引进的或自建的以磁、光介质为载体的或拥有网络使用权的数字形态的文献资源[55]。

一、医学数字图书馆

　　数字图书馆概念是美国科学家在 20 世纪 90 年代提出的，力图为高速宽带互联网做好准备。数字图书馆是一个驱动多媒体海量数字信息组织与互联网应用融合的信息系统。简单地说，数字图书馆通过电子格式存储海量多媒体信息并对这些信息资源进行高效操作，如插入、删除、修改、检索、提供访问接口和信息保护等。数字图书馆将提供网络环境下跨仓储的、统一的、高效的访问和利用工具，并进行高质量信息的生成、组织和检索，将从根本上改变人们获取信息、组织信息和使用信息的方法[56]。

　　我国自 20 世纪 90 年代中期开始数字图书馆的研究和开发，国家计划委员会 1997 年批准立项的"中国实验型数字图书馆"课题的实施，标志着我国数字图书馆建设的启动。此后，"知识网络——数字图书馆系统工程"作为国家 863 项目获得批准，"中国数字图书馆工程"项目、国家教育部"中国高等教育文献保障系统"计划、"中关村科技园区数字图书馆群"项目、"中国科学文献网络共享系统"工程等的相继实施，以及上海、辽宁、江苏数字图书馆等的建设，促进了我国数字图书馆的发展，加快了国家信息化建设的步伐。我国数字图书馆的建设，从 1997 年至今，短短的 20 多年时间，虽然起步较晚，与国外发达国家还存在不小的差距，但总体来说，发展速度是非常快的，已初具规模并在不断进步。2012 年 9 月，文化部就"加快实施数字图书馆推广工程"召开会议，指出"推广工程"在虚拟网搭建、软硬件平台部署、数字资源建设以及创新服务等方面取得了阶段性成果。

　　医学数字图书馆是一个基于计算机网络，特别是基于信息高速公路的分布式数字化多媒体医学信息系统，将分散于不同载体、不同地理位置的具有较高价值的文本、图像、影像和数据等多媒体医学信息资源以数字化方式储存，以网络化方式相互连接，提供网上医学信息服务，实现医学信息资源共享。其特点是操作计算机化、收藏数字化、信息存储自由化、传递网络化、资源共享化和读者服务中心化。

二、医学数字图书馆的用户人群

1. 医学专业用户

长久以来，医学数字图书馆的核心用户群便是由临床医务人员、医学科研机构的学者、医学专业的学生构成的。他们的整体素质、专业技能、外语水平均较高，对获取信息的基本技能和方法也有较好的掌握，具有一定的自我服务能力。临床医务人员在实际工作中常会遇到一些问题，尤其以一些疑难急症的诊断和治疗、手术过程中出现的突发性问题以及临床新药的性能、用药剂量等为主。他们往往希望以最快的速度获得相关的文献资料。另外，由于工作繁忙，临床医务人员通常都带着具体问题和特定目的进行查询。因此，这类人员的信息需求通常表现出很强的应急性和针对性[57]。

与临床医务人员不同，医学科研机构的学者所需的信息与其自身在较长时期内所从事的专业和课题密切相关，到馆查询的频率通常也高于临床医务人员，查询内容具有较强的稳定性和延续性。随着市场经济的发展，医学科研工作与国家经济和生产的关系越来越紧密，不仅要求科研人员快速获取本学科的新成果、新理论、新经验，还要求掌握准确、丰富的市场需求信息。

医学专业的学生对图书馆的利用主要出于拓宽知识面、打好专业基础、撰写毕业论文等目的。因此，除对专业知识进行检索查询外，他们往往还会就数据库和网络资源的利用技巧、论文的撰写方法、投稿须知乃至求职信息等进行咨询。

2. 医院患者及家属

随着全民文化素质的提高和患者自我保护意识的增强，许多患者及家属不再盲从医生的医嘱，更倾向于通过各种途径和手段获取相关的医学知识信息，以便更详细地了解病因、病情、治疗方法、手术风险及药物副作用等。这些患者及家属作为非专业人士，在如何快速、有效地查询所需医学信息方面常常经验不足。此外，由于缺乏医学基础知识，他们对查询到的结果易出现理解上的偏颇，对其可靠性也无法做出准确判断。有时甚至出现盲目轻信错误信息和不实药品广告的情况，反而会干扰医生对其的正常诊疗，甚至造成不必要的误会或医疗事故。

3. 社会大众

从我国目前的社会发展情况来看，医疗卫生事业的重心正从防治严重威胁人类生存的传染病与流行病的阶段向全民保健的模式过渡。对疾病的防治，尤其是对现代生活方式带来的各种生理和心理疾病的有效预防已引起了全社会的重视。

此外，随着医疗制度改革的进行和医疗费用的居高不下，"患者上药店，自己当医生"的现象日渐增多。如何为社区群众的日常保健、小病患者及亚健康人群的治疗和预防提供强有力的信息保障已成为医学数字图书馆的一项迫切任务。

4. 医药行业的公司/企业

改革开放以来，我国的制药和医疗器械企业得到了蓬勃的发展。随着市场的日益规范和竞争的不断加剧，这些企业开始越来越重视新产品和新技术的研发工作，以取得竞争中的优势。因此，对它们来说，及时了解国内外医药卫生科技成果、专利技术等信息是极为重要的。此外，我国加入世界贸易组织之后，医药行业所面临的竞争变得更加国际化，公司/企业急需了解国内外医药市场的发展动态、国内外市场行情、医药行业的国际惯例、规范和准则等信息[58]。

如何为这些医药公司/企业提供优质的信息服务，使其成为医学数字图书馆的长期、稳定的用户是摆在我们面前的一个艰巨课题。医学数字图书馆所拥有的丰富馆藏资源、训练有素的馆员队伍、长期积累的信息收集和整理经验以及良好的可靠性和信誉度都使得医学数字图书馆能够胜任对企业的信息保障工作。而医学数字图书馆在市场经济飞速发展的今天，若能抓住这个与市场接轨的有利机会，必将促进医学数字图书馆的改革，提升医学数字图书馆在市场竞争中的地位和作用。

三、医学数字资源的主要类型

伴随着科学技术的迅猛发展，医学类数字资源的类型也日益丰富。依据不同的标准，可以划分出不同的类型。如按信息内容的表现形式分为电子图书、电子期刊、电子报纸、电子学位论文、会议论文等；按语种分为中文资源、外文资源；按资源类型分为文献数据库、多媒体资源、软件类资源；按获取方式分为购置资源、试用资源、免费资源、公用资源、开放获取资源等[59, 60]。

针对医学专业，本书主要包含以下数字资源类型。

（1）医学电子期刊数据库：它包括一切以电子形式储存、呈现、访问及利用的医学类期刊。它最初是将纸本期刊进行数字化存储并提供检索功能所形成的数据库。随着信息技术在出版业的渗透，逐渐出现了"online first"和"E-only"，如万方医学网、CNKI-中国学术期刊网络出版总库、EBSCO-Medline with Full Text、英国医学杂志（British Medical Journal，BMJ）出版集团、e-Journals 等。

（2）医学电子图书数据库——e-book：是以数字化方式存储，通过计算机或类似设备进行阅读的图书。分为两种形式，第一是由现有医学类纸本图书数字化而产生的数据库，如超星电子图书；第二是由现代技术产生的书籍出版发行方式，将传统的纸张形式以数字化形式进行出版，并通过计算机网络进行发行，如 Karger e-book、Ovid LWW 在线图书等。

（3）循证医学数据库：将大量有关疾病诊断、治疗、预后判断和预防的最佳证据方面的文献进行专家评议，实现运用现有最好的科学依据来指导临床医生对每位患者进行治疗的过程，如 BMJ Best Practice、EBSCO DynaMed 等。

（4）二次文献类数据库：在医学领域中包括题录、文摘、索引等的二次文献数据库，如 ScifinderAcademic、PubMed。

（5）图片、视频类数据库：主要包括基础医学实验视频、临床手术视频、课程视频等数字资源，如 Scientific & Medical ART Imagebase。

（6）特种文献类型数据库：包括学位论文数据库、会议文献、科技报告等文献类型，如数字化博硕士论文文摘数据库、科技会议录索引数据库等。

（7）其他资源：如学习软件、自建（特色）数据库、跨类型的数据库（即数据库既包含二次文献，又包含全文等文献）等其他数据库。

四、评价

通过对我国现阶段医学数字图书馆建设进展情况的理性分析，我们发现主要存在以下几个方面的问题。

1. 思想混乱，没有形成共识

这是阻碍我国医学数字图书馆建设进一步发展的思想根源。首先，对要不要建设医学数字图书馆存在分歧。许多人认为我国现有的综合性数字图书馆和数据库所提供的服务已能基本满足读者的医学信息需要，再进行大规模的医学专业的数字图书馆建设，容易造成资源上的浪费。正是基于这种想法，业界对需要大量投入的医学数字图书馆建设心存芥蒂，对曾经火爆一时的建设计划进行"冷"处理，不但没有更加周详、完整的新计划推出，而且原有的计划被暂时搁置，等待观望的思潮逐渐占据上风，医学数字图书馆的建设步伐自然也就慢了下来。其次，对如何建设医学数字图书馆，人们的认识同样模糊不清。有人认为，要建设医学数字图书馆，首先必须重组我国现有的医学信息资源和机构，成立国家医学图书馆，并以此为基础，筹划建设我国的医学数字图书馆，走美国国立医学图书馆发展之路。但是也有人认为，医学信息资源有其独特性，一方面，医学文献的数量庞大，占全部科技文献总量的 1/5～1/4；另一方面，医学文献的寿命最短，半衰期仅有 3～5 年，明显短于其他学科文献。因此，目前建立一个传统的收藏纸质文献的国家医学图书馆是不现实的，也是不可取的，

而应直接建设一个依托网络的医学数字图书馆。有人建议我国医学数字图书馆
宜采用自下而上的建设模式，由基层医学信息服务机构依据统一的标准建设本
馆的数字资源，然后依照"谁出资源谁受益"的原则，整合医学数字资源，建
设医学数字图书馆联合体。但是也有人推崇自上而下的建设模式，由国家挑选
和扶持几家有一定基础和代表性的医学信息服务机构联合建设国家级的医学数
字图书馆，在条件成熟后以特许方式，让其他各级各类图书馆逐步加盟进来。
由于没有达成共识，我国的医学数字图书馆的建设仍然停留在研究和实验阶段，
没有取得实质性的进展。

2. 群龙无首，缺乏统一的组织和部署

有人把美国国立医学图书馆的创建及其馆藏医学索引的编制视为美国对世界
医学的四大贡献之首。的确，美国国立医学图书馆不仅是美国医学信息服务机构
的翘楚，而且凭借着 Medline 在全球的热销，无疑已成为世界最有影响力的医学
信息资源提供商。我国的医学数字图书馆建设正是因为缺少了像美国国立医学图
书馆这样具有绝对权威的国立医学图书馆，出现了群龙无首、各自为政的无组织
状况。其实早就有人提出将中国人民解放军医学图书馆与中国医学科学院医学信
息研究所合并成为国家医学图书馆的设想，但由于体制上的原因，至今仍然未能
实现。1996 年，以中国协和医科大学为首的 11 所高等医药院校在中华医学基金
会的资助下，建立了中国医学信息网，包括三级医学资源共享网络的国家中心馆、
地区中心馆和部分省市中心馆，通过中国教育和科研计算机网（China Education
and Research Network，CERNET）与互联网连接。后来中国医学科学院、中国协
和医科大学图书馆又被科技部确认为国家科技图书文献中心医学图书馆，拥有网
络数据库 10 多个和近 20 个本地光盘数据库，并与国内外 20 多个主要的综合医疗
网站链接成为医学资源的共享大平台。但能否由国家科技图书文献中心医学图书
馆牵头启动我国的医学数字图书馆计划，人们心存疑虑。更多的高等医药院校图
书馆则基于行业管理的考虑，纷纷投入中国高等教育文献保障系统的怀抱。而军
医系统图书馆则雄心勃勃，有人甚至推出了本系统的数字图书馆计划，那就是统
一规划，分步实施，建设以中国人民解放军医学图书馆为中心，以四所军医大学
图书馆为基地的全军医学数字信息保障体系。中国人民解放军医学图书馆还对医
学元数据进行了前期的研究和人才培训。全军医学数字图书馆建设终因医科大学
的地方化而受到影响。由于缺乏统一的组织和部署，无法推行统一的标准平台，
各种医学数字信息产品未能采用相同或兼容的技术手段进行生产，给数字图书馆
的进一步发展壮大造成了技术上的障碍。更加严重的后果是，各自为政、条块分
割，难以形成合力，直接导致我国医学数字图书馆建设在人、财、物等各个方面
明显后劲不足且停滞不前。

3. 生物医学元数据研究滞后

元数据是关于数据的数据，由一组有关原始数据的各个方面的属性，如数据的生成日期、题名、责任者、数据类型、格式和来源等组成，每个属性包含一个属性类型的一个或多个属性值，从本质上说，元数据就是对原始数据的描述和组织，是互联网上组织知识信息的有效方法和手段。可以说，元数据规范是数字图书馆对信息资源进行描述、标引和加工的技术准则，由此实现对数字化信息资源及网络资源的有序组织，为用户构造更加便利、准确的检索表达方式和途径，获取比关键词检索更加有效、关联度更高的检索结果，元数据规范是直接影响数字图书馆的资源组织是否合理、决定其服务水平高低的重要技术因素[61]。元数据的研究及其规范的制定理应走在数字图书馆建设的前面，最起码要与之同步，但令人遗憾的是，到目前为止，我国尚未形成统一的中文元数据规范，在中文生物医学元数据的研究与开发方面至今仍无实质性的研究成果。这已经成为我国数字图书馆建设的制约性因素，应引起业界的足够重视。

4. 人才匮乏，无法满足需要

医学数字图书馆建设需要一大批具有全面的医学知识、熟练掌握现代通信网络技术、精通图书情报业务的复合型人才。不可否认，经过 20 多年的努力，我国的医学图书情报教育事业取得了长足的发展，培养了一批又一批图书情报专业人才，逐渐形成了若干个不同层次的人才培养基地。但与我国图书馆事业的发展对人才的需求相比，差距仍然比较大。我们培养的专业人才不但数量上难以满足需要，人才的知识结构和学历层次也不尽合理，高尖人才尤显匮乏。作为我国图书情报界两大高端人才摇篮的武汉大学和北京大学，所培养的硕士研究生、博士研究生在文献信息和计算机领域均具有相当的优势，成为高层次图书情报研究开发的领军人才，但由于缺乏必要的医学知识，从事医学数字图书馆的研究与开发往往力不从心。显然具有较高学历的复合型人才的相对不足已经成为制约医学数字图书馆建设向纵深发展的另一个不容忽视的因素。

第四节　区域卫生信息平台

随着医院信息化的不断深化，大多数医院建立了以电子病历为核心的医院信息系统，实现了医院各信息系统之间的互联互通和信息交流，满足医疗资源的内部使用。但医院和社区之间或不同医院之间的信息系统是孤立的。对于患者而言，最便捷的就医行为就是到当地的社区卫生服务中心就医，但如果患者出现疑难杂症或无法诊断的情况，则需要转诊至上一级医院。如果能够实现医院与社区之间的信息共享和交换，医院的医生就可以看到电子健康档案的信息以及社区记录的慢性病管理，这将为诊断的医生提供很大的帮助。另外，如果可以访问医院中患者的治疗信息，包括检查信息、图像信息和电子病历，社区中的医生就可以通过信息技术进行查看，这将使患者享受大医院的诊断服务并且将提高社区的医疗服务水平。传统的信息共享与交流平台是医院为了实现与其他医院以及社区的信息交流而建立的。这种方式只能实现个别医院和社区之间的信息共享和交流，其他医院和社区之间无法实现信息交流。随着区域医疗信息共享和交流的发展，区域卫生信息平台的建设是医疗信息技术发展的必然趋势，以实现不同机构间的信息共享和互联互通[62]。

区域卫生信息化是指在一定区域范围内，为卫生管理机构、患者以及医药产品供应商等提供以数字化形式存储、传递卫生行业数据的业务和技术平台，以支持医疗服务、公共卫生以及卫生行政管理的工作过程。区域卫生信息化有广义和狭义之分。广义的区域卫生信息化是指整个区域卫生行业的信息化建设，包括卫生管理（疾病控制、监督执法、行政管理等）和卫生服务（医疗救治、健康教育、康复训练等）两大领域。狭义的区域卫生信息化是指区域内医疗机构间以医疗救治信息共享与交流为主要内容的信息化建设。

一、构建原则

1. 科学性原则

科学性原则是构建和研究指标体系的核心，是保证指标体系科学性和合理性的基本要求。在科学性指导下所建立的指标体系应当符合卫生事业管理和发展要求，能够为管理者提供客观、科学、合理的决策分析，具有高度总结卫生工作和卫生事业发展状况的功能。

2. 完整性原则

一套完整的指标体系应当是综合的、全面的，涵盖卫生管理的各个维度，所选各项指标均能描述卫生管理某一方面的特性，指标之间冗余度达到最低，不存在冲突指标，形成一个全面、准确描述目标系统的有机体。

3. 可操作性原则

指标的设定既要考虑必要性，也要考虑该指标数据获取的可能性。所选择的指标应当是在日常业务中可以获取到实际观测值的，应具有一定的实际意义，便于理解和实施。

4. 可发展性原则

可发展性原则是指所构建的指标体系并非一成不变的，随着卫生信息化的深入发展以及卫生管理需求的不断改革，也需要不断调整相应指标，以适应卫生信息化管理的需求。

二、建设目标

1. 缓解看病贵和看病难问题

通过区域卫生信息平台的建设，可以从多方面缓解居民"看病贵，看病难"问题。区域卫生信息平台的建设是通过对各医疗卫生机构信息系统的全面整合，实现区域内各医疗卫生机构信息的共享和交流，在信息平台中建设远程挂号服务系统及全区域一卡通就诊系统，从而优化居民整个就诊模式和就诊流程，实现社区中心和医院间的双向转诊和双向配合的医疗服务模型，引导居民小病到社区、大病到医院，同时实现各医疗机构之间辅助检查结果的共享，方便就诊的同时为居民节约诊疗费用，逐步改善"看病贵，看病难"现象[63]。

2. 建设智慧医疗卫生服务体系

要实现卫生服务改革的目标，克服医疗卫生服务发展中的瓶颈，必须应用现代信息技术打造"现代"医疗卫生服务体系。而建立"现代"医疗卫生服务体系，则必须建立基于健康档案的区域卫生信息平台，对医疗卫生业务实行流程再造、资源整合，创新管理机制，转变服务模式。搭建区域医疗卫生网络信息系统，实现医疗卫生服务运行机制和服务模式的转变，建立科学、有效的管理手段；以电子健康档案为核心，实现电子健康信息在区域医疗机构内的共享，向居民提供优质、高效、价廉的全程式医疗健康服务；以电子健康信息为核心，实现对居民健康实时服务的干预和管理，以及对医疗卫生服务的综合管理[64]。

3. 区域医疗卫生信息一体化

整合区域内不同医疗机构和基层公共卫生服务机构中患者的诊疗信息资源，构建覆盖所有医疗卫生信息的资源共享和业务协作机制。

要彻底实现区域卫生的信息集成与共享，就必须在区域内实现医疗卫生信息的一体化建设，区域内各医疗卫生机构能够按照统一的数据标准、统一的业务流程标准、统一的数据传输标准进行流程数据标准化建设，按照统一的医疗诊疗系统、公共卫生服务系统、公共卫生管理系统等进行系统的标准化建设，最终实现区域内各医疗卫生机构间数据和系统的无缝集成与共享，促进区域医疗卫生信息一体化建设[65]。

利用网络的实时、公开、透明的特点，提高精细化管理水平，对医疗卫生服务质量、效率、行为、费用等进行实时、全程、智能化监管，提高监管效率。

4. 构建统一的电子健康档案

目前居民的电子健康档案信息与诊疗信息存储在各自的社区卫生服务中心和当地的医院中，没有一个集中存储居民电子健康档案的地点，相关机构不能去统一地点集中调配居民电子健康档案，这不利于数据共享及对现有电子健康档案的统一使用和分析，通过区域卫生信息平台建设，能够解决这一问题，汇总各地点的电子健康档案资料，统一存储、统一标准、统一利用，从而形成统一的居民电子健康档案，更好地为区域居民健康服务。

三、关键性技术

1. 信息标准化

区域卫生信息平台使用的相关技术、标准、协议和接口应遵循国际、国家和行业的相关规定。数据结构和应用软件的设计应该执行行业的相关标准。首先，区域卫生信息平台应参照卫生部（现称国家卫生健康委员会）颁布的《健康档案基本架构与数据标准（试行）》，参照《健康档案基本架构与数据标准（试行）》的基本框架和数据标准以及区域卫生信息平台建设指南的规定。其次，专业系统建设应符合相应的行业标准，如使用医学数字成像与通信（digital imaging and communications in medicine，DICOM）实现医学影像的标准化，使用 HL7（Health Level Seven）实现电子标准化病历[66]。

2. 数据采集和访问技术

由于门诊量大、业务量大，医院内互动的数据量也很大。为了保证医院业务系统的正常运行和区域卫生信息平台的信息共享，可以在医院内使用预置机完成与区域卫生信息平台的交互。当患者在医院登记时，身份证号码被上传到预置机上，并且预置机将患者的电子健康信息下载下来供医生治疗使用。此外，预置机自动从医院系统中提取医疗和治疗信息并上传到区域卫生信息平台。

社区卫生服务站规模小，因此数据采集和访问可以直接使用上传和访问的方式。如果系统不容易直接上传，也可以使用手动导入的方式。

3. 网络传输技术

区域卫生信息平台涉及该地区的所有医院和社区卫生服务站。各医疗机构的地点分散，有些可能相对偏远，因此网络传输可以使用各种组合。对于位置接近且条件成熟的大型医院，可以使用专线接入。但专线接入的成本较高，灵活性不佳。对于位置偏远且没有专线的医疗机构，可以使用虚拟专用网（virtual private network，VPN）的接入方式。根据不同的协议，VPN 分为访问安全套层（secure socket layer，SSL）VPN 和互联网安全协议（Internet protocol security，IPsec）VPN 的方式。SSL VPN 的方式更加灵活方便，成本低廉。IPsec VPN 的方式需要在客户端安装设备，实现起来比较复杂。

4. 数据存储技术

区域卫生信息平台存储电子健康记录信息和电子病历信息。区域卫生信息平台的数据存储可以采用集中式、分布式、混合式等方式。集中式存储是建立一个统一的数据中心，存储医院和社区的所有数据，如电子健康档案信息。虚拟化技术可用于确保集中式数据存储的高效管理并降低成本。分布式存储是将数据存储在各个机构中，并将其保存在区域卫生信息平台中，如居民的医疗图像信息。混合式存储是集中式和分布式相结合的方式[67]。

5. 信息安全技术

区域卫生信息平台的电子病历信息是居民的隐私。一旦电子健康记录信息泄露将严重影响社会秩序。因此，区域卫生信息平台建设应严格按照国家安全级保障体系的要求，确保信息的真实性、完整性、保密性、可用性、可靠性和可控性。区域卫生信息平台应具备安全防护能力、发现隐患的能力和应急能力。因此需要在内网主机前部署安全隔离系统、入侵防御系统、恶意代码防御系统和应用层防火墙等。区域卫生信息平台向外部提供服务的安全性需要进一步加强。通过采用应用层的新方法来防御 Web 攻击，如结构化查询语言（structured query language，SQL）注入和跨站脚本攻击，以确保信息的防泄露和门户网站的防篡改。

四、具体应用

区域卫生信息平台以统一的信息标准和信息规范建立医疗卫生管理的电子病历数据集。另外，区域卫生信息平台通过包括医院信息系统、社区信息系统、疾病控制系统和妇幼保健信息系统等在内的信息技术在区域内不同信息系统之间相互联系。区域卫生信息平台实现了区域内各级和单位医疗机构之间的信息互通和共享，提升了应急指挥、决策和公共卫生服务的能力。区域卫生信息平台最终将通过合理配置医疗资源解决医疗服务难的问题。

区域卫生信息平台将居民健康卡作为所有医院和社区的唯一治疗媒介。区域卫生信息平台将身份证号码作为居民电子病历的唯一标识。区域卫生信息平台记录了居民的电子健康档案，包括医院和社区的门诊记录、住院电子病历、检查信息等，社区和医院都在区域卫生信息系统上上传和检索信息。

1. 实现健康一卡通

具体包括建立医疗便民服务一卡通信息共享平台；建立便捷化的医疗服务体系；实现医疗信息资源共享；建立个人终身健康档案；进行社区健康服务与绩效考核；建立卫生行政部门掌握的医疗卫生信息档案。一卡通对区域卫生信息化来说是一个重点，主要通过一卡通使患者到各级医疗机构就诊和获取健康服务的时候能够获得身份确认，另外也为患者提供从挂号、交费、取药到检查等各个医疗服务环节更加快捷的医疗服务[68]。

2. 实现居民健康档案共享

按照国家标准，建立起统一的居民健康档案，主要采取健康档案树记录生命周期中的健康活动数据，实现数据集中存放和共享；把从胚胎发育到死亡过程的各个时间点对健康情况的干预和措施进行全程记录，包括门诊、住院、妇幼保健等。

3. 实现健康信息集中存放和共享

健康信息主要通过患者就诊获得，集中的几个主要方面包括病案首页、门诊处方信息、住院医嘱信息、病历信息、检验报告、检查报告、影像归档和通信系统（picture archiving and communication systems，PACS）信息、双向转诊共享，实现区域内社区居民健康活动数据的集中收集、存储，实现对人整个生命周期健康信息的完整记录，并建立针对居民健康流行病学的数据分析，为卫生部门和相关单位及社会提供预警信息、健康服务信息、居民健康信息、流行病学的流行状态以及社区卫生服务信息等。

4. 通过区域信息共享提高基层医院竞争力

通过信息化手段，把居民在大医院做的检验、检查报告、诊断、病案首页、用药信息、出院小结、过敏史、阳性PACS报告放在区域卫生信息平台中，实行双向转诊和远程会诊。逐步扭转大医院人满为患、卫生院门庭冷落的现象，提高乡镇卫生院的知名度和影响力。信息化手段使得患者在大医院里所做的检查资料也能在基层卫生院间共享，提高基层卫生院的医疗质量和医疗水平，逐步使患者提高对乡镇卫生院的信任度[69]。

5. 提高公共卫生应急处理能力

通过区域卫生信息平台的共享和业务有机融合，为卫生指挥决策系统、检测预警系统、突发事件报告系统、应急处理系统等骨干应用系统的建设奠定坚实的基础，加强疾病检测预警能力和应急处理能力，同时提高卫生行政部门对各级卫生机构管理的效率。有了这个平台之后，对所有传染病的监控（如发热患者增多时会提示），有没有可能发生传染病疫情，以及对卫生行政部门管理效率和应急指挥能力的提高有非常大的作用。

6. 实现区域卫生信息化横向连接

区域卫生信息平台可以进行妇幼保健、计划免疫、应急指挥、疾病管理等，通过公共卫生信息系统对医疗卫生服务机构进行信息采集和交换，能够使医疗信息在公共卫生信息系统平台的子平台上进行共享，能够满足社会保险、新型农村合作医疗等外部信息系统的信息需求，实现系统间的信息传输及共享。

7. 实现居民健康管理及决策的支持

通过区域卫生信息平台，对个人健康档案进行统一管理。健康档案如果不实行统一标准、统一管理交换，那么往往发挥不了它的作用，所以我们通过区域卫生信息平台把健康档案进行统一规范、统一存储、统一管理。这样，居民能够及时了解健康信息的情况。通过区域卫生信息平台为每个居民提供服务，上网便能够了解到自身健康的情况，还可以达到健康教育、逐步达到健康干预的目的，做到疾病的早预防、早治疗和早康复。

区域卫生信息平台还能提供对卫生行政部门决策管理的支持。通过提供决策支持，包括居民健康和流行病学数据分析、社会应急预警信息、健康管理的服务信息、疾病预防控制信息和社区农村卫生服务信息等，能够为政府卫生管理部门及相关的机构提供准确的数据分析。

五、评价

（一）存在的问题

数据标准难以落地，我国卫生部先后颁布了一系列的标准和规范，如《卫生信息数据元目录　第1部分：总则》等，但这些数据标准主要以数据项为基本对象进行制定，在实际落实情况的时候，由于具体业务的不断深入，越来越多的各种定义的数据项开始出现，使得数据标准难以准确地对号入座，标准的难以落实会影响数据的质量和平台建设的其他情况。

数据应用不够深入，区域卫生信息平台的建设越来越火热，但是由于大量区域卫生信息平台的建设质量参差不齐，对于区域卫生信息平台中大数据的应用也没有进行深入的数据挖掘，而只是依旧停留在最初的数据统计量表分析阶段，难以对数据进行深层次的挖掘，使得区域卫生信息平台大数据的存在有名无实。

区域卫生信息平台的正常运作、大量数据的分析过程等很多内容都需要专业人才的维持，例如，在数据分析过程中，对数据的采集、清洗、转换和分析等各种过程都需要专业的人才，区域卫生信息平台的维护、安全性的保障等多个方面也需要专业人才的保证，但是人才的缺乏会使得区域卫生信息平台的发展步履维艰或者有名无实，不能发挥价值的区域卫生信息平台只能是一个摆设，与大量的人力、物力投入所换来的价值不相符。

（二）建议

1. 加强网络体系建设

我国已有的区域卫生信息平台建设依托的网络平台存在接入方式不统一、传输质量不稳定、速度慢等问题。建议从安全、结构、流量、管理和应用等方面出发，制订合理的网络架构。首先应保证各系统的正常运行与数据的快速传输，其次应注重网络体系的总体规划，在使用不同网络平台的同时实现系统的对接互联，制订切实可行的接口标准、数据使用协议和互惠支持协议，使系统的互联互通有据可依，实现业务系统的应用和网络的整体升级[70]。

2. 加强数据整合，完善基础数据库建设

居民电子健康档案数据库和电子病历数据库是区域卫生信息平台发挥功能的重要数据基础，要从技术和管理上加强数据整合以及数据的标准化、规范化建设，强化各类数据的录入、存储、传输标准的实施，实现数据标准规范、安全共享。以居民健康卡为唯一标识实现数据的全面整合，建立横向覆盖各医疗机构、纵向以人为中心的健康信息数据库。

3. 加强信息深度分析，发挥决策支持作用

为满足管理者和临床医务人员对数据挖掘和深度分析的需求，应加强卫生信息的深度分析和挖掘，为临床诊断和治疗提供辅助决策，提高管理者管理决策的科学性和严谨性，为促进医疗卫生事业的持续健康发展提供信息支撑。

4. 加快业务融合，推动人口健康信息平台建设

按照国家推进人口健康信息化建设的指导意见，全面以全员人口信息、电子健康档案和电子病历三大数据库为基础，以公共卫生、计划生育、医疗服务、医疗保障、药品管理、综合管理六大业务应用为重点，以国家、省、地市和县四级人口健康信息平台为六大业务应用纵横连接的枢纽，以居民健康卡为群众享受各项卫生计生服务的连接介质，建成人口健康信息网络体系。总结已有卫生信息平台的建设经验，融合人口与计划生育信息平台，加快推进标准统一、融合开放、有机对接、分级管理、安全可靠的国家、省、地市、县四级人口健康信息平台，推进卫生计生机构上下联动，横向互联互通，实现全员人口信息、电子健康档案、电子病历信息实时动态更新、整合共享，保证跨区域、跨业务领域的业务协同，支撑深化医药卫生体制改革和卫生计生事业科学发展[71, 72]。

第五节　本　章　小　结

本章从公众网络医疗服务平台、患者及个人健康信息门户、卫生专业人员医学数字图书馆和区域卫生信息平台四个方面讨论了我国现有的社区健康服务评价，每一部分分别讨论信息服务的模型以及服务的类型、背景和意义。从多个方面对我国现有的社区健康服务进行讨论评价。

从公众网络医疗服务平台方面了解到，网络医疗是伴随着互联网的飞速发展而出现的一种新型的医疗手段，它以医院为后台支持，用实际的和虚拟的方式组织医疗资源，将一部分可以通过非现场方式进行的服务转移到互联网平台上，为不同消费群体提供深层次的医疗、保健服务。从服务方面知晓，网站咨询、远程医疗、健康信息提供都是网络医疗的形式，全面开展网络医疗服务的优势表现为网络医疗的及时性、针对性、已获得性、经济性等。现今发展的不足则表现为传统就诊观念未更新、网络医疗的开放性和互动性低、网络医疗交流平台建设有名无实、网络医疗网站建设不规范、区域医疗信息系统尚未充分形成、网络医疗服务平台功能有待优化等多个方面。

在患者及个人健康信息门户方面，本章是以移动医疗 App 为重点进行讨论的，了解了移动医疗的定义、产生背景等。在国内，移动医疗服务主要包括移动医疗 App 和可穿戴式医疗仪器。另外，针对移动医疗 App 和可穿戴式医疗仪器进行了进一步的讨论，分析了当今市场下移动医疗 App 的优势与不足，为后面社区健康信息空间的构建奠定了基础。

从医学数字图书馆方面卫生专业人员了解到，数字资源是文献信息资源的表现形式之一，是指通过数字化方式进行记录，通过多媒体形式进行表达，并且分

散式存储在互联网上的各种信息资源的总和。依据不同的标准，可以划分出不同的类型，如按信息内容的表现形式分为电子图书、电子期刊、电子报纸、电子学位论文、会议论文等；按语种分为中文资源、外文资源；按资源类型分为文献数据库、多媒体资源、软件类资源；按获取方式分为购置资源、试用资源、免费资源、公用资源、开放获取资源等。数字图书馆通过电子格式存储海量多媒体信息并对这些信息资源进行高效操作，如插入、删除、修改、检索、提供访问接口和信息保护等。另外，医学数字图书馆的主要用户为医学专业用户，之后才是医院患者及家属、社会大众、医药行业的公司/企业等，并进一步分析了医学数字图书馆的优势与不足。

最后对区域卫生信息平台进行了讨论分析，区域卫生信息平台是指以区域内健康档案信息的采集、存储为基础，连接区域内各类医疗卫生机构及各类业务应用系统，实现互联互通、信息共享和联动协同工作的区域卫生数据中心和公共服务信息平台。另外，从建设目标、关键性技术、具体应用、建设现状、建设的不足以及建议等多个方面对区域卫生信息平台的建设进行了讨论。

第四章 健康信息空间概念模型构建

通过对我国多元化健康信息需求主体的需求特征进行分析,与当前我国卫生健康信息服务模式和具体业务开展情况进行对比,着重考虑健康中国 2030 战略和全民健康目标的实现,以及大健康语境下健康信息资源和服务发展的新特点,我们应该认识到,新的面向多元用户需求的健康信息服务模式 HIC 必须在大健康领域信息资源整合思想的指导下进行。在这样的理论指导下,HIC 概念模型的构建应着眼于健康信息的利用定位,从传统的主要用于医疗、科研和教学的文献信息保障转变为发挥健康信息在卫生政策与管理、医学科技创新、疾病控制与预防等方面的作用,其模型并不单纯是一种面向多元主体的公共健康信息资源协同配置与服务集成平台,而且是一种跨平台、跨资源类型、跨服务业务的健康信息服务环境。

第一节 健康信息服务整合

整合这一概念深入当今社会的各行各业之中。从字面上来理解,整合是将离散、零乱、异构分布的事物通过一定的范式或者模式彼此衔接起来,以形成一个内部整序、外面链接的有机整体的过程。整合是一种全新的科学理念和思考模式,其核心要义就是通过各式各样理论、知识及方法的相互交织、渗透、补充,从而取代相互分离、相互闭塞、相互斥离的思维惯式;整合是一种全新的生产力,整合的意义在于推动社会的自我适应、自我革新、自我完善,从而重塑社会的生产力;整合是一种全新的知识结构,通过对新兴事物的融合吸收,在现有体系的基础之上,构造新兴的知识网络。

一般来说,整合可以理解为一个过程或结果,将看似无关的事物安排成一个有机整体或形成一个有效的系统。因此,整合的结果是形成更大规模的整体。整合的整体效益和效率大于单个事物个体状态的效益和效率,此外,整体的效益与效率不仅仅是单个状态的简单叠加。整合的本质是每个个体遵循统一的原则、标准和规则,打破原有的界限,形成一个有机的统一体。其内涵充分验证了部分之和大于整体的系统论观点。简言之,整合后发挥的是整体效率,体现的是整体效益。

对于社区健康信息服务来说同样面临整合的需要。从外部因素来看:①随着网络通信技术的飞速发展,特别是计算机网络的大量普及,网络空间成为居民获取信息的有效途径，这给社区健康信息服务的技术手段、运行机制以及管理理念带来了前所未有的挑战与机遇，使得传统的以书籍、报纸、文档、宣传专栏等实物为载体的社区健康信息的传播方式必须跳出现有的格局，全面铺开电子化、网络化、数字化的相关手段，从功能结构上来看，这会造成相应机构的"分化"现象加剧，即以实体空间为载体和以虚拟空间为载体的信息服务手段分离共存。②随着我国改革开放进程的不断前行以及经济市场化趋势的不断推进，相应的竞争更加激烈，在经济利益性与社会公益性的抉择之中，人们会重新审视社区健康信息服务的价值定位，在以往的社区健康信息服务体系之中，很难有市场机制的约束，既不以经济活动为目的，也很少展开行业内的竞争。但是在现如今全新的态势之下，随着社会资本对医疗卫生行业的大幅注入，社区健康信息服务也越来越受到相关机构的重视，所以传统的社区健康服务体系需要顺应新兴的潮流，整合现有的信息资源，在市场中主动求生存。

从内部因素来看：①在体系结构上，传统社区健康信息服务的组成要素之间界限模糊，协调能力差，很少具备高效、最优化的资源配置机制，同时管理机制紊乱；②在竞争机制上，传统社区健康信息服务竞争意识薄弱、市场应变能力不足，造成服务内容、质量、水准跟不上用户的需求以及形势的发展；③在服务能力上，还并未摆脱传统手工操作的检索、报道服务，从而限制了信息服务的能力，这与信息社区、知识经济对社区健康信息服务的要求还有很大的差距。

社区健康信息服务的整合是指在传统社区健康信息服务的基础之上，且在协调信息时代、知识经济多层次的要素以及立足于本社区居民健康信息需求的基础之上，规划、调节传统社区健康信息服务运行机制、程序流程等各方面的弊端、冲突及脱节之处，使之成为一个互联互动、相互贯彻的高效整体。

一、卫生专业人员信息需求的特征

由于卫生专业人员的职业要求，其信息需求一般具有专业性、准确性、个性化、及时新颖等特征。

1. 专业性

与其他群体相比，卫生专业人员对信息的需求更具有专业性，这种专业性体现在很多方面：在信息需求意识方面，相比于社会公众及患者群体，卫生专业人员表现出较强的需求意识；在信息来源类型方面，卫生专业人员需求的主要是文献类信息，如期刊、报纸、杂志、会议文献、标准文献等一些专业性资料；在获取信息的方式上，卫生专业人员借助的主要是图书馆等专业性文献服务机构；在需求的内容上，卫生专业人员需求的主要是与医疗相关的动态发展信息以及一些课题查新、定题等服务。整体而言，这些方面说明卫生专业人员对于信息的需求与普通群众相比还是有很大区别的，这种专业性特点是由他们特定的知识结构决定的。

2. 准确性

网络信息资源在为人们推出无限信息资源的同时，也带来了信息的混乱与无序。当人们在巨大信息的影响下逐渐冷静下来时，他们发现很难找回有用的信息。对于卫生专业人员而言，他们要求信息有较高的准确性。卫生专业人员关注的主要是有关疾病的基本诊疗信息以及用药信息，这些信息与患者的健康以及生命安全息息相关，因此，必须保证这些信息的准确性。对于卫生专业人员来说，尤其是临床医生，特定医疗问题的解决需要尽可能快速地获取大量精确且全面的相关信息，准确性是一切信息的生命线，卫生专业人员对于信息的准确性要求显然远远高于其他用户，这就要求当卫生专业人员存在搜寻信息需求时，不仅有能力获取所需的信息，还要具有辨别筛选信息的能力。卫生专业人员接收到的信息很多是零散的、复杂的，有的甚至是矛盾的或者是不正确的，这就要求卫生专业人员处理好信息，例如，对信息进行去粗取精、去伪存真、由表及里、由此及彼的处理，最终确定准确无误后才可以进一步加以利用。

3. 个性化

同患者群体一样，卫生专业人员也根据专业的不同分成许多类别，各类别中所涉及的相关知识又有很高的专业性，因此不同专业的卫生专业人员在对信息的需求中就呈现出了一定的个性化。例如，临床医生对于健康相关信息的需求主要与其所在的科室相关，不同科室的临床医生对信息的需求是有很大差异的，而护理人员、医技人员所需的信息与临床科室又有不同，因此，整体看来，整个卫生专业人员群体对信息的需求有一定的个性化。

4. 及时新颖

卫生专业人员对新药物、新技术、新方法甚至新疾病信息的需求较高，第一时间掌握新信息，既是高超医疗技术的具体表现，有时甚至是治疗和康复的关键。某些情况下新颖性就是先进性，而先进的医疗技术是提高医疗质量的关键。

二、卫生管理服务部门信息需求的特征

卫生管理服务部门信息需求特征可以归纳为以下三点。

1. 信息需求基数大

卫生管理服务部门主要是对其管辖区域内与医疗卫生相关的事项进行统筹管理，其面向的对象是整个辖区内的各类群体以及他们所面临的各类与健康问题相关的信息。作为管理者，卫生管理服务部门对健康信息的需求是以服务于管理为目的的，信息内容涉及居民的基本医疗保险信息、传染病报告、预防免疫、妇幼保健等很多方面，这些信息一般都是实时的，因此更替周期比较短，这些因素导致信息量的激增。因此，与其他群体相比，卫生管理服务部门的信息需求基数较大，大量的信息以及数据为卫生管理服务部门提升管理水平、优化卫生资源配置、改善居民健康水平提供了重要依据。

2. 信息获取渠道依赖医疗机构上传

普通群众、患者群体或者是卫生专业人员，在满足自身的信息需求时，往往借助各种途径主动获取所需的信息。虽然信息需求的内容差异很大，但他们在信息的获取渠道上都有上述一个共同的特点。卫生管理服务部门则与这几个群体有较大的差异，由于其所需信息的特殊性，且需求基数较大，依靠主动查询获得所需的信息基本上是不可能实现的，即使能够通过主动查询的途径获取，也必须耗费大量的人力和财力，并且不能保证信息的实时性。因此，辖区内医疗机构的上传是卫生管理服务部门信息获取的主要渠道。信息化的发展速度加快，区域卫生信息平台的建设逐渐完善，以及各级信息化平台的相应建立，对卫生管理服务部门获取和管理区域内的健康信息有重要的意义，同时也极大地方便了医疗机构的信息上传工作。

3. 健康信息的种类以卫生统计数据为主

卫生管理服务部门对健康相关信息需求的另外一个显著的特点就是这些信息大多以卫生统计数据为主，这是由其巨大的信息需求基数决定的。卫生统计数据是卫生管理服务部门了解全国卫生资源与医疗服务情况的主要来源，为医药卫生体制改革提供了重要依据，它可以为卫生管理服务部门奠定卫生事业预测和决策的基础。

三、信息需求主体信息需求共性的特征

不同类型的健康信息需求主体有不同的信息需求特征，但同时有其共性的特征。健康信息需求主体共性的特征主要有可靠性和准确性、个性化。

1. 可靠性和准确性

目前，互联网上的医疗卫生健康信息数量迅速增长，网络已经成为大众获取健康信息资源的重要来源。由于互联网具有无地域限制、覆盖面广、信息量丰富、接入方便等特点，用户更青睐于从网络上获取健康知识信息。许多用户选择通过网络获取健康知识，但随之而来的问题是网络上健康信息的质量参差不齐，虚假信息、劣质信息充斥网络。也许专业的医疗卫生领域的人员会比普通大众有辨识真假信息的能力，但是一旦虚假信息多起来，也有可能造成专业人员的失误。针对这种大量的、不可靠的健康信息，准确的信息需求变得越来越重要。另外，一般高质量的健康信息都不能免费获取，所以健康信息需求主体急需政府或机构开放健康信息免费获取通道，例如，公开开放一些权威性医药健康类期刊，可以使需求的主体准确地得到想要的信息。

2. 个性化

由于专业、职业、任务、环境、爱好等方面的差异，用户需求的个体差异非常显著，甚至相同的用户对信息的需求也不会是单一的固定模式。尽管互联网拥有数量庞大、种类齐全的信息资源，但公开提供的公共健康信息资源目前很少并且真正能够满足用户特定需求的公共健康信息更少。首先，公共健康信息获取的网站数量不多，可供国内公众上网搜索健康信息的网站数目较少；其次，可利用的信息匮乏，许多健康信息网站处于信息网络建立和发展的初级阶段，其往往注重信息需求范围的社会化，而忽略信息需求对象的个性化，从表面上或形式上满足了网络环境下信息服务的范围要求和信息需求的开放性要求，但从根本上并未真正解决用户对信息的需求问题。因此，网上虚假、污秽、重复和过时的信息垃圾与有用的健康信息混杂在一起，降低了有用健康信息的质量并严重妨碍了用户对有用信息的获取。

第二节 社区健康信息服务整合

一、信息资源整合

信息资源的发展起源于人们对信息的需求不断扩大、对信息的依附性越来越高，同时信息的供给能力逐步提高，能够在动态之中满足以上的需求。在这个现实大环境之下，对现有的信息进行一系列的收集、加工、存储并使之流通，进而使得信息成为一种资源的形式，遍布在人们的社会、生活与工作之中。狭义上，信息资源可以定义为人类社会化的活动中产生、获取、处理、存储、传播和使用到的各种有用信息的总和。广义上，信息资源除了信息内容概念的本身，可以进一步拓展为信息活动过程中各种要素的综合，包括信息的生产者、信息设备、与之相关的信息技术等，即概括了信息从生产到流通的整个活动要素。

信息资源划分方式多样：从资源载体以及存储方式的角度，信息资源可以分为隐性型信息资源、文献型信息资源、实物型信息资源和数字型信息资源；从资源囊括内容的角度，信息资源可以分为政治法律型信息资源、经济活动型信息资源、人文社科型信息资源、自然科学型信息资源等；从传播范围的角度，信息资源可以分为公开型信息资源、半公开型信息资源以及保密型信息资源；从资源接受类型的角度，信息资源可以分为视觉型信息资源、听觉型信息资源、触觉型信息资源等。

伴随着人类医药卫生专业知识的大量积累、临床相关技术的不断突破，以及人们对于有关医药卫生需求的进一步扩大，卫生领域的信息不断累积扩增，信息化时代的到来更是加快了这一过程，这也为催生并积累健康信息资源提供了一条现实途径。从狭义的角度来看，健康信息资源概念建立在医药卫生有关机构的概念之上，即在特定的有关医药卫生的场所下，人们在实践活动中逐步产生、收集、存储、处理并传播交流的信息的综合；从广义的角度来看，健康信息资源不局限于某一具体的环境，而是容纳了与医药卫生相关的一切信息，此外，也囊括了与之相关的信息活动要素，包括信息技术、设备器材、人力资源等。

健康信息资源的分类主要从医药卫生系统的内外角度出发。系统之内，健康信息资源分为：①行政管理信息，即医药卫生行业行政管理机构以及医疗机构内部行政管理部门在日常活动中的行政法规、规章制度、战略决策、运行管理等信息；②业务活动信息，即卫生机构中的职能业务部门产生的信息；③卫生服务信息，即卫生服务部门提供卫生服务过程（包括检验、诊断、治疗、护理等活动）中产生的信息；④知识技术信息，即医药卫生活动中累积的新理念、新技术、新知识以及新设备等。系统之外，健康信息资源可以归纳为期刊文献型信息、网络健康信息、宣传推广信息、卫生统计调查信息等。

在社区中，健康信息资源的范围被进一步局限，可以引申为以社区聚集人群有关健康服务的需求为引导，以卫生服务的开展为手段，在这个过程中所产生的各种信息活动要素的总称。这一概念主要强调如下内涵：①健康信息资源产生的场所须以社区为落脚点；②健康信息资源涉及的人群须以社区居民为主体；③健康信息资源的主导方向须以人群需求为出发点；④健康信息资源的活动范围不再局限于疾病的医治过程，更体现在主动预防、慢性病管理、健康管理、妇幼保健、计划生育等活动之中，但是值得说明的是相关信息资源的知识范围以常见病、慢性病、康复保健等为主，并不会涉及疑难杂症、高端技术、前沿科技等有关知识。

以第三次工业革命为主导的计算机通信技术的飞速发展使得信息化在社会中的地位逐步根深，信息化社会、知识化社会成为人们所追求的目标，伴随而来的是医药卫生行业的革命性发展，信息化的枝节在医药卫生行业逐渐生根发芽。同时生活条件的极大改善使得人们的视野不再局限于衣、食、住、行等基本需求层面，有关健康的需求也不断被深入挖掘，健康信息资源也由此不断加深积累。

社区作为居民饮食起居、人情交往的立足点，与人们的生活息息相关，而在分级诊疗以及全科医生等现有政策的支撑之下，社区也逐步成为人们寻医问药、健康促进、卫生宣传的第一线，这也使得社区健康信息资源成为最贴近普通大众、直接惠及平民百姓的信息资源。但是社区健康信息资源数量的激增、资源种类的丰富、资源检索手段的多样化以及信息资源天然所具有的孤立性以及不对称性使得现有信息资源、数据资源不断冗余，资源彼此关联匹配程度低，由此制造了一个个信息孤岛。这也催生了整合现有社区健康信息资源的需求，即寻求一种能够将资源集中起来、经过序化处理能使资源彼此联系的统一的检索标准、途径以及系统，满足社区用户的健康需求。

信息资源的整合起始于提供信息、知识、文献服务的部门或者机构。一直以来，提供这类服务的部门或者机构都具有一定的独立性，系统之间有独立的数据存储结构，甚至在系统内部，多个文献、知识数据库在数据结构上或者字段定义上存在差异。这样一来，在面向用户提供信息、知识服务时会产生诸多的不便，如会加重用户的检索负担，数据的冗余会极大地降低服务的效率，同时系统的维护难度也是值得考虑的问题。这样也就产生了信息资源整合的需求。

苏新宁和章成志[73]认为，信息资源整合的基础建立在对数据集成研究的进步之上，数据集成简而言之就是将形式、来源以及性质存在差异的数据以逻辑或物理的方式集中起来，解决数据的分布性和异构性问题，从而打通数据彼此之间的障碍，实现互联互通。但是随着整合这一概念的兴起，数据集成也就融入信息资源整合的有关研究中。而张晓娟和张洁丽[74]发现"信息资源整合"与"信息资源集成"等同于同一英文术语，学术界对于两者概念间的界定模糊，但是文献计量学分析的结果却显示两者在文献分布中存在差异性。"信息资源整合"出现的次数较"信息资源集成"多，且差异显著。故在此处以"信息资源整合"的概念来代替"信息资源集成"。

信息资源整合的概念建立在一定的理论基础之上，主要有：①系统理论（system theory，ST），奥地利学者贝塔朗菲认为系统是处于一定的相互关系中并与环境发生关系的各个组成部分的总体。因而系统具有整体性、内部相关性、环境相关性、层次性、有序性及目的性。而从系统的角度来对信息资源进行整合，可以保证信息资源内在的结构性和完整性，从而简化用户的操作，达到整体大于部分的功能之和这一目的。②信息论，其包含了信源、信道、信宿三要素，这是与信息资源所不可分割的。在信息论的指导之下，以信息的传播与交流过程为切入点，对信息资源整合的整个流程进行优化，可以极大地提升信息资源整合的能力与效率。③运筹学，主要涵盖了规划论、图论、排队论、博弈论、搜索论等分支。将运筹学的相关原理运用于信息资源的规划，可以帮助我们合理分配资源、规划资源分布、选择最优整合方案。④心理学，运用心理学的原理主要是从用户的角度出发，通过对用户观点、认知以及使用惯例的分析与研究，合理引导用户的行为，同时使得信息资源的整合流程更加人性化。

信息资源的整合包含信息内容、信息系统以及信息技术三个层面，同时为了达到信息资源整合"互联互通、共建共享"的目的，整合的过程还需要统一的标准、规范的法律以及整合的机构，以确保数据结构的统一性、数据流通的保密性以及服务内容的专业性。此外，信息资源的整合自下而上可以分为 3 个层级[75]，分别为数据层、服务层以及应用层。①数据层处于 3 个层级的底层层级，是信息资源整合的基础，从数据的结构来看，数据层包含了结构化、非结构化以及半结构化的数据；②服务层位于中间层级，连接着数据层和应用层，在信息资源整合中起着承上启下的作用，从功能上来看，服务层具有数据存储、数据检索、知识发现、知识关联的功能；③应用层位于层级顶端，是整个信息资源整合应用的具体表现。在此，可以分别以以上 3 个层级为着手点进行信息资源的整合。

数据层的整合实质上是对物理层面的整合，即数据的有序化和优质化，是根据信息资源整合的需要，利用一定的科学方法与规则，通过对数据结构以及内在机理的分析、选择、处理、排序，实现无序数据流向有序数据流的转变过程。然后将所有经过深层次加工的数据填入建立的数据仓库之中，以供应用层利用。该层级的整合优势在于奠定了整个整合系统的基础，通过提供统一的数据，以便进行高效的数据检索和深层次的挖掘。

服务层的整合实质上是对逻辑层面的整合，即对数据存储、数据检索以及知识发现、知识管理从逻辑流程上进行优化。该过程并不会对数据库进行实质上的操作，而是以一种中间件的技术介入用户的访问流程，以系统代理的身份提供统一的操作范式，将用户的查询请求转换成相应的模式，向有关检索系统发出指令，并通过处理反馈信息，以统一的方式返回用户查询结果。

应用层的整合相较于中间层的整合，更多的是将实现的应用功能进行集成，通过学科导航以及知识门户，为用户的检索、查询提供统一的入口，其功能的实现也更为简单。

以上层级整合的实现需要一定的技术支持，具体应用于信息资源整合的相关技术[76]主要有：①数据组织与转换技术，专门用于解决结构化、非结构化、半结构化的数据组织问题及其在不同类型的平台之间的转换问题；②索引技术，主要用于根据不同的检索需求以及索引算法来解决索引的构造问题；③数据描述技术，主要解决语义相关问题；④信息自动化技术，主要解决标引、分类等问题；⑤多媒体技术，主要解决与图像、视频等超文本内容相关的问题；⑥个人定制技术，主要解决个人特定需求问题。

对于社区卫生服务机构来说，信息化是势不可当的整体大趋势，鲍勇[77]认为信息化的完善才能将居民健康管理做到实处，但是目前社区卫生服务机构信息化也存在诸多问题，都可以归结于一点，那就是相关信息化软件的编制从业务流程角度是无法实现的，在运行过程中没有考虑互联互通的问题，对于这个问题的解决，需要构建数字化共享的健康档案。同时，王才有[78]也认为居民健康档案是社区卫生信息的核心内容。电子健康档案的完善和建立需要建立在对现有的健康信息资源进行有效整合的基础上。从数据层面来看，需要相应的数据标准化方案，常见的国外标准有 HL7、英国国家卫生服务（national health service，NHS）数据模型和数据字典、logistic 观测指标，而在国内，卫生部于 2009 年颁布了《健康档案基本架构与数据标准（试行）》，以统一健康档案的数据格式，其中的《健康档案公用数据元标准（试行）》是我国居民健康档案数据标准的组成部分之一[79]，该标准以数据为基本标识单位，规定了公用数据元最小范围和数据元标准，用以指导健康档案的设计与规划。在此基础之上，卫生部制定了《城乡居民健康档案基本数据集》（WS365-2011）[80]，以指导城乡居民健康档案信息采集、信息存储、信息共享的整个过程。而对于数据元的定义、名称、格式、类型、值域等的规范，2011 年卫生部又发布了《卫生信息数据元目录 第 1 部分：总则》（WS363.1-2011）[81]和《卫生信息数据元值域代码》（WS364-2011）。对于电子健康档案文档架构的建设，杨鹏[82]在参考 HL7 以及《国家基本公共卫生服务规范》的基础上，引入软件工程领域的连续过程优化模型，从而构建居民健康档案的内容模块与数据元组。从服务层面来看，现在有关云存储、云计算的概念研究如火如荼，简而言之，"云"就是将网络服务器集成互联，对应的云计算、云存储则是通过计算、存储设备的不同搭配，形成整体，资源共享，以提高相应的计算、存储能力。建立在云架构之上的电子健康档案能够改善传统模式下不同电子健康档案系统之间数据闭塞、相互孤立的情况，同时也能有效地降低成本，合理配置云资源。从应用层面来看，通过学科导航、知识门户的建设，可以统一社区健康信息资源，为用户提供整合的服务，尤其对于医务工作者来说，将医学相关资源统一集成，便于加深对相关学科和知识体系的了解。

二、服务模式整合

信息服务模式主要用于描述信息服务的组成部分以及各要素间的相互关系，信息用户、信息服务提供者、信息服务具体内容以及信息服务策略四大要素则构成了最基本的信息服务模式。而根据各要素间关系的不同则可以将信息服务模式划分为以下 3 种。

（1）传递模式。传递模式描述的信息服务过程是以信息服务内容（信息系统、文献等）和信息服务产品为中心的。信息服务提供者通过组织文献或建立信息系统等，提供信息服务产品，并建立用户供给策略。在这一过程中，原有信息在信息服务提供者的生产劳动中增值，由此信息产品的生产十分重要。这种模式包括源于信息交流的"米哈依洛夫模式"、源于信息加工传递的"兰卡斯特模式"和源于知识状态变化的"维克利模式"等。

（2）使用模式。使用模式描述的信息服务过程源于用户的信息需求并以用户信息使用为中心，信息服务提供者以用户信息需要为主导，为用户生产满足其信息需求的信息服务产品。这一进程始终满足用户的信息需要，并忠于用户的信息需要。在这一模式中，可以发现在信息需要和使用中占有重要地位的始终是信息用户，信息服务活动的出发点和归宿离不开信息需要，用户的信息使用是满足需要的重要保障。

（3）问题解决模式。问题解决模式描述的信息服务过程源于信息用户当前有待解决的问题，其中心是用户问题的解决。当用户面临尚待解决的实际问题时，会寻求合适信息服务的帮助，最终得以解决问题，这是信息用户参与信息服务活动的前提假设。信息服务提供者了解并理解这一机制有利于加工生产信息和信息产品，形成有针对性的信息服务产品；除此之外，可以帮助信息服务提供者制订合理有效的策略，给用户提供特定的服务和信息服务产品，从而帮助用户解决问题。这种策略源于问题、终于问题，离不开以用户为导向，以用户问题为中心。

以上三种模式多是在抽象的环境下归纳出来的，而对于社区健康信息空间，既包括实体空间，也涵盖虚拟空间，且由于要素间关系的复杂化，单一的信息服务模式不足以满足实体空间和虚拟空间的需要，需要在此基础上进一步整合。

社区健康信息的实体空间服务主要以社区为依托，其存在形式可大致分为社区卫生、医疗机构信息服务，涵盖健康医疗信息的报纸和杂志，作为地区信息中心和社会文化中心的图书馆，以及社区健康教育。现如今由于互联网的出现，居民获得健康信息的渠道丰富、方式便捷，但是知识、信息的爆炸给受众带来了筛选和辨别上的困难，其准确性与有用性还有进一步考证的必要，因此由作为实体空间的卫生相关机构发布健康信息的方式仍然是满足用户健康信息服务需求的主要来源之一。从内容上看，社区卫生、医疗机构是最贴近居民健康服务的实体空间；涵盖健康医疗信息的报纸和杂志现如今看来较为传统，但来源更为规律，具备一定的针对性用户，可针对自身的信息需求进行定制；图书馆作为地区信息中心与社会文化中心，所涵盖的健康信息内容更为丰富，如与健康相关的书籍、文献、电子资源等，以及一些由图书馆举办的健康相关培训和健康类信息的相关咨询等；社区健康教育是我国社区卫生服务的主要内容之一，类型多样，包括健康讲座、卫生主题日、健康黑板报、健康宣传栏等[83]，其优势在于方式灵活、内容生动，对社区居民的健康知识普及能取得较好成效[84]。

社区健康信息的虚拟空间服务主要以网络、数字空间为依托，可大致分为健康网站、手机 App、手机短信、健康频道。健康网站得益于互联网的发展，由于具有方便快捷的特点而得到更多用户的青睐，其中以正规医疗服务作为支撑的在线医疗社区，如好大夫在线、医生在线更是被普遍应用，由于有专业医生的入驻，健康信息服务专业性能够得到有效的保证；现如今信息通信技术发展迅猛，由智能手机应用终端发展起来的健康类手机 App 也是用户常用的健康信息来源，其种类繁多，可较好地覆盖用户的就诊、医药、康复、保健、养生与健康科普等各个方面的健康信息需求；手机短信和健康频道也是虚拟空间服务中较为常用的健康信息来源渠道，相比健康网站以及手机 App 两种模式，其特点表现为健康信息获取通常以医疗机构、政府单位通过一对多的广播形式进行，宣传内容针对性较强，覆盖范围较广。

从现状中可以看出，无论社区健康信息的实体空间服务还是虚拟空间服务，种类都是多样化的，涵盖面丰富。但是很多服务在功能上是类似的，由此可能造成资源的浪费和信息的过度传播。从实体空间与虚拟空间的关系来看，网络、数据空间虽然是虚拟的，但并不意味着与实体空间的割裂，相关虚拟空间中服务的对象仍然是存在健康信息需求的用户，服务的提供者依然是具有一定医学素养的专业人士，即虚拟空间服务的供给需要实体空间提供客观现实条件。从某种意义上来说，虚拟空间服务不仅仅是实体空间服务上的延伸，更代表着其本身。所以从这一点来说，实体空间服务与虚拟空间服务的整合就更为重要。

首先要充分发挥各类服务的优势，避开相应不足，传统的医疗机构提供健康咨询服务时存在信息获取途径不够便捷的缺陷，患者往往要赴专门的机构来寻得相关信息，而以网络作为咨询与交流的平台就解决了以上问题，医疗机构通过在网络上开设相应的资源服务，既保障了信息来源的可靠性和可信性，也便利了用户获取信息的方式。其次要考虑到社区居民的结构特点，例如，针对老年人口多的社区，健康信息的服务要以实体服务为主，多开设健康宣传、教育专栏、专题健康教育讲座、健康活动日等活动，辅以广播电视专题健康教育以及手机短信宣传教育等。最后要保证信息来源的可靠性和可信性，无论实体空间健康信息服务还是虚拟空间健康信息服务，信息的可靠性始终都是要放在第一位的，这是服务的立身之本，只有可信、有效的信息才能聚集受众，服务受众。

三、业务流程整合

　　流程简而言之就是通过资源的输入，经过若干的活动，输出为顾客创造价值的过程。它包含六类要素：资源、活动、相互作用、结果、顾客以及价值[85]。现代组织理论的完善以及企业管理水平的不断提高，也催生了流程管理这一思想。流程管理（process management，PM）[86]指以规范化的理念和方式来构建端口与端口之间的业务流程，并以此为中心，持续不断地提升组织业务绩效。与此同时，以用户需求为目标导向，通过多职能部门间的协作与共享，从而不断地增强流程增值的能力。虽然有关流程管理的思想从 20 世纪 90 年代才开始提及，但是不能否认的是其思想萌芽孕育已久，相应的一系列方法与技术也在随之与时俱进。

　　流程管理思想的最早萌生可以追及泰勒的管理思想时期，这一时期也就是流程管理的萌芽阶段。在 20 世纪初期，流程管理的思想孕育于泰勒制定的守则条款之中，这一思想也称作方法和过程分析。伴随科学管理思想的提出以及发展和完善，流程管理身为管理科学的分支领域也在取得相应的进步与发展，由此也进入了流程管理的发展阶段。20 世纪前叶，泰勒在《科学管理原理》一书中提倡对企业工作流程的系统分析，而管理学大师德鲁克也认为这一思想开创了科学运用知识研究工作流程的先河。这一思想首先被应用于工业制造领域，即对原材料的采集、零配件的加工、产品的总装等车间内活动流程的控制。但是这一时期并没有"流程"一词的提法，而是以"过程""方法"的概念代之，这一时期也称为流程管理的隐性时期。而流程管理从隐性走向显性最为重要的里程碑则是 20 世纪 90 年代来自美国麻省理工学院的迈克尔·哈默（Michael Hammer）教授与美国管理咨询专家詹姆斯·钱皮出版的合著《企业再造》。至此流程管理才从隐性飞跃为显性，从后台登上舞台，正式步入大众的视野。之后流程管理的思想与理论得以进一步发展和完善，也在企业、机构的运作中占据越来越重要的地位。其总体趋势可以概括为：①由单一化的管理走向多元化的管理，早期的流程管理多针对企业、工厂的单一生产流水线，而随着企业业务的不断拓展和跨国机构的出现，流程管理也被逐步应用到整个企业的运作之中，所涉及的生产活动面也越来越宽广；②由纸质化的管理走向信息化的管理，随着各类企业、机构管理信息系统的全面铺开，相关的业务往来也就由线下转移到线上，借助管理信息系统去完成，这也逐步催生了对管理信息系统进行流程管理的需求；③由内部化的管理走向外展化的管理，随着社会的向前推进、经济状况的繁荣发展，流程管理的发展也沿着外部扩展化的方向前行，内部局部流程的管理带有生产力低下的时代背景，主要体现了手工制造业中的单一化、片面化的生成过程，具有代表性的是甘特图、福特流水线等。

但是各机构、企业之间业务往来的剧增特别是网络化、信息化的全面铺开使得企业的流程管理不再局限于企业内部某一流程，而是逐步向外拓展，向着企业与企业之间、企业与社会之间发展。

与此同时，随着全球化趋势的推移，企业面临的市场竞争进一步加剧。此外，伴随着网络通信技术的飞速发展，企业与企业之间、企业与社会之间的联系更为紧密，在以上的大环境之下，以顾客、竞争和变革为代表的三股力量将企业推向变革的前沿，原有的流程管理思想可能难以适应企业的发展变革，业务流程再造（business process reengineering，BPR）的理念在这种环境下应运而生。"再造"（reengineering）最开始出现于美国麻省理工学院在 20 世纪 80 年代的名称为"20世纪 90 年代的管理"的相关研究中。其目的主要在于探究以计算机为代表的信息化浪潮下企业管理的前行方向，这也激起有关再造的讨论热潮。20 世纪 90 年代迈克尔·哈默在"再造：不是自动化改造而是推倒重来"（*Reengineering work*：*don't automate，obliterate*）一文中开创了再造这一革命性的管理思想，接下来他与詹姆斯·钱皮在出版的合著《企业再造》中首次提出了业务流程再造的概念，并给出了完整的定义：从根本上思考企业业务流程，彻底地设计、改造相关流程，从而在衡量企业的成本、产品、质量服务、客户满意度等相关关键指标时取得显著性的改善。理解这一概念的定义要从如下几个方面来思考：①根本性，即企业需要突破以往的思维范式，从根本上去统筹、分析、考虑现有的流程与系统，勇于自我怀疑，打破固有的管理模式，对长期存在的分工、制度、管理体制进行重新审视，避免思维的局限性，从而取得流程设计的最优化。②彻底性，其建立在根本性的基础之上，摆脱长此以往的束缚与局限，力求管理模式与业务流程最大化的突破，而不是对现有体系的修补与调整。③显著性，是指在企业管理模式上、整体运行上取得质的飞跃，而并非缓和、微调式的循序渐进。

自从业务流程再造的概念被提出，许多学者将研究转向这一领域，并且结合各自的理解给出了概念上的定义，托马斯·达文波特（Thomas H. Davenport）在《新工业工程：再造与信息技术》一书中定义了业务流程设计的概念，主要可以概括为：将业务流程再造应用于组织中，对其工作流程以及相关程序进行分析与设计；Alter 认为业务流程再造是建立在信息技术的基础上，革新企业流程从而达到预设目标的方法；Davenport 认为，业务流程再造是指以信息技术与人力资源管理为结合点，从而大幅提升组织创造的绩效；Caron 等则从用户的角度出发，将业务流程再造看作突破性的革命。

与此同时，有关业务流程再造的概念也于 1994 年左右引入国内，首先由清华大学的陈禹六教授在全国工业工程年会上介绍了这一概念，自此国内有关业务流程再造的研究逐渐兴起，蔡莉等[87]认为业务流程再造应该以中国企业的国情为落脚点，通过与信息有关技术的结合，在整体整合思想的指导之下，来重新考虑、设计企业的业务流程及与此有关的要素；霍国庆指出，从根本上改变企业传统的运作方式则是业务流程再造的内涵，即企业的目光应该投向未来应该做什么，而不是局限于已经做过什么，从而探索企业改造的创新性方式。这一观点将业务流程再造从方法论的层面上进行更进一步扩展，使其成为一种理念、一种思想。

通过深入的分析可以发现，以上观点都在表述业务流程再造的本质特征[88]。

（1）以顾客需求为出发点。企业业务流程的再造建立在内外环境变化的基础之上，即企业在面临内部结构、业内地位、行业动态发生改变时做出改变。但是，深入分析可以发现驱动企业业务流程转变的动力却来自企业用于服务顾客的直接需求，以顾客的需求为立场，站在顾客的角度去思考问题，优化流程，从而提供让顾客满意的产品与服务。

（2）以业务流程为对象。业务流程指完成订单需求、原料供给、生产活动、服务供给等一系列具有内在逻辑联系的、相互关联的活动过程的集合。从活动的特点来看，需要跨越不同职能部门的分界线，从而打破传统机械的分工构架。以业务流程为对象，强调的是工作的开展方式，而不能仅仅停留在工作的形式层面上。

（3）以流程的重新设计为主要任务。流程的重新设计要着重体现在"重新"二字上。重新意味着打破旧的体系、框架、理论、流程的束缚，以提升组织绩效和满足用户需求为导向，重新进行自上而下的顶层设计且自下而上地实施重组，从根本上转变业务流程。

（4）以提升绩效为目标。业务流程再造的最终目的是追求组织的绩效，而业务流程再造则是实现这一目标的有力手段。在业务流程再造中，应该从整体的角度系统地分析问题，识别流程中增值与非增值业务活动，从而革去非增值业务活动，使组织绩效得以长足发展。

业务流程再造理论在取得进展的同时，更离不开有关企业的理论实践，并以此为基础，为理论的发展提供强有力的支撑。自从业务流程再造的概念提出以后，相关理念在欧美企业中得到了广泛的关注，并迅速地铺开推广[89]。CSC Index 战略咨询公司于 1994 年对北美及欧洲的问卷调查结果显示，497 家北美公司中有 69%、124 家欧洲公司中有 75%已经开始业务流程的再造或者重组，而余下的公司都表示正在考虑有关再造项目。与此同时，美国部分大学及研究机构、美国国防部、美国国家专利与商标局等部门也独立地开展了有关业务流程再造的实践。

业务流程再造浪潮的席卷涌现了一大批优秀的成功案例。在制造业领域：①福特汽车公司通过对应付账款部的业务流程再造，省掉了 3/4 的人力劳动；②柯达汽车公司通过对新产品开发的过程进行业务流程再造，将新产品从概念的提出到生产出来的时间节约了近 1/2；③飞机制造商麦克唐纳·道格拉斯公司通过业务流程再造使得每架军用运输机的成本降低了 100 多万美元；④国内联想集团、海尔集团等大型企业也对核心业务部门引入了业务流程再造的理念，从而优化了企业的服务，提升了企业在全球化背景下的竞争力。在服务业领域：①美国电话电报公司（AT&T）通过对其研发、生产和服务过程的整合，实现了由长期亏损向盈利的扭转，与此同时，该公司进一步对订单执行过程进行再造，在节省劳动力的同时，也极大地缩短了订单处理周期；②美国互惠人寿保险公司（Mutual Benefit Life Insurance Company，MBL）通过对流程的重组再造，优化用户的申请流程，整合简化相应步骤，使得处理能力和接待人次大幅提升；③在国内，中国联通、中国邮政、中国太平洋保险等一批服务型企业也成功对其核心业务部门开展了业务流程的再造。

对于信息服务业，图书馆很早就引入了业务流程再造的相关理念，早在 20 世纪 90 年代，图书馆业务流程再造已经成为研究与讨论的热点[90]，从研究的内容来看可以分为两种类型：一种是理论性研究，即从顶层设计的层面思考流程再造的起始原因、意义价值、再造形式；另外一种则是实践性研究，即从应用的角度出发，结合以往的流程形式，摸索具体的改造流程。对于实践性研究，研究者提出了各种各样的再造方案，归结起来可以分为三类：第一类是对图书馆现有职能结构的重组；第二类是将职能结构与机构人员相结合的模式；第三类是纵、横向相结合的网络型模式。在先前已有的经验影响之下，对图书馆的业务流程变革仍然停留在表面，缺乏深层次变革的行动，即只是在现有基础上再简单地增减删除、缝缝补补，这种状况体现在前两类模式之中，而只有第三类模式即纵、横向相结合的网络型模式从根本上打破了现有的职能结构、机构体系和人员布局。

在现有图书馆业务流程的运行之中，研究者普遍认为存在一定的缺陷，如效率问题、服务质量问题、用户满意度问题，这也是图书馆业务流程再造的起因。王文英[91]认为，激励机制、竞争机制、动力机制、利益分配机制、效率机制、合作机制等的缺失是图书馆运行发展的瓶颈，这样就难以跟上读者需求的变化和时代的发展，此外，现有图书馆的职能结构、机构架构缺乏变动，早已经跟不上时代的发展，其带来的弊端在于组织结构要素的划分忽略了信息的内在意义与价值。与此同时，图书馆的采集资料、组织资料、图书借阅等功能在相互联系上过于分离，从而很难提高服务效率。

故在此现状之下，平玉娜[92]指出需要对图书馆业务流程进行重新再造，以利于信息资源的多元层次开发，在有效满足用户需求的同时，合理配置系统资源；图书馆的业务流程整合需要符合信息化环境的要求，从而反映相关特征，以信息技术为支点，提高图书馆的社会适应力与竞争力。

对于图书馆业务重组的具体内容，蒋志伟[93]提出了三种业务流程重组的模式：一是以馆藏数字化为核心。这种模式结合图书馆采购、编目等社会化外包形式以及资源数字化带来的人员增加，对图书馆在编人员进行重组、整合，从而达到整体人员不增加甚至减少的目标。数字化处理部门是这一模式的核心部门。在数字化处理相关部门人员增多时，对传统图书馆职能进行压缩、重组——缩短采与编的工作流程。

二是以系统管理为核心。这种模式的实现需要图书馆达到高度的数字化，数据集成管理系统、图书馆数字资源采集、物理资源数字化处理、网络服务、网络资源维护、系统维护等所有业务、服务的展开始终以数字化的资源管理为核心。

三是以网络服务为核心。这种模式的实现需要图书馆拥有多样化的馆藏资源，包括印刷型资源与数字化资源，并且这些图书馆需要在业务流程重组中着重突出网络服务的内容。陆宝益和郑建明[94]则将图书馆业务流程重组的内容进一步扩大，认为图书馆实施业务流程重组应包括四点：①再造图书馆人的思想观念，即树立大图书馆的观念、读者-用户轴心观念、成本效益观念和服务营销观念等。②重组图书馆的组织机构，创建一种由纵向业务部门和横向跨部门的协调小组组成的纵横交叉的网络型部门组织模式。③变革图书馆的决策方式，实行员工授权，改集中决策为分散决策、改高层决策为中层决策乃至基层决策。④重新设计图书馆的工作流程，采用点阵式、网络状模式的工作流程。

社区健康信息服务的开展，很大程度上要依托于图书馆服务，因此对于业务流程理念的整合以及图书馆业务流程整合范式的思考，也就有了现实的意义。余春华和尚武[95]认为利用云计算可以推动医院数字图书馆的业务流程再造，将整个系统向云服务迁移，使得原有的业务流程发生巨大的转变，而相应的信息系统也得以整合。这一理念可以拓展应用到网络的健康信息服务中，即通过业务流程的再造，提升核心竞争力，在扩大受众的同时，为读者提供更好的服务；在线下，社区健康信息的实体空间服务流程同样存在再造的需要，一方面能够为读者提供专业化、针对性的知识、信息服务，另一方面能够深入挖掘服务潜能，进一步提高服务水平。

四、信息服务功能整合

信息服务功能是社区健康信息服务的立足之处，一方面，对公众来说，服务功能的开展能够帮助他们得到曾经远不可及的专业医学知识、健康相关信息，以此提高服务人群的医学素养，更好地配合医护人员的医疗服务；另一方面，对于社区医护人员来说，相比较于三级甲等医院、大型医疗机构，他们在取得医学前沿理念、知识、技术以及再教育机会、途径的选择上存在很大局限性，然而通过社区健康信息服务，可以为他们及时补充有针对性的医学知识、健康信息，使其能够较好地服务于社区居民。

为了整合现有的社区信息服务功能，更好地服务于居民群众，本节首先从社区健康信息服务的现有功能开始梳理。

对于信息资源的组织和开发来说，健康信息资源的采集功能是社区健康信息服务的最基本环节，无论对健康信息门户网站、医学图书馆来说还是对传统的社区健康知识宣传等服务而言，定期对健康信息资源进行采集、建立相关资源库，是维持其运作的基础，也是完善服务的保障。

信息的采集以信息源为基础，而对于社区健康信息服务来说，这里的信息源主要指的是健康、卫生信息源。针对社区健康信息服务的信息采集必须遵循以下原则。

（1）系统性。在采集资源时必须根据系统的采集方针，保证所采集到的信息资源或者存储于系统中的信息资源在时间上、空间上和内容上的连续性、一致性、完整性，这样才能更好地服务于社区居民和社区医务工作者。

（2）针对性。信息时代是海量信息爆炸的时代，信息源中各种信息层出不穷，信息质量也参差不齐，所以在浩如烟海的信息源中选择和提取相关资源时就要体现社区健康信息服务所带有的针对性。

（3）有效性。网络信息资源变幻无常，同时信息的有效性还存在进一步验证、考究的空间，基于此考虑信息资源的有效性成为信息采集不可或缺的因素。这就要求在信息采集过程中，掌握衡量的尺度，最大限度地筛选出带有虚假性质的信息。不过，在实际的工作中对于这一点要求很难百分百地落到实处，这就要求在信息处理的过程中，对信息的有效性做进一步的判断。

（4）经济性。社区健康信息服务的对象面向基层，相对来说消费能力有限，从而使得社区健康信息服务无论采用商业化的运作模式，还是采用公共事业的运作方式，其信息资源的采集都必须考虑经济实惠的途径和方式，有效降低运行成本。

（5）计划性。要结合服务系统各方面的状况以及用户的需求，合理规划信息资源的采集方案。

（6）预见性。社区中无论何种群体对于健康信息的需求不可能是一成不变的，而是不断地在现实条件的影响、干预下动态地发生变化，这一点的实现需要信息采集管理人员善于经验的积累、规律的探寻，根据需求的动态变化有预见性地采集资源。

在信息资源的实际采集中，很大一部分是针对网络信息资源，而网络信息资源的海量性、**繁杂性**、无序性使得人工采集可能性大为降低，网络爬虫工具的开发和使用则使对网络信息资源的采集得以实现，借助于主动化的采集系统，在保证了采集资源质量的同时，又确保了采集过程的效率及信息资源的新颖性。

对于有关健康信息需求的主体来说，一般化、介绍性、表面化的信息不能真正地满足他们的需求，而需要更加细分、更加深入发展的专业知识。由此，社区健康信息服务若只能实现简单地从网络、现实中搜集整理相关信息的功能是不能有效满足以上需求的，这就产生了对所采集的信息资源进一步处理、挖掘的必要，即社区健康信息服务要合理整合数据挖掘的相关理念，将类型复杂、来源广泛的医学、卫生、健康相关知识和信息从无形之中挖掘出来，并且有针对性地向个性化的用户提供。

当然，信息资源有效采集后，首先仍然是合理的信息组织过程，即信息的有序化和优质化，可以概括为利用科学的方法和一定的规则，对信息资源的外在特征和内在特征进行分析、选择、标引、排序等过程，引导无序信息流向有序信息流的合理转换，以实现对资源的有效开发，并合理配置资源。现如今对健康信息资源的开发依靠人工的方法效率过低，而多采用计算机进行自动加工，包括对信息资源的自动标引、自动分类，最后导入数据仓库之中。

（1）自动标引方法是利用计算机自动生成来表示信息资源内容特征的主题标识的加工整理方法。它分为自动抽词标引方法和自动赋词标引方法两种类型。自动抽词标引方法是利用计算机从信息单元中，自动抽取能够表示信息内容的主题标识的一种自动标引方法。假如待标文本以机读形式存在，计算机利用根据一定算法编写的自动抽词标引程序来实施抽词标引过程。其主要算法如下：先统计文本中词的出现次数，同时将文本与禁用词表比较，进而删除各种非实义词，如冠词、介词、连词等，再对剩下的词按出现频次进行排序，排在前面的一些高频词就被选取为文本的标引词。自动赋词标引方法是利用计算机先分析正文或文摘，对照禁用词表删除非实义词后，再对保留的词干进行加工，去掉其前后缀、保留词根。接着分析词根在正文中出现的频率，再按加权函数计算出各词根的权值，最终将出现次数最多的词选做自动标引的关键词。

（2）自动分类技术是利用计算机信息技术来自动产生能够表达信息资源内容特征的分类标识的一种信息资源加工方法。自动分类按实现途径又可以分为自动聚类和自动归类。其中，自动聚类是指从待分类对象中提取特征，再将提取的全部特征进行比较，并按照一定原则将具有相同或相近特征的对象定义为一类，设法使各类中包含的对象大体相等。自动归类是指先分析分类对象中的特征，将其与各种类别中包含的对象所具有的共同特征进行比较，再将待分类对象归入特征最接近的一类并赋予相应的分类号。自动分类算法涉及关键词的切分、类主题词的获取、类别的统计并类、权重分析定类、补充复分类号五大步骤，具体过程包括：第一步，从待分类信息资源库中取一条记录，利用自动切分技术提取关键词；第二步，利用切分出的关键词查找关键词与类主题词关联数据表，得到类主题词；第三步，利用类主题权重数据表获得对应的分类号和权值，当所有分类用词的分类号和权值均取完后，进行类号合并以及权重求和；第四步，对已经取出的所有类号进行分析比较，如果只有一个类号，则无须判断直接定类，如果有多个类号，则按类权值最大者进行定类；第五步，如果需要复分，则利用复分信息查找复分数据表，得到复分号后补充到已经确定的分类号中。

在进行了初步的信息组织和处理后，再针对有序化的信息资源进行挖掘。信息挖掘所需的挖掘装置具有两层基本功能。第一层是映射功能，即将不同模式的词汇自动格式转换成索引库可以认知的模式，这样可以解决一部分由于用户自身检索词组配不当及自然语言转换不当所导致的问题。第二层是挖掘功能，它利用网络信息深层组织技术和过滤技术，在归纳学习、机器学习和统计分析之后，依照数据对象间的内在特性和深层规律，对采集装置收集到的信息进行筛选、分类和排序。此外，这样的装置还被用于对除数值型数据之外的文本、图形、多媒体等资源进行处理。

用户个性化信息定制功能的实现离不开个性化信息环境（personalized information environment，PIE）的支撑，个性化信息环境包含信息资源、信息传播途径等信息资源交流过程中的各种要素的总和，其主要思想可以概括为：可持久的、用户可定制的、私有的或可共享的、提供有效的及有效率的检索的和安全的个人信息环境。维护良好的个性化信息定制功能需要相关个性化信息定制服务的创建与维护。个性化信息定制是指借助于网络媒介了解用户的相关信息，并以此为基础，了解推测其潜在需求，从而根据需求的不同提供不同的服务项目与内容，以满足用户的个性化特征[96]。其内涵主要包括两个方面：①可以根据用户自身的兴趣爱好、优势特点定制与个性化用户相关联的信息、知识服务；②在前者的基础之上，信息服务商可以根据所服务用户的相关特性，建立相应的用户分析模型，对相关信息资源进行主动的过滤与筛选，从而推荐满足用户个性化需求的信息、知识服务。基于此个性化信息定制服务在深度上可以划分为 3 个层次：第一层次，用户主动提出定制服务的需求，依据用户的个性化需求提供定制服务；第二层次，通过存档的用户相关数据分析用户的行为特征，建立相应的用户模型，从而主动推荐符合用户个性化需求的信息、知识服务；第三层次，在机器学习、人工智能、数据挖掘、知识关联等前沿技术的支持之下，通过对信息资源的深层次分析再结合用户特征数据库，提供定制服务。同时个性化信息定制服务在内容上可以分为不同功能。

（1）分类定制功能。在用户自身个性化需求的引导下，针对某一特定的服务形式与系统功能，使用户能够设定所获信息的资源格式、服务形式、系统功能等。目前，基于分类定制的服务仍然是个性化信息服务的主流。

（2）信息推送服务。信息推送服务是运用推送（push）技术实现的一种个性化信息服务。它通过一定的标准和协议，在互联网上按照用户的要求，定期主动地向用户传送需要的信息。推送技术最大的特点是能实现用户的一次输入请求，定期不断地接收到最新的信息，因此信息推送服务又称为网络时代的定题信息服务。与传统的网上"拉取"信息相比，推送技术能缓解线路拥挤，有效地过滤信息，节约用户上网时间，减少信息过载，特别是能主动、及时、有针对性地满足用户的个性化需求，因而受到用户的欢迎。

（3）智能代理功能。用户在检索信息时，有时很难清楚地知道自己的健康需求，或由于医学素养有限，不能确切地表达自己的需求，分类定制的方法又常常不能适应用户的这种情况。运用智能代理技术就可较好地解决这个问题，它是一种能够模仿人的行为执行一定的任务，不需要或很少需要用户干预和指导的技术。智能代理通过跟踪用户在网上的活动，自动捕捉用户的兴趣和爱好，主动搜索用户感兴趣的信息并提供给用户。

（4）信息过滤功能。信息噪声一直是困扰用户的问题，有效的信息过滤是信息去噪的主要手段。个性化服务建立用户信息需求模型，因此可以依据用户信息需求模型对信息进行过滤。个性化信息服务系统是介于用户与信息资源之间的信息过滤工具，能够为用户节省大量的相关判断时间。个性化信息服务系统就是用户的个性化过滤工具，在信息的选择性传递方面效果显著。个性化信息服务系统的过滤机制可包含以下几个方面：第一，信息内容相关性过滤。在信息流中设置用户需求框架，即相当于常设一个持续性提问，系统自动检验信息流与框架的相关性，一旦有相关内容，就向用户发送通告。第二，信息质量过滤。网络信息的质量参差不齐，信息失真现象屡见不鲜，用户的筛选和过滤负担加重。个性化信息服务系统必须具有过滤不良信息的能力。第三，信息时效性过滤。个性化信息服务系统的主动推送和报道功能必须建立在确保信息新颖和及时的基础上。因此，系统还必须具备保留历史信息的能力，以时间和用户是否阅读作为信息过滤的标准。

（5）交流共享功能。个性化信息服务的实现不是将信息用户隔离开来，它将提供一种新的信息交流渠道，一种个性化信息空间之间的资源共享途径。首先，实现个性化信息共享、共建。用户不仅可以获取、交流和共享彼此有价值的信息资源，还可以与具有共同兴趣的用户建立联系。通过交流，用户可以分享其他用户的检索历史和分析经验，多用户之间还可以实现信息资源的合作共建，有效地减少了用户的重复劳动，提高了信息利用的效率和准确性。其次，营造良好的交流空间。在离散的用户个人信息环境下，用户自发的信息交流和共享带有随机性和局限性。个性化信息服务系统通过为兴趣相同的用户建立用户群，使资源共享变得更具有针对性和个性化的特点。通过交流，用户还可以获得他人的推荐或建议，在过载的数字信息环境下，信息交流成为用户信息过滤的有效途径之一。网络环境下用户的信息交流手段越来越多，如电子邮件、网络会议、BBS等，它们已经成为用户进行信息交流的重要方式。个性化信息服务系统要支持各种交流手段，并为用户提供定制这些信息交流手段的机制。用户可以灵活地使用方便自己交流的方式，而不是局限于某种交流方式之中。

（6）垂直门户功能。以用户专业、深入的信息需求为导向，对网络中特定主题信息资源进行发掘、采集、加工、汇编等。垂直门户的特点在于它对网上的专题信息资源进行集成、识别、筛选、过滤、控制、描述与评论，组织目录式索引，提供源站点地址，并带有专业搜索引擎。与综合性门户网站大而全的特点相比，垂直门户力求做到信息内容在特定领域内的全面和专深，立足于提供某一领域的精品服务，这种特定服务可以有效地把对某一特定领域感兴趣的用户与其他用户区分开来，更好地满足用户的特定信息需求，从而提供个性化的、高质量的信息服务。

（7）医学图书馆相关功能。将医学图书馆从社区健康信息服务功能体系中挑选出来，是因为医学图书馆作为地区的知识、信息中心，在信息服务，特别是在类似健康信息服务这类专业性、针对性很强的服务上有着先天的优势，而医学图书馆的健康信息服务功能可以从4个方面来概括。

①资源开发及信息导航功能。网络技术的迅猛发展使图书馆的资源增加不再仅仅是靠藏书增多，而是靠网络空间的扩展，靠整个网络的资源共享。而面对无边际、倍增长的信息，人们无法在最短的时间内寻找到自己所需的信息。对于如何使这些信息成为有用的信息资源这项工作，图书馆以其文献资料丰富、拥有先进的传递技术而完全胜任。图书馆可以对大量数据库的信息加以开发整理，变成有自己特色的信息馆藏。在开发信息资源的同时，还要做好信息导航工作，这样用户就可以轻松地在网上获取自己所需的信息资料。图书馆也可根据用户的服务要求提供相关的文献，使用户可以随时调整自己的计划，并做出可行的决定。

②科技发展的跟踪功能。图书馆最有优势参与社会的科研活动。图书馆开展科研服务功能，将会为自身的发展开辟广阔的空间。科研课题从立项到最后结题，都离不开图书馆的信息服务。在科研课题立项前，图书馆可参与情报信息调研，帮助拓宽视野，打开科研思路。以保证选题的科学、实用，做到立项准确。图书馆在课题研究中可以参与提供最新文献资料，做好专题的跟踪服务，为课题的科技查新提供依据。这种功能还可以使图书馆追踪最新的科研成果及评估成果的价值，促进科研成果向社会效益和经济效益转化。这就需要图书馆树立为科研服务的意识，并不断提高科研服务质量和技术水平，只有这样才能为科研提供全方位的服务。

③信息优化配置促进知识转化功能。知识经济就是以知识为基础，运用知识作为生产的资源，促进经济发展的一种方式。知识资本构成了知识经济时代最重要的资源和最有价值的资产。知识经济衍生出网络经济，网络使得馆际互借、网络查询等网络资源共享得以实现。图书馆完全可依靠知识及网络信息的巨大资本，对丰富的文献资源进行采集、加工、优化配置，促进信息资源自由流动，通过传

播而获得应用，进而转变成现实生产力即转化成价值。在这种功能推进科技创新、科技进步的过程中，若能有效地使其开发利用，便可以达到知识转化的目的。

④强大的教育和知识传播功能。随着国家基础信息工程的不断完善，网络的使用更加普及，也使得图书馆的教育功能、知识传播功能越发强大，且有一种势不可当的趋势。它使得继续教育、终身教育得以实现，也使得人们的学习方式更加简单方便，形式多种多样。图书馆以巨大的资源优势和网络优势，为继续教育提供学习环境和资源保障，为继续教育乃至终身教育提供全方位的服务。

在社区健康信息服务的现有功能体系之下，需要对现有的功能进行进一步的整合，以更好地向社区延伸，主要体现在以下几个方面。

（1）面向社区医务人员的功能整合。目前，社区医务人员的整体业务素质还有待提高，社区健康信息服务是其学习最新医学知识和提升能力的关键平台，包括医学图书馆在内的相关机构应该承担起培养社区全科医生的重要责任，首先体现在信息资源采集上的整合，要以国内外最新的医学动态、技术，并结合社区医务人员的特定需求为采集信息源，同时信息资源的处理与挖掘过程应该注重专业性，并结合社区医生的个性化需求，建立相应的用户档案，此外，包括医学图书馆在内的相关机构应当为社区医务人员开展定期的讲座培训，以提高医务人员自身的信息检索能力。

（2）面向社区居民的功能整合。其一，可组织相关的医药卫生知识活动，建立相关的培训机制，向患者介绍基本的就医常识、特色科室、专家等，向社区居民传授基本的医学常识，请医学专家定期组织讲座进行答疑等。其二，可根据患者的病情提供相应的资料。其三，应做好患者家属的工作，为患者家属提供相应的医学知识，以缓解患者家属的紧张情绪，从而加强患者家属和医生的相互理解，避免医患矛盾的产生。

（3）面向移动端的功能整合。移动通信技术的迅猛发展使得网络从 PC 端向智能手机端迁移，4G 时代的到来更是加快了这一步伐，随之而来的是各种以微信为代表的移动应用层出不穷，此时，以往的社区健康信息服务可以朝着这一方向进行功能上的整合，服务机构可以借助微信公众号来提高自身的公众关注度，通过及时发布新的医学动态、推送保健知识等方法吸引医生、患者和社区群众的关注；利用微信沟通方便的特点，服务机构可以及时收集用户的意见，读者的阅读需求也可以通过语音、留言等方式快速告知服务机构，从而更好地促进服务机构的发展。

第三节　我国健康信息需求的基本内容

健康信息需求是分对象、分层次的，它由用户的实际需要来决定，普通民众对于健康信息的需求没有特别限定，较为宽泛，而患者的健康信息需求的内容具有较强的指向性，往往希望能获取针对某一疾病的具体医疗措施。

一、公众健康信息需求的基本内容

社会公众对于健康信息的需求主要归纳为两类：一类是民众主动获取的健康信息，我们将其归为咨询类健康信息；另一类是由其他个体或者群体组织等非民众主动获取的信息，我们将其归为教育类健康信息。

1. 咨询类健康信息

随着医学模式的转变和健康观念的不断发展，人们开始越来越关注生活质量、个人身心健康、如何预防疾病以及健康的行为与生活方式等方面。当前，互联网可以作为一个很好的信息传播渠道，并通过各种方式为人们提供多种健康信息服务。以互联网为传播媒介可以向大众传递健康信息，帮助大众培养健康信念和健康行为，以增强人们管理自己健康的能力。许多政府及企业借助于互联网的平台开展多种多样无偿的或者有偿的健康信息咨询服务，线下的健康信息咨询公司也有很多。这些健康信息咨询网站或者公司使用电子邮件与 FAQ 展示相结合的方式进行健康信息咨询服务。在允许人们从互联网上寻找健康信息的同时，它们也可以根据自己的需要查阅相关健康信息。当有任何与医疗保健、疾病防治和政策咨询等有关的问题需要咨询时，可以借助于这些网站或者公司来实现。

2. 教育类健康信息

最常见的教育类健康信息就是健康教育。健康教育鼓励人们有意识地采取有计划、有组织、有系统的社会和教育活动，消除或减少影响健康的危险因素，并进一步达到预防疾病、促进健康、提高人们生活质量的效果。健康教育的核心是教育人们树立健康意识，促使人们改变不健康的行为生活方式，并养成良好的行为生活方式，以降低或消除影响健康的危险因素。健康教育可以帮助人们了解哪些行为正在影响健康，并且可以使人们有意识地选择健康的生活方式。健康教育开展有针对性的技能培训学习，如家庭护理、幼儿保健、紧急救护等方面的科学知识培训，基本可以满足广大群体对健康信息的需求。

二、患者健康信息需求的基本内容

患者对健康信息的需求主要可以分为医疗类信息、保健类信息以及其他信息 3 类。

1. 医疗类信息（医疗咨询和求助）

医疗类信息主要指的是医疗咨询和求助，是与患者就医息息相关的信息。根据患者的诊断和治疗过程，患者对医疗类信息的需求可以分为三个阶段，分别是诊疗前、诊疗中、诊疗后。在诊疗前，患者关注的主要是与自己相同或者类似的一些病情、病症的信息，获取的途径主要是主动获取，可以借助于健康信息咨询类网站获取信息。除此之外，患者在诊疗前关注较多的另外一类信息则是与治疗选择相关的信息，如治疗自身疾病较好的医院、专家，以及以往成功的案例等信息。在诊疗中，患者与信息水平较高的专家医生等有直接的交流，会从他们那里获取一定的与治疗相关的信息，以及关于自己病情的真实情况、治疗的方法建议等，此外，治疗过程中一系列帮助患者了解自身病情的检验/检查等，也属于诊疗中相关的健康信息。在诊疗后，患者关注较多的与健康相关的信息主要是对病情变化的跟踪以及诊断后与康复相关的信息，如用药、饮食、自我康复等。

2. 保健类信息

医疗保健是指医疗机构为保护和促进人体健康及防治疾病而采取的综合性措施。根据服务对象，医疗保健可分为妇女保健、儿童保健、养老保健、劳动保健等。从保健的定义可以看出，保健不仅仅面向患者，还面向普通群众。这里所说的患者所关注的保健类信息主要是与疾病相关的一些信息，如糖尿病患者关注的饮食保健信息、高龄孕产妇关注的与妇幼保健相关的信息、心脑血管患者关注的急救保健信息等。除此之外，患者在就医之后还会持续关注一些与疾病后续治疗有关的康复保健信息。

3. 其他信息

对于患者这类群体而言，对信息的需求最主要的就是医疗类信息以及保健类信息，在获取这些信息时不可避免地会接触到其他一些信息，或者说知晓其他一些信息是进一步获取医疗类信息以及保健类信息的基础，我们把这些信息归为其他信息，这类信息涵盖的内容十分广泛且零碎。如患者在就医前关注的医院周围的环境、交通、路线、车位等信息，患者在就医时关注的排号、专家值班信息、科室分布信息等，都可以归到其他信息里。

三、卫生专业人员健康信息需求的基本内容

卫生专业人员健康信息需求的内容可以归为三大类，分别是医学图书馆资源、临床医学知识库、电子病历。

1. 医学图书馆资源

医学图书馆的读者群体主要是医学科研人员，具有一定的知识水平及较高的信息检索和搜集能力，他们能够通过多种渠道获得信息资源，对传统的文献资源和电子资源的依赖程度逐渐降低。读者需要更多的信息整合和医学数据分析来发现新知识。医学图书馆提供服务的主要方式是向公众提供健康教育和为卫生专业研究人员提供信息检索服务。此外，医学图书馆还可以通过构建医学科学数据共享平台，实现对这些数据资源的科学管理，为医务人员提供一个支撑平台，提供信息共享服务，最大限度地发挥医学科学数据的作用，促进国内外科学数据资源的有效利用，避免低水平研究和重复研究，节省人力、物力和财力。总之，当前医学图书馆不仅可以提供传统的文献服务，还能够提供基于数据分析的知识服务，应用大数据技术建立各种数据关联，将海量、无序的数据进行关联融合，如基础和临床医学数据关联、生物医学信息数据和科研诊疗有效结合。

2. 临床医学知识库

临床医学知识库（clinical medical knowledgebase）是由中国医学科学院和北京协和医学院医学信息研究所（图书馆）共同开发和维护的临床知识网站，包括疾病库、药物库、检查库、辅助诊疗系统4大部分。疾病库收录了22个专科的疾病信息2000条，包括心内科、消化内科、血液内科、皮肤科、感染内科、呼吸内科、免疫内科、内分泌科、神经内科、肾内科、肿瘤科、普外科、胸外科、骨科、心外科、泌尿外科、肝脏外科、肛肠外科、耳鼻喉、口腔科等众多科室。药物库收录药品信息1500多种，包括神经系统用药、呼吸系统用药、泌尿系统用药、血液系统用药、抗感染药物、心血管系统用药、抗过敏药、维生素类药物、生物制品等合计27个系统的药品信息。另外，药物库还包括药品的分子式、药理作用、药代动力学、适应证、禁忌证、注意事项、不良反应、用法用量、制剂与规格和药物相互作用等。检查库仍在建设中，预计收录检查项目500多种，包括各类实验室技术和方法、各个系统的诊断技术与方法。检查项目的知识内容包括检查概述、检查原理、操作方法、临床意义和检查项目的参考值等内容。辅助诊疗系统则是一种基于信息处理技术的临床诊断支持系统，并融入人工智能中。

3. 电子病历

随着医院管理的网络化，信息存储介质、光盘和IC卡等的应用以及互联网的全球化，电子病历逐渐产生并得以利用。电子病历是用电子设备（计算机、健康卡等）存储、管理、传输和重现医疗记录的数字化医疗记录，取代手写纸张病历。电子病历不仅包括个人的医疗记录，即门诊和就诊的所有医疗信息，还包括个人的健康记录，如免疫接种、健康查体和健康状态等内容，它是医疗服务过程中医生的主要信息源。卫生专业人员可以依据电子病历上包含的大量信息辅助患者或患者组制订诊疗计划和提供循证医疗服务，同时还能够提供纵向、适当过滤的信息以支持医疗研究、公共卫生报告和流行病学等活动。

四、卫生管理服务部门健康信息需求的基本内容

卫生管理服务部门健康信息需求的内容主要有电子健康档案及电子病历、卫生统计及突发疾病上报。

1. 电子健康档案及电子病历

电子健康档案在提高医疗卫生服务质量和医疗效率方面的作用逐渐显现。世界各国在数字化趋势的影响下，纷纷开始重视电子健康档案的发展并加大投入力度。发达国家和地区（如美国和加拿大以及欧盟）都在开发自己的电子医疗健康系统。个人健康管理是建立在个人健康档案基础上的个性化健康事务管理服务，它建立在现代医学和信息化管理技术模式之上，从社会、心理、环境、营养、运动的角度为个人提供全面的健康促进服务，帮助和引导人们有效地把握与维护自身的健康。在美国，其核心内容是医疗保险机构对其医疗保险客户（包括疾病患者或高危人群）进行系统的健康管理，实现对疾病发生或发展的有效控制，大幅度降低疾病暴发概率和实际业务，从而减少医疗保险赔付损失。

随着实际业务内容的不断丰富和发展，健康管理逐步发展成为一套专门化的系统解决方案和营运服务。与医院等传统医疗机构不同的专业健康管理公司开始作为第三方服务机构与医疗保险机构出现，其直接面向个体需求，提供系统、专业的健康管理服务。在多领域学科医疗协同、持续医疗保健、慢性病的管理、急性病情治疗、医疗服务的质量提高和医疗安全，以及防止患者流失等方面，使用电子决策医疗支持系统都有促进作用。它能向居民提供更加便捷、及时的相关疾病医疗服务和咨询，能采集居民健康状态信息以适合循证医学的要求。能定制个体医疗计划以满足个体诊疗需求，并向居民提供更多的医疗保健相关服务。从长远来看，相关实验室信息系统、临床诊疗信息系统以及电子病历系统的更好集成，对循证医学乃至医疗协同具有重要作用。

2. 卫生统计及突发疾病上报

除电子健康档案及电子病历之外，卫生管理服务部门关注较多的则是各类卫生统计信息以及突发疾病上报信息。2007 年版《国家卫生统计指标体系》显示，卫生管理服务部门要定期或者不定期地统计包括期望寿命、出生率、人口自然增

长率、死亡率、居民死亡原因构成、发病率、患病率、病死率、感染率、失能率、残障流行率、伤害致残率、生长发育、营养状况、预防保健、妇幼保健、儿童保健、健康教育、居民健康档案、医疗服务、卫生监督、卫生资源等在内的 200 多个指标数据。这些数据来自国家统计局、国家卫生健康委员会、统计信息中心、疾病预防控制局、妇幼保健与社区卫生司、卫生监督局等多个单位，大量的数据统计及分析工作为卫生管理服务部门出台有关卫生政策及举措，优化卫生资源配置，提升我国医疗服务以及卫生保健、预防保健的能力提供了有力的科学支持。

第四节　不同类型用户的信息获取渠道

随着信息技术的变革，信息的获取终端和载体不断多样化，由此带来了健康信息的获取途径的多样化，包括计算机互联网、移动互联网、广播、电视、报纸、书籍、亲戚、朋友等。人们根据自身的条件，包括环境条件、文化条件、经济条件、身体条件、个人兴趣等，选择自身经常接触的传播媒介，来获取健康信息。健康信息的来源广泛，如包括健康信息的海报传单、报纸、杂志、书籍、广播、电视节目、视频、医学辞典和百科全书、医学学术论文、医院的指南、官方发行物或政府报告、医药广告等。用户健康信息的提供者形形色色，从机构类型来看，包括非营利性医疗卫生服务机构、营利性医疗卫生服务机构、政府和公益性服务机构、新闻媒体机构组织、医药公司和以健康服务为经营范围的公司等各种不同性质的机构。

一、公众健康信息的获取渠道

公众健康信息的获取渠道多种多样，按照健康咨询服务和健康教育服务两类来划分，健康咨询服务的信息获取渠道主要有健康网站、手机 App、医疗机构、手机短信、健康频道等；健康教育服务的信息获取渠道有健康教育讲座、健康教育活动、公众健康咨询、医疗健康类报纸和杂志等。

（一）健康咨询服务

1. 健康网站

随着技术的发展与人们生活水平的提高，人类对自身健康的重视程度越来越高，对健康信息的关注度和需求量也在不断提高。近年来涌现出越来越多的医疗健康网站，丰富了人们获取健康信息的方式，依托互联网就可以了解医疗保健、疾病症状等相关医疗健康知识，受到网民的广泛使用。健康网站是一类免费为广大网民群众提供健康信息类资讯的网站。健康网站在实际应用中有不同的类型：专业的资讯类网站、门户类网站、咨询类网站、综合类网站等。现在常见的健康网站主要有寻医问药网、39 健康网、中国健康网、医生在线等。这些网站不仅可供用户自己查询相关的健康管理信息，还能够根据所咨询的内容进行初步的诊疗判断，为用户智能推荐相关的医生、医院、药品的信息。这些网站通过其智能的推荐服务以及较为完善的信息服务，对我国数字化健康产业的发展有着极其重要的作用。

健康教育网站可以弥补社区健康教育在时间和空间上的限制，提供最专业、最全面的健康信息服务，包括疾病、保健、健康新闻、专家咨询、病友论坛、医院查询、医生查询、疾病查询、药品查询、疾病自测等方面的信息。

2. 手机 App

4G 网络的整体商用化、智能手机的日益普及以及智能终端的出现有力地推动了医疗系统的信息化，为移动化疗保健概念的提出提供了条件，也为基于安卓和 iOS 等移动终端系统进行办公提供了机遇。随着移动系统的应用如雨后春笋般应运而生，掌握健康、春雨医生、平安好医生等各类手机 App 均可免费下载至用户智能手机终端，进而咨询所需信息。与健康网站不同的是，健康类手机 App 更加具有个性化特征，而且在功能、便捷程度上也要远远超过健康网站。健康类手机 App 不仅仅涵盖了基本的健康咨询功能，还拓展到健身、养生、美容等与健康息息相关的各个方面。通过智能手机，人们可以使用碎片化的时间，随时随地地关注自己所需的各类健康信息，这些移动应用大都广泛地覆盖了多个省市、多家医院、多名医生的基本信息，基本上能够满足各类信息用户的需求。它还能够提供定期更新的热门健康信息和专题，涵盖疾病防治、每日提醒、生活课堂、饮食保健、健身美容、妇婴保健等多方面。这种类型的应用程序集成了与医疗密切相关的信息和小工具，如疾病库、药物库、急救库、化验单解读等，并且已成为人们不可缺少的掌中健康宝典。

3. 医疗机构

借助于互联网咨询健康类信息固然方便、快捷。但是海量的信息使得用户在信息筛选和辨别上存在较多困难，而且部分信息的准确性有待考证，再加上很多用户意识上还是更加倾向于实体性质的健康、医疗机构，因此，医疗机构也是我国健康咨询服务的主要模式之一。这些医疗机构主要包括各县市级公立医院、乡镇卫生院、社区卫生服务中心以及部分商业性的健康管理咨询公司等，实体性质的医疗机构等在信息获取途径上或许不够便捷，但是这类咨询方式能够为健康信息需求用户提供最为专业、准确、个性化的信息咨询，咨询质量和效率较高。

4. 手机短信、健康频道

手机短信、健康频道的健康咨询服务方式主要是政府及公共部门利用电信平台、电视广播等宣传一些公共健康知识或者针对季节性流行疾病宣传一些预防措施和基本治疗手段。相比于其他几种方式而言，该类健康咨询服务方式的信息主要由用户被动获取，但是涉及范围较广泛、针对性强，对于公共健康知识、流行性疾病等的健康咨询效果显著。

（二）健康教育服务

1. 健康教育讲座

健康教育是"六位一体"社区卫生服务的主要内容之一，而开展健康教育讲座是最直接、最生动、最有效传播健康知识的途径之一，这是现阶段健康教育与健康促进中值得借鉴和推广的重要举措。一次成功的健康教育讲座对社区居民是一次通俗易懂、喜闻乐见的医学知识的洗礼，最终目的是改变其自身的不良行为和习惯，实现"知、信、行"的统一。自社区健康教育讲座开展以来，其便捷、专业、易吸收的多种特点等使其受到了广大社区群众的欢迎，居民乐于到社区卫生服务中心（站）接受健康知识"再教育"。从这个角度看，社区卫生健康教育讲座在很大程度上促进了包括高血压和糖尿病这类慢性病管理在内的其他社区卫生服务项目的蓬勃开展。黑板报、宣传栏等宣传工具是社区最常见的宣传方式之一，该类宣传教育方式灵活多样，主题丰富有趣，是社区居民关注度最高的一类宣传教育方式。社区健康教育宣传栏主要是针对公共健康知识、慢性病的自我管理，以及流行性疾病的预防、初判和基础治疗等的健康教育。

2. 健康教育活动

社区健康教育活动主要是社区以《中国公民健康素养——基本知识与技能》等健康参考为主要内容，重点围绕一些重大传染病和慢性病（如甲型流感、艾滋病、结核病、肿瘤、肝炎等），结合各类卫生日主题开展各种健康教育活动。例如，社区中常常见到世界防治结核病日、世界卫生日、全国儿童预防接种日、防治碘缺乏病日、世界无烟日、世界艾滋病日等各种卫生主题日宣传活动。健康教育活动能够通过一种更为生动灵活的方式使人们了解相关的疾病病因、预防措施、后续治疗注意事项等基本健康知识。健康教育的核心是：传播健康知识，培养良好的行为和生活方式，预防疾病，促进健康，提高生活质量。

3. 公众健康咨询

公众健康咨询主要是由相关的专家学者或者医务人员，为公众就某一特定种类的健康问题提供咨询相关的服务。健康咨询一般能够满足各类科室病种的各种常见疾病的咨询需求，能有效解决自查难、就医难等常见问题。公众健康咨询服务一般也与社区健康教育讲座、社区健康教育活动等结合举办，例如，在"全国儿童预防接种日"活动上提供有关预防接种的健康咨询服务，使得民众在参与活动的基础上能够更加深入地了解更多的预防接种知识，两者结合使得健康教育达到事半功倍的效果。

4. 医疗健康类报纸和杂志

报纸和杂志是比较传统的一种获取信息的方式，这种信息来源比较有规律性，信息需求用户可以根据自身安排选择信息获取范围，较有针对性。医疗健康类报纸和杂志的内容主要是发布医学新闻、资讯，介绍医学科普知识等。医疗健康类报纸大多隶属于当地卫生行政部门主管、主办，与当地或者是全国的知名医院有着长期良好的合作关系，专家作者资源丰富，健康信息权威、通畅，编辑队伍专业且经验丰富，信息资讯质量较高。但是由于当前新媒体形式快速发展，加之互联网大背景下电子媒体的冲击，医疗健康类报纸和杂志这一方式已在逐渐衰落。

二、患者健康信息的获取渠道

由于患者对健康信息的需求具有较强的指向性，因此，患者主要从专业型健康网站和医院网站获取所需的健康信息，其目的是治愈或预防某种疾病。大量的信息和易用性使网络成为患者获取医疗与健康信息的重要来源。当患者对疾病相关的医疗健康信息有强烈的需求时，其有更高的意愿在互联网上获取与该疾病有关的医疗信息。专业型健康网站和医院网站是患者进行信息获取时使用最多的网站。在获取高质量的医疗和健康信息后，患者自身的医学知识素养提升，在医患交流过程中，主动性加强，信息弱势减轻，医患交流更加顺畅。同时，患者医疗健康信息的积累使得患者可以合理地预期疾病治疗效果，提高了对疾病的风险意识以及加强了自身的理性就医意识。

1. 专业型健康网站

专业型健康网站是针对某种健康行为或是某种特定的疾病建立的，就这种特定的行为或疾病做出介绍和问题解答，包括中华肝病网、中国高血压网、糖友网、饮食网、美容网等。以糖友网为例，网站包含糖尿病预防、治疗、用药、手术、血糖监测、症状、急救和并发症等信息，同时还对糖尿病患者的饮食、运动、试纸使用和仪器药物的选择给予了推荐；网站提供了医患问答、名医师博客和心理医生在线服务，方便患者和医生之间的交流；网站设置了糖友论坛，供糖尿病患者之间沟通、交流和相互鼓励，有助于缓解患者的心理压力。

2. 医院网站

除专业型健康网站之外，医院的官方网站也是患者获取健康信息的重要渠道。互联网技术的快速发展极大地推动了人们就医形式的改变，众多公立医院都建立了内容丰富、功能强大的官方网站，尤其是规模较大的三级综合医院。在这些医院的官方网站上，患者不仅可以快速地找到与就医有关的交通、位置、流程、专家、科室等信息，有的医院网站还能够实现与患者的交流沟通，患者可以轻松地在医院官网上咨询一些与就医有关的问题，或者是获取网站上公布的其他有关信息，随着微信等聊天应用的兴起，很多医院还建设有微信公众号，发布一些健康信息或者是提供即时的咨询服务，医院网站以及微信公众号的发展使得患者可以轻松实现不出家门简单就医的愿景。

三、卫生专业人员健康信息的获取渠道

卫生专业人员健康信息的获取渠道有医学图书馆、继续医学教育、从同行获取、病案和病历信息等。

1. 医学图书馆

医学图书馆作为专业性健康信息资源的主要提供者，在面向多元主体的健康信息资源集成与配置中应该发挥潜在力量。随着互联网在信息交换中占据主导地位，传统医学图书馆已经不能满足人们的健康信息需求，数字医学图书馆正在改变传统医学图书馆的服务模式。经过多年的发展，我国已经在医学领域建立了数百个医学资源共享数据库。当前，国内已建立了众多的医学图书馆，为满足卫生专业人员对健康信息的需求提供了强有力的保障，医学图书馆从其属性上可以分为 3 类：①专业的医学图书馆，国内比较知名的有中国人民解放军医学图书馆、中国医学科学院医学信息研究所、中国医学数字图书馆等，国外比较知名的有美国国立医学图书馆、英国皇家医学会等；②大学或医学院图书馆，比较知名的有北京大学医学图书馆、上海交通大学医学院图书馆、华中科技大学图书馆医学分馆、中山大学医学图书馆、南方医科大学图书馆、四川大学华西校区图书馆（医学分馆）等；③公立图书馆，如中国国家图书馆、上海图书馆等一些公共图书馆

的馆藏资源里，同样含有丰富的医学文献资源，也是卫生专业人员获取健康信息的重要渠道之一。然而随着医学的不断发展，医学学科越来越细化，新的学科不断涌现，医学文献数量每年都呈上升趋势，一些数据资源仍需要充分开发和整合。

2. 继续医学教育

继续医学教育的内涵是指利用继续教育促进医学发展。内容形式主要包括国家级继续医学教育、省市级继续医学教育、医学知识库、适宜技术、人文知识、医德医风专题、医学管理、医学新进展培训等众多内容；继续医学教育项目的主要形式有学术讲座、学术会议，专题研讨会，讲习班、学习班，远程教育，以及省继续医学教育委员会确定的其他形式。随着医务人员从业门槛以及医学教育热度不断地提升，继续医学教育在近几年也得到了飞速的发展，当前存在的继续医学教育形式主要有以下 3 种：①政府组织的继续医学教育项目，是指由政府组织的、由卫生行政部门批准并公布或授权有关单位组织的继续医学教育活动。继续医学教育项目共分国家级、省级、市级三级。国家级项目是由全国继续医学教育委员会或全国中医药继续教育委员会审定，由国家卫生健康委员会或国家中医药管理局批准、公布的继续医学教育项目；经全国继续医学教育委员会或全国中医药继续教育委员会批准，由省级以上医疗卫生单位、学术团体、高等医学院校和其他医学教育网搜集整理举办的专项备案项目；经全国继续医学教育委员会或全国中医药继续教育委员会备案认可，由国家级继续医学教育基地举办的继续医学教育项目。省级项目是由省继续医学教育委员会审定，由省卫生健康委员会、人事厅批准、公布的继续医学教育项目；经省继续医学教育委员会同意或授权，由市级以上医疗卫生单位、学术团体和高等医学院校等举办的专项备案项目；经省继续医学教育委员会备案认可，由省级继续医学教育基地等举办的继续医学教育项目。市级项目是由市继续医学教育委员会审定，由市卫生健康委员会、人事局批准、公布的继续医学教育项目。市级项目须报省继续医学教育委员会备案。②企业、公司组织的继续医学教育项目，主要是指一些与医药、卫生相关的公司借助于网络技术平台组织的继续教育项目，如华医网、好医生网、医脉通网、双卫网等都可以开展继续教育活动。③协会和学术平台等组织的继续医学教育项目，如中华医学会、万方医学网等组织的继续医学教育项目。在这些继续教育形式中，由政府组织的继续医学教育项目最正式并且在卫生专业人员中的接受度、认可度最高。

3. 从同行获取

当卫生专业人员只着力回答一部分临床问题时，他们会首先咨询他们的同行，即使在电子信息资源发展迅猛的时期同样如此。由此看来，通过咨询同行或上级医生可以了解他们的工作经验，在讨论中激发临床实践中的一些新思想和灵感，且疾病的诊治往往涉及多个学科，因此，与不同部门或科室的专业医生沟通交流、讨论和咨询，可以有效解决这类相对复杂的综合性问题。

4. 病案和病历信息

病案、病历信息是医疗记录和经验教训的沉淀，也是临床医护人员遇到实际问题时经常参阅的针对性信息，这部分信息一般通过医院的病案管理中心获得。

四、卫生管理服务部门健康信息的获取渠道

根据其需求特征，卫生管理服务部门健康信息的获取渠道分为四级区域卫生信息服务平台、卫生信息网络直报系统两种。

1. 四级区域卫生信息服务平台

基于互联网的公共卫生服务主要是区域卫生信息平台，其业务模式可以概括为信息共享、业务协同、管理决策、公众服务四种。①信息共享，指通过共享相关信息，方便不同的医疗卫生机构和人员提高自己的工作效率与质量。②业务协同，指多家、多种医疗卫生机构之间或多个、多种医疗卫生服务提供者之间，通过共同协作，充分发挥各自的优势，将各医疗机构服务提供者单独完成的业务服务连贯起来，使得业务服务更加顺畅、有效。③管理决策，指以日常业务系统的数据为基础，在得到真实、完整数据的基础之上，利用数学的或智能的方法，以图形报表等直观的方式对业务数据进行综合、分析，预测未来业务的变化趋势，便于从中发现业务规律，实现对该地区内医疗卫生状况的综合查询、统计与实时业务监管，为政府宏观卫生决策提供第一手数据资料。④公众服务，指结合社会公众关心的信息需求，通过卫生公众服务网站，实现与居民的健康互动。

卫生部门和医疗机构是公共卫生服务的主要提供者。主要通过互联网信息平台提供公共卫生服务，如疾病预防、健康教育、传染病和流行病卫生统计信息发布等。例如，卫生管理部门建立的门户网站不仅提供最新的卫生政策信息和国内外卫生工作动态信息，还提供疾病防治、健康知识等。该网站建立了互动交流栏目，并提供公众问答、群众来信、卫生信息推送等服务。通过卫生信息平台收集各种卫生信息，以行政手段控制疾病的暴发和流行，并对医疗机构实施动态监管。

中国疾病预防控制中心在中国疾病预防控制信息系统中建立了健康危害监测信息系统，为食品安全、环境卫生、职业卫生、放射卫生、学校卫生等领域的健康危害监测工作提供网络信息收集平台。据报告，目前职业病报告和农村饮用水卫生监测两个专业的网络报告工作运行良好。风险沟通是应对突发公共卫生事件的关键技术之一，它在卫生知识宣传、提高公众疾病防御意识、维护政府形象和

社会稳定、促进事件的顺利解决等方面都起到了非常重要的促进作用。在风险沟通的实施过程中，不同媒介的覆盖面、及时性、可及性和交互性都有着非常大的差别，因而沟通媒介的选择往往对沟通效果的质量起着决定性的作用。

区域卫生信息平台具有的健康信息资源的权威性、信息传播的迅捷性、信息更新的及时性与可及性和良好的信息交流互动性等优势，使其已成为卫生管理服务部门获得信息的重要途径。

2. 卫生信息网络直报系统

国家卫生信息网络直报系统和管理系统是基于《全国卫生统计调查制度》，利用互联网的先进性、优越性和普及性，动态、准确、高效地收集卫生信息，建立卫生信息数据库，提供信息共享、实现资源共享的平台；同时为政府决策与宏观调控、社会公众服务提供数据分析平台。2002 年，我国制定并实施《全国卫生统计调查制度》，各级卫生部门利用《卫生统计信息系统》软件建立了基本卫生信息数据库，为抗击 SARS 以及随之而来的国家公共卫生体系建设和政府决策提供了基础信息服务。SARS 之后，中央和地方政府加大了建设公共卫生信息系统的力度，大部分基层卫生单位具备网络直报条件。目前，全国 1.4 万多所县及县级以上医院、1.8 万所乡镇卫生院、3000 多个城镇疾病预防控制中心（Center for Disease Control and Prevention，CDC）向国家 CDC 网络直报疫情信息，不具备网络直报条件的卫生单位由县区卫生健康服务中心代为填报。到目前为止，经过多轮的系统建设和改进，国家卫生信息网络直报系统与管理系统日趋完善，它在满足卫生管理服务部门的健康信息的需求方面发挥着不可替代的重要作用。

第五节　健康信息空间构建方法

一、信息空间构建基本模型

信息空间概念模型设计是一种以用户为中心的动态服务体系，其概念模型由实体层、虚拟层和支持层构成，如图 4-1 所示。

信息空间的实体层涉及从印刷型到数字型的各类环境要素，以及对应的服务与功能上的整合[97]，是用户获取信息、交流信息、共享信息的实体平台，由用户、硬件设备、服务设施以及实体空间等要素组成。虚拟层是用户获取信息、交流信息、共享信息的虚拟平台，由虚拟空间、虚拟资源以及配套的网络软件等要素组成。支持层是系统运行和发展的核心动力层，由信息技术、组织与管理、文化与精神三大核心驱动力构成，信息技术是驱动系统运行的先进手段和重要推动力，信息技术的每一步变革都为系统发展提供了强有力的技术支持；组织与管理是信息空间运行的制度保障，包括信息空间机构的组织与管理制度，信息空间管理模式，支撑系统运行的服务组织及其服务规范、运行制度，人力资源的激励机制与培训机制，以及服务评价体系等部分；文化与精神是构成系统各个环节的全体人员所认同、遵守的社会价值观念、服务准则、工作作风、职业精神、道德规范和发展目标的总和[98]。

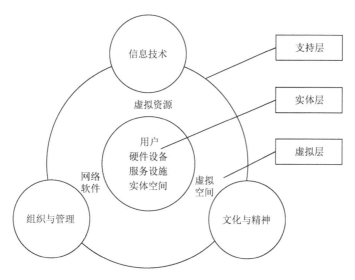

图 4-1　信息空间模型

　　根据一般信息空间模型的设计，结合我国社区卫生的管理模式，作者对我国公共信息空间及个人信息空间进行概念性设计，其中公共信息空间包括了实体模型和平台搭建两个部分，从三维角度出发进行设计，涵盖了社区模型的物理载体、服务项目、实现途径等内容。

二、公共信息空间模型

　　公共信息从字面上来理解，即全体共同使用与共享的信息，其本质是一种开放性的信息。公共信息的主要来源包括政府机构、公益性信息机构、图书馆等社会组织以及社会中的独立个人。政府作为社会结构中的核心组织，对社会的运行起支配作用，同样由政府主导产生的公共信息对社会及社会成员具有深远的影响。公共信息的特点在于：一是公益性，公共信息从广义上来理解是一种特殊的"公共物品"，包含着社会公众必需的社会交流内容，满足社会中的任何人或任何单位的需求，涉及社会整体公共利益；二是技术性，随着当下信息通信技术的飞速发展，原有的社会信息服务无论从职能来看还是从功能上来看，都有了很大的延伸，包括电子政务、数字图书馆、各类公共信息系统等，其对应的技术都在信息服务的过程中得到不断改进和提升；三是业务广泛，公共信息的业务涉及信息搜集、信息组织、信息加工、信息存储、信息交流、信息检索、信息咨询等。

　　而公共信息空间则是公共信息产生、交流、存储以及为信息用户提供对应服务，专门用于承载和运转公共信息的空间，信息空间与社会体系的其他空间相互联系、相互作用，是供全体社会成员生产、接收、选择、组织、学习、反馈公共信息的动态空间。公共信息空间是以共享信息为目的的信息空间，其信息流必然是开放、合作、共享的，不限制信息参与者，公共信息从生产、传播到交流是面向社区全体成员的。由此可以看出，公共信息空间是个人之间、个人与社会组织之间以及社会组织之间的交叉空间。

　　公共信息空间是一个动态的空间，包括三个方面：一是内容的动态性，在公共信息空间中，信息的状态无时无刻不在流动、变化，即公共信息空间在源源不断输入信息的同时，也不断有信息在消耗，从公共信息空间中移除或者沉淀；二是信息主客体的动态性，公共信息空间中的用户角色在不断发生改变，信息生产、传播的主体与信息交流、使用的客体等角色相互交织，不断改变；三是空间结构的动态性，随着社会进程的向前推进，公共信息空间中的组织要素与结构比例在不断发生改变，由此从长远来看，公共信息空间的结构在动态中改变。公共信息空间是一个开放的空间，公开信息空间随时向社会其他的系统开放，并保持充分的接触与交融。此外，公共信息空间也是与其他社会系统交融的空间，具有很强的可塑性与延伸性，没有严格的边际，与其他空间形式相融合。由此公共信息空间模型框架如图 4-2 所示。

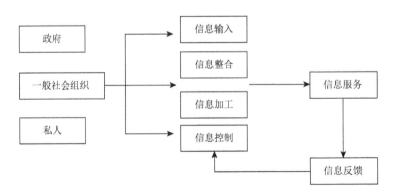

图 4-2　公共信息空间的模型框架

　　公共信息空间的信息构成包括政府、一般社会组织以及私人三个层次。三个不同的层次各自有重叠的部分，也各自有专有的部分，重叠的部分占空间的比重越大代表信息交汇也就越多，公共信息空间也就越开放。无论从提供信息的质上来看还是从提供信息的量上来看，政府信息层是公共信息空间的核心与主体组成部分，这是由政府在社会架构中的定位所决定的。除政府外，一般社会组织是社会正常运转的重要组成部分，随着工业化与信息化进程加快，社会组织分工越来越细化，所对应的社会功能也越来越复杂，需要越来越多的社会组织来承担其中的非政府职能，同时这些社会组织具有强大的信息创造与供给能力，但是相对于对外信息输出，社会组织的信息大多数被组织内部成员共享。从历史上来看，私人信息一般被个人或者其所属群体所独占，但是社会分工的细化以及信息沟通方式的巨变使得每个个人融入公共信息空间中，并成为空间的一部分，由此人与人、人与社会之间的沟通越来越频繁，私人也对公共信息空间进行信息的输入，极大地丰富了公共信息空间的组成结构。

公共信息空间是一个容纳了各个社会子系统的共享空间，同时也是一个流动的空间，各个子系统的运转需要源源不断的信息输入。对于输入的信息，各个子系统会对公共信息进行整合、加工和控制，这是公共信息空间提供信息服务的前提和必要条件；信息整合是根据信息加工的需要，对公共信息空间中流动的信息进行自由的选择与组合；信息加工是对公共信息进行有效的组合，使之成为可利用的信息产品；而信息控制则涉及对信息内容、信息流向以及信息分配的合理引导与公平分配；信息服务是公共信息空间的价值所在，本质是为公众服务；公共信息空间也会根据信息服务的结果对前面的信息过程进行及时的反馈。

三、个人信息空间模型

个人信息空间构建的主要部分是虚拟模型。生活中一间书房或是计算机房就构成了个人信息空间（personal space of information，PSI）实体，虚拟的个人信息空间则是个人在互联网上产生信息行为的虚拟空间。

信息单元（information item，IT）与信息形式有关，信息形式指的是通过计算机对信息进行命名、移动、复制、删除等组织信息单元的工具和应用程序，我们常见的形式有纸质文档、电子文档、电子邮件以及网络书签。信息单元主要包括 5 种类型：纸质文档、电子文档、电子邮件、网页以及有关上述信息单元的说明性信息（如快捷方式、小应用程序等）。信息单元是人们与外在世界交互作用的中介，人们通过阅读、浏览和查阅等方式来接收信息单元，通过撰写和发送纸质或电子格式文档以及建立个人或专业网站等来发送信息单元。

个人信息（personal information，PI）主要指三类信息：第一类是用户保存的仅限于自己使用的信息；第二类是和个人有关但由其他机构或组织控制的信息（如政府部门掌管的公民身份信息）；第三类是个人在对外交往过程中发生的但不受其控制的信息（如图书馆的借阅信息、个人浏览的网页等）[99]。

个人信息空间作为个人信息管理的一个研究分支从 2005 年起才开始引起国外学术界的关注。随着个人拥有信息量的迅速增长，个人信息空间中的信息存储和管理问题变得更加突出。个人信息空间是指个人能够控制的或名义上能够控制的所有信息单元的集合。个人信息空间不仅包括个人的书籍、纸质文档、电子文档和存储在不同计算机中的个人所有文件，而且包括网页的链接，还包括为了获取、存储、检索和使用个人信息空间中的信息而使用的应用程序、工具（如搜索引擎），以及将各种形式的文件夹和信息联系起来的程序架构。除此之外，个人信息空间还包括计算机主体的内部记忆，以及我们创建的用以查询网页的书签、计算机桌面和文件夹应用的图标，但不包括我们已经浏览过却没有存储的信息（如计算机缓存中的网页）。个人信息空间中有很多称为灰色地带的区域，即那些不在个人单独控制之下的信息单元，例如，存储在网络共享文件夹中的信息仍是某个人信息空间的一部分。需要指出的是，个人信息空间不同于 PIE，PIE 涉及更多的物理因素，通常指个人信息空间的子集。一个办公室物理空间（包括堆放和归档的文件、订书机、档案柜等）就是一个个人信息环境，一台笔记本电脑也是一个个人信息环境，一个人能有多个 PIE，但是我们每个人有且仅有一个个人信息空间。个人信息空间构建模型框架如图 4-3 所示。

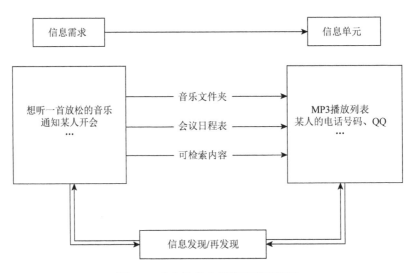

图 4-3　个人信息空间构建模型框架

信息保持活动（keeping activities）会对个人信息空间中的各种数据输入活动产生影响。例如，当我们遇到信息（某人的电话号码、会议安排等）的时候，我们需要把这些信息保存下来以便日后使用。信息发现／再发现活动（finding/re-finding activities）是指从需求信息到发现信息的活动，也会对个人信息空间中的信息输出活动产生影响，例如，当我们需要使用某项信息时，可以提交个人信息需求，并从个人信息空间中得到所需信息。映射层次活动（mapping-level activities）也对个人信息空间中的数据映射、存储等一系列活动产生影响，主要解决安全性、一致性等问题。如图 4-3 所示，映射层处于中间层次，其核心就是对个人信息空间进行管理，从而保证数据能及时更新。

个人信息空间的主要内容包括个人信息整合、个人信息检索、个人信息共享、个人信息安全四个方面。

1. 个人信息整合

信息整合就是通过使用各种有效的手段和工具将信息集合到一起，生成满足不同用户需求的新的信息集合体，从而实现在已有信息基础上的信息增值。个人信息整合就是将个人所有的文件、网页书签、图片、影像资料等信息资源进行有效的管理，解决数据信息的一致性和信息语义问题及纷繁复杂的个人信息分布与信息管理的集中性和便捷性之间的矛盾，从而实现即使在分布式环境里也能在正确的时间、以正确的方式、将正确的信息传递给所需的用户，整合过程如图 4-4所示。个人信息整合就是要使大量零散的个人信息更加集中有序，消除个人信息孤岛，解决数据不共享、应用不集成等问题，实现真正意义上的信息集成。

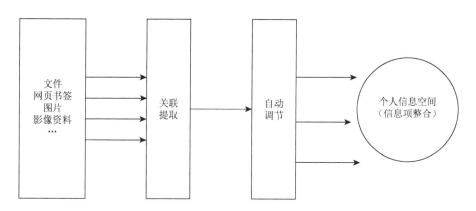

图 4-4 个人信息整合

个人信息整合的主要内容包括三个方面：一是融合个人信息空间的外部信息，通过信息整合，可以将外部多种异构信息及时、准确地收集到个人信息空间内，从而实现内外信息的有机融合；二是消除个人信息空间内的信息孤岛，个人信息空间内除结构化数据之外，还有大量非结构化信息，如网页书签、文件、影像资料等，通过信息整合，可使分散在不同地方、不同形式的各种信息资源实现有效的流动和共享；三是实现个人信息空间内的信息增值，可以在对信息源进行分析解构的基础上，运用科学方法对信息进行重新组合，以提高信息利用率，从而实现信息增值。

2. 个人信息检索

信息整合后人们可能会在需要时检索个人信息，找到所需要的信息，而个人信息空间管理系统的第二个要素就是个人信息检索。个人信息检索的最大特点是：用户对他们所存储数据信息的细节和特点比较熟悉，因而能利用广泛和多变的上下文联系和线索来进行检索。利用上下文联系和线索进行检索可以为用户提供一个通用的界面，从而使桌面搜索工具的运用在个人信息检索中变得越来越普遍。桌面搜索主要是查找用户个人计算机上的信息内容，而非搜索互联网。桌面搜索的内容包括文本文档、音频/视频等多媒体文件、邮件文档、Web 浏览记录等信息。桌面搜索工具往往也整合了互联网搜索的功能。

3. 个人信息共享

个人信息共享就是将位于不同用户计算机中的、不同层次与类型的、不涉及用户个人隐私的信息进行交流和分享，以便更加合理地利用资源、满足用户需求以及实现信息增值。个人信息空间内的信息数量大、类型多且需经常更新，而信息更新的目的之一就是实现信息共享。信息共享包括三种类型：一是各设备之间的信息共享。用户通过使用的台式计算机、笔记本电脑、掌上电脑、手机，都能得到最新的共享信息。调查发现，用户在不同的电子设备之间传递和共享信息的方法主要有发送电子邮件、U 盘存储传递和网络存储三种。在所有的信息传递类型中，电子邮件发挥了重大的作用，用户可以利用电子邮件在不同的电子设备之间传递信息，还可以将信息存放在电子邮件内，通过网络实现信息共享。电子邮件解决了用户在多个位置、多种设备之间存取信息的难题。二是个人之间的信息共享。用户可将其信息资源设置为公有或者私有两种状态，系统内的所有用户通过网络都可以访问公有状态下的信息，而对于私有状态下的信息，因为涉及用户安全、隐私等诸多问题可以限制访问。三是个人信息空间之间的交流共享。个人进行信息交流和共享的方式有交流平台、信息发布、研究数据服务、博客与书签等。例如，个人可以利用博客来记录心得体会或者发布自己认为重要和有用的信息，从而实现信息的交流和共享。

4. 个人信息安全

个人信息安全是指公民个人信息在采集、整合、存储、复制、公开利用等环节都在可控范围内，目的是确保公民的个人信息不超过规定的知悉范围，存储个人信息的载体处于良好的保管状况下并可以随时还原、处理、复制载体中所包含的信息内容。信息网络给人们带来极大的便利，但是网络的开放性、虚拟性和匿名性也给用户的个人信息安全带来极大的威胁。影响个人信息安全的因素主要有以下 4 个方面：①个人信息散落存放在不同的地方，不利于个人信息的使用和保管，由此还会造成数据丢失和无法还原。②计算机病毒的入侵将会损害计算机内个人信息的安全，破坏大量的数据结构。因此需要不断完善单机或网络环境下信息安全的防护应用技术，包括防火墙技术、防病毒技术、入侵检测技术。③缺乏相关完善的法律制度。美国早在 1974 年就制定了《隐私法》，随后又制定了《联邦电子通信隐私权法》《儿童网络隐私保护法》等，形成了完善的个人信息保护法律体系。而我国的《个人信息保护法》虽然已经完成起草，但尚未颁布，这无疑使我国在各类"泄密"和与信息相关的违法犯罪行为的追究方面缺乏一定的法律依据。④用户缺乏信息安全、信息保护意识，造成个人信息泄露。对此需要加强个人信息安全管理，在信息存储、传输等环节上采取加密措施，及时清除操作记录和上网痕迹，同时提高个人计算机的安全性，保护系统安全。

第六节　健康信息空间概念模型构建的具体内容

一、健康信息空间概念模型提出动因

健康信息空间的概念模型是理解和研究健康信息空间的基础，从健康信息空间的客观世界中提炼出合理的概念模型有助于引导对健康信息空间的合理应用。在此，作者认为健康信息空间既包括实体空间，也涵盖虚拟空间，即健康信息空间是物理世界与网络世界的融合。自 20 世纪末以来，网络通信技术的飞速发展以及信息高速公路的铺开，为当下的网络用户创造了一个更为广阔的虚拟空间。由此人类社会也在逐步转型升级到信息社会之中，在信息社会中，人们已经可以实现网络聊天、网络购物、网络游戏、网络办公、网络教育、网络购票以及网络健康咨询、远程医疗等。但是网络的虚拟空间并不是指脱离现实的世界，例如，网络健康咨询就需要依赖于现实的健康行业从业者和具有健康咨询需求的用户，以及支持两者交互作用的网络通信设备。所以将现实世界从虚拟世界中剥离、割裂开来分析各自的世界必将在现实面前碰壁。

随着网络通信技术的发展，当虚拟世界扩张到一定程度时，现实世界与虚拟世界交织的边界也就越来越模糊，与此同时，网络世界与物理世界融合的要求也顺势出现，这种融合在给传统卫生服务行业的发展注入新的活力的同时，也给信息服务领域的拓展与深化带来了新的机遇。虚拟世界的快速发展导致其势必将触角伸入现实的物理世界之中，同时也必然将以互联网技术、移动通信技术为代表的网络信息技术应用到与现实实体空间的互联互通之中。在这样的起点下也就催生了对于健康信息空间的需求。

健康信息空间的概念起源于信息共享空间。关于如何定义健康信息空间以及描述相关特征的问题，作者认为基于实体空间与虚拟空间融合的概念模型是分析健康信息空间较为直观且准确的方法。

对于实体空间与虚拟空间的融合，在此处，作者认为涉及 5 个主要层面：服务层、上位层、技术层、数据层与物理层，如图 4-5 所示。服务层涉及了融合的健康信息空间的服务功能，包括健康咨询、健康促进、慢性病管理、信息服务、知识服务等服务功能的开展；上位层主要涉及健康信息空间的社会、经济、法律以及隐私保护等人文社会层面的问题；技术层则是搭建整个健康信息空间所涉及的技术组成，包括各种软硬件技术、网络通信技术、隐私保护技术等；数据层涉及健康信息空间的信息交流活动中所生成的各类数据，在此需要引入常用的数据集规范、原数据标准等，以便于数据的交互、处理、存储与共享；物理层则为以上各层提供软硬件环境、服务设备等。各个层面之间也包含了一定的逻辑关系，即服务层的开展以上位层、技术层、数据层以及物理层作为支撑。

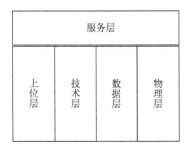

图 4-5　基于融合的健康信息空间概念模型

在纳入了实体空间与虚拟空间整合的 5 大层面之后，对于健康信息空间的开展，经济因素也是其概念模型不可或缺的组成部分。在期望整合的健康信息空间能够提升居民健康素养，以及促进经济发展、社会进步时，就不得不使健康信息空间的概念模型与客观经济活动规律相匹配。虚拟空间中活动的开展催生了虚拟货币这一概念，但是，只要是货币就逃脱不了商品等价交换的本质性质，换句话说，传统社会健康服务交换的价值度量单位是以实体货币为标准的，而虚拟货币是度量网络健康信息活动价值的单位。无论健康信息空间的实体空间服务还是虚拟空间服务，在创造价值的同时，都需要统一的标准，也就是用互联互通的动态货币调控机制来度量，从而合理补充健康信息空间的资源消耗以及公平补偿健康信息空间的价值创造。例如，虚拟健康信息服务的开展相比于实体健康信息服务，省去了必要的物理空间的局限，活动施展的成本更为低廉，有更多的来自人力服务的支出，但是由于现有网络通信技术的普及性问题以及居民网络素养尚未跟上日新月异信息技术的发展，实体健康信息服务仍然有开展的空间。所以两者活动开展所带来的成本补偿问题仍然值得思考。

二、健康信息空间概念模型分析

对于健康信息空间概念模型的分析首先要涉及的是对于概念模型的分层次描述，即在非形式化层次以及形式化层次下对健康信息空间的应用领域的相关概念进行描述，从而更好地满足多用户需求。非形式化描述面向空间用户，也称为面向用户的概念建模，用户利用结构化描述工具对所收集的应用领域知识进行结构化表述；形式化描述主要针对技术人员，可以称为面向设计的概念建模，技术人员用形式化的建模规范来表达结构化的领域知识。无论非形式化描述还是形式化描述，其对于概念的描述最终都是指向对象的。"对象"是最接近于现实世界事物本来面目的一种描述方式。类之间的继承关系有利于抽取出多个事物的共有概念，避免了重复描述和潜在的冲突；类之间的组成关系有利于分解问题，从而达到化繁为简的目的；而类图也特别适合于描述概念模型中概念类之间的关系。

其次，概念模型的分解可以采用分层的方法。采用分层思想对系统概念体系进行分解描述，各层概念通过相互作用构成有机整体，使得概念边界清晰，易于使用和设计实现。例如，健康信息空间按照层次初级划分为实体空间与虚拟空间。此外，也可以按照变化频度来分解问题。按照基本不变、经常变化、随时变化的特征对空间属性进行分类。这种分类方法的优势在于：一是这样更贴合现实世界该领域的业务分工，如变化慢的空间属性常作为资料处理，而变化快的空间属性常作为动向情况处理；二是有利于建立良好的信息系统数据结构，让设计师认识到属性类型的不同，有利于设计出更合适的数据结构。本模型中经常把实体的情况分为基本情况、动向情况、动态情况，变化频度依次增高。

最后，要注意的两点如下：一是分出实体和表现形式。通常，同一种实体可能因为服务对象的不同等而具有不同的表现形式，把实体和表现形式混在一起描述，会导致重复描述和概念混乱。二是区分概念的类型与实例。将概念的类型实体与实例实体分开描述，有两点优势：①符合现实世界实际实体的分类；②避免了在每个实例实体中重复描述其类型信息。

在上述思想的指导下，将健康信息空间中的概念分为三大概念层：健康信息空间实体层、健康信息空间业务层、健康信息表现层。健康信息空间实体层的所有概念都是可以脱离具体的处理业务、具体的信息系统而独立存在的对象。健康信息空间业务层的所有概念都是围绕健康信息空间实体展开的，业务处理的最终目的是以某种形式为用户提供健康信息服务。健康信息空间表现层是连接业务实体和健康信息空间实体的桥梁，健康信息空间实体通过表现形式实体将某种经过处理的健康信息实体表现出来，形成信息服务产品。健康信息空间概念模型体系结构如图 4-6 所示。

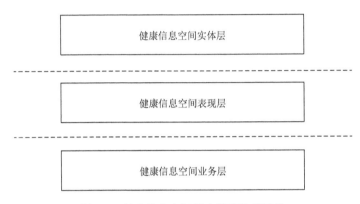

图 4-6　健康信息空间概念模型体系结构

三、健康信息空间概念模型构建策略

在构建健康信息空间的概念模型时，作者考虑采用以下策略。

（一）构建目标

构建健康信息空间概念模型的目的是明确本系统所涉及的各种要素及其关系，并以一种清晰而又规范的形式将它们表示出来，从而为进一步的研究奠定基础。在该模型中，不仅要描述健康信息空间的主要概念及其关系，还应描述研究健康信息空间的目的、内容、研究方法等"元研究"信息。

（二）概念组织策略

一般而言，对系统进行需求分析或者结构分析，可以采用自顶向下或自底向上的方法。对网络学习行为系统而言，自顶向下要求我们找出最顶层的概念，然后逐级分解至底层概念；自底向上则要求我们先找到最底层的概念，再逐级向上，归纳上层的概念。在本模型中使用这两种方法都比较困难，为此本书采用了一种新的方法。在本概念体系中，我们最明确的概念是健康信息空间，这是一个中级层次的概念，向下，有信息空间概念，向上，则有健康服务等概念。从此概念出发，可以较为容易地展开概念与关系的识别，因此，本书采取从中心概念出发，向上及向下，或者说向四周扩散的方法，进行概念的组织。可以将这种方法称为中心扩散方法。

（三）概念模型的描述工具

概念模型应该以适当的方法进行描述，常用的描述工具包括自然语言、半形式化语言、形式化语言。

1. 自然语言描述

自然语言描述是主要使用日常文字语言的一种描述方式，优点是简单、易理解；缺点是有二义性，不利于捕获模型的语义。自然语言描述只适用于要求不高的概念模型构建。

2. 半形式化语言描述

半形式化语言描述指采用一定格式的文档、图形、表格并结合自然语言进行的描述，这种方法是在表达能力、严格性、方便性等方面的一种折中处理。

3. 形式化语言描述

形式化语言描述指采用严格定义的数学或逻辑工具与语言进行的描述，这种描述方法严格而无歧义，可进行计算机自动推理和一致性检查。常用的形式化描述工具包括可扩展标记语言（extensible markup language，XML）、统一建模语言（unified modeling language，UML）、集合论的方法、实体-关系（entity relationship，ER）模型、基于本体的知识表示、语义网络、一阶谓词逻辑等。考虑到直观性、方便性等因素，本书采用概念图（concept map）作为健康信息空间概念模型的描述工具，这是一种半形式化的工具。概念图是康奈尔大学的诺瓦克（J. D. Novak）博士等首先于 1984 年提出的一种知识表示图示法[100, 101]，是一种表示概念和概念之间相互关系的空间网络结构图，它由节点（概念，用方框表示）和连接节点的有向弧或无向弧组成，弧中间可以标注表示概念之间关系的标签。它能形象化地表达某一论域中各概念节点间的内在逻辑关系。关联的概念及关联关系构成一个命题，而知识就是概念和命题的集合。概念图可以有多种结构形式[102]，例如，Kinchin 提出了三种概念图结构类型：轮辐式、链式和网络式[103]等。仔细比较后可发现，本书构建的概念图模型样式类似于 Kinchin 提出的轮辐式概念图。

四、健康信息空间概念模型图

本书构建的概念图是围绕健康信息空间这个中心概念展开的，它用来表达与健康信息空间联系最紧密的概念及其关系。健康信息空间的构成要素包括主体、客体、环境、工具与手段、结果、过程和强度。健康信息空间的主体是存在健康需求的用户，客体为健康信息提供者，环境是健康空间（实体空间与虚拟空间并存），工具与手段既包括互联网，也有传统实体空间健康服务提供场所，结果是健康信息服务的提供与后续的信息反馈，过程是健康信息的服务流程，强度是健康信息服务的信息含量。根据构建目标可知健康信息空间的概念模型如图 4-7 所示。

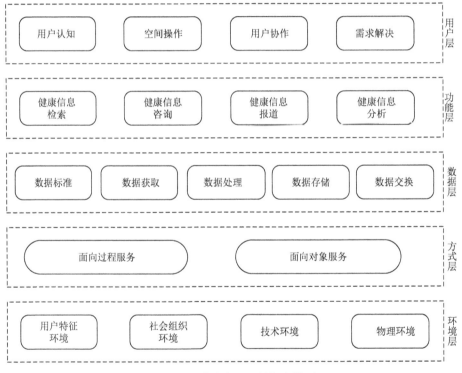

图 4-7　健康信息空间的概念模型

（1）在用户层中，我们将用户在健康信息空间中不同的信息行为划分为用户认知、空间操作、用户协作以及需求解决。用户认知是指健康信息空间用户的一系列认知行为，包括回忆、分析、比较，从自身层面上来认识健康信息需求，以及所能提供的健康信息服务。空间操作是指在满足需求或者提供服务动机的指导之下的直接操作行为，包括用户认证、信息录入、信息获取、信息提供等。用户协作是指个体建立在操作行为和认知行为基础之上的、与不同用户间协作交流的一系列信息交流互动行为。需求解决是指通过健康信息空间来解决健康信息需求，其中包含用户的信息反馈。

（2）我们将健康信息空间的功能泛化为信息操作，也称为信息行为。按照健康信息空间的一般过程，可将健康信息空间中的信息功能分为以下几种类型：健康信息检索、健康信息咨询、健康信息报道、健康信息分析等功能。

（3）健康信息空间的数据层包括数据标准、数据获取、数据处理、数据存储、数据交换。有关健康信息空间的业务功能与物理架构已在第五节讨论过，故不再另述。

（4）健康信息空间方式层主要划分为面向对象服务层和面向过程服务层。面向对象服务层主要是以交互参与对象的不同为划分标准，分为用户-用户交互、用户-机器交互、用户-服务者交互、服务者-服务者交互、服务者-机器交互。面向过程服务层则是以交互的实时性质为划分依据，分为点对点的实时交流、点对点的异步交流、多对多的实时交流、多对多的异步交流。

（5）健康信息空间的环境层包括用户特征环境、社会组织环境、技术环境以及物理环境。用户特征环境可以划分为性别、年龄、婚姻状况、教育背景、健康状况、信息素养等；社会组织环境可以划分为群体环境、组织环境、家庭环境、国家政策、行业政策等；技术环境可以划分为信息技术环境、通信技术环境、网络技术环境等；物理环境主要划分为实体空间与虚拟空间。

第七节　本章小结

本章围绕健康信息需求与服务现状，重点介绍了我国社区健康信息需求主体及其特征、健康信息需求的基本内容，并对信息需求获取渠道进行了分析。在本书中，健康信息需求主体主要分为4类：社会公众、患者、卫生专业人员以及卫生管理服务部门；不同的主体对健康信息的需求呈现出不同的特征。在信息需求内容上，公众的需求以咨询类健康信息、教育类健康信息为主；患者的需求以医疗类信息和保健类信息为主；卫生专业人员的需求以医学图书馆资源、电子病历、临床医学知识库等为主；卫生管理服务部门对健康信息的需求以电子健康档案及电子病历、卫生统计及突发疾病上报等为主。对当前健康信息服务现状进行分析可以发现，公众获取健康信息服务主要有以下几种渠道，分别是：健康咨询类，如健康网站、手机App、医疗机构等；健康教育类，如健康教育讲座、健康教育活动等；患者获取健康信息服务的渠道主要有专业型健康网站和医院网站；卫生专业人员获取健康信息服务则主要通过医学图书馆以及继续教育等；卫生管理服务部门获取健康信息服务则主要依靠四级区域卫生信息服务平台以及卫生信息网络直报系统。

第五章　健康信息空间构建模式分析

健康信息空间构建模式主要分为实体空间及虚拟空间两个部分。在我国，实体空间通常包括社区卫生信息平台、社区健康教育宣传平台、社区图书馆、健康小屋等；虚拟空间则包括电子健康档案、居民健康门户、健康网站、医学数字图书馆、医学知识库等。在卫生体系方面，当前我国的社区卫生管理体系可以分为四种：设立社区卫生服务管理中心、行业分散管理、社区卫生服务中心（站）一体化管理、委托经营（管理）。

第一节　实 体 空 间

一、社区卫生信息平台

社区卫生信息平台以居民健康档案为核心，以社区卫生服务信息为基础，面向区域内的社区卫生机构、医疗机构和公共卫生管理机构，对不同业务进行分析、归类和规范，建立统一的社区卫生信息综合管理和信息交换系统，解决社区居民、全科医生、卫生医疗机构和公共卫生管理机构之间的卫生信息交流与共享问题，实现区域卫生信息化。

长期以来，医疗卫生系统的信息化工作主要由大型医院指导，以医院为单位进行产业升级和信息化改造，已经取得了较为显著的成绩和社会经济效益。随着政府卫生部门对信息化的不断介入，社区和医院之间的信息沟通成为不可避免的问题。目前我国社区健康信息管理主要存在以下问题：①健康信息采集不完全，全面的个人健康信息应涵盖生理、心理及日常生活行为等多方面的内容，目前社区健康信息采集以体检数据为主，缺乏对健康指标的动态、持续监控和管理，导致连续性健康数据缺失。②社区卫生服务机构由于存在医务人员缺乏，以及健康数据的融合、挖掘技术及设施欠缺等问题，目前还主要是针对异常状况和个人历史健康数据进行简单的分析评估，并没有做到对健康大数据的深层挖掘、分析和预测，健康评估系统尚不完善。③健康干预主要以疾病为中心，很少针对个人整体健康状态进行评估和预测，干预措施不到位，缺乏个性化健康指导。④没有建立完善的动态跟踪评价机制，而健康管理循环往复的特点要求不断对干预效果进行跟踪反馈，这样才能及时调整健康管理方案，真正达到维护和促进健康的目的。

社区卫生信息平台业务主要包括：建立家庭及个人健康档案、医疗保健、孕产妇保健、疾病控制、诊疗等，还包括传染病人群服务、慢性病人群服务、预防接种人群服务、突发公共卫生事件人群服务、健康教育人群服务、儿童保健服务、老年人保健服务、特殊人群服务、残疾人群服务、精神卫生人群服务、计划生育服务等。

建立社区卫生信息平台前，居民个人到社区卫生服务机构如社区卫生服务中心（站）、计划生育指导站等就诊，建立纸质病历来记录就诊情况，而病历容易丢失。建立社区卫生信息平台后，将居民个人健康档案信息上传到平台，居民个人拥有电子病历，病历信息保存在社区卫生信息平台中，患者一生使用一个健康档案，不会丢失。医生凭患者医疗卡可及时向平台调阅该居民的健康档案和转诊信息，使主治大夫能及时了解病情，不必重复检查就可做出合理诊断。另外，建立社区卫生信息平台前，医生只能看到该患者在本院看病的就诊记录，看不到其他健康档案信息。填报相关报表时需人工填报，因社区机构信息不通，无法随访。建立社区卫生信息平台后，医生可以查看患者健康档案信息，减少重复检查。社区卫生信息平台可以自动推送需报送疾控妇幼机构的信息，医院可以和社区卫生机构共享信息，保证后期随访医疗。

因此，社区卫生信息平台已经成为公众健康信息虚拟空间的重要部分。从社区卫生信息平台的用户需求分析可知，平台用户通过卡号、工号或注册码与社区卫生信息平台发生交互，社区卫生信息平台数据流图如图 5-1 所示。

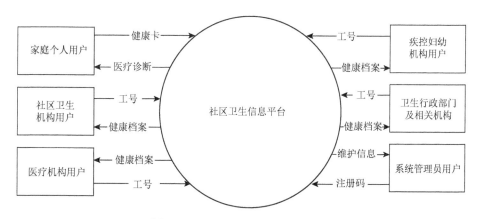

图 5-1　社区卫生信息平台数据流图

相比于三级甲等医院、专科医院、大型医疗机构，社区卫生机构提供的是带有专业性质的综合卫生服务，它存在的目的是有效保障社区居民生活、工作、学习所必需的理想健康水平。在其提供的所有类型的健康服务中，居民的健康教育是很重要的一个方面，健康教育离不开医学信息服务的支持，同时为社区卫生信息平台服务的开展提供了一个广阔的空间。社区卫生信息平台通过信息化的方式有效组织社区卫生服务体系中的人流、物流以及资金流，破除各类资源之间的壁垒与隔阂，从而为社区公众提供协调的健康服务，实现与其他相关平台的对接，最大限度地实现互联互通、区域共享。社区卫生信息平台的概念模型和业务流程分别如图 5-2 和图 5-3 所示。

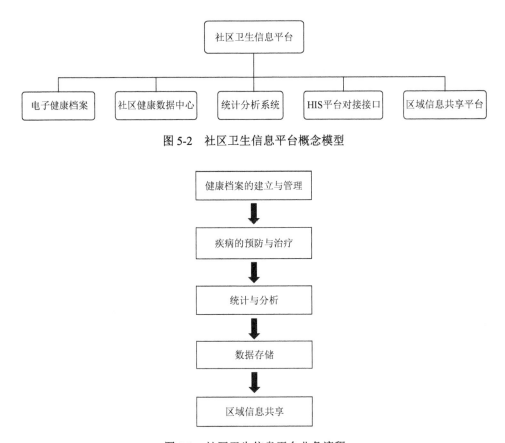

图 5-2　社区卫生信息平台概念模型

图 5-3　社区卫生信息平台业务流程

　　健康档案的电子化在能够有效降低社区卫生机构管理成本、提高管理人员效率的同时，也可以通过计算机强大的计算存储能力实现对社区居民信息的快速访问、安全存储以及统计分析等功能，从而挖掘更多信息，为社区居民提供自主健康信息服务；社区健康数据中心通过对涉及社区医疗、卫生的电子数据的采集、分析、处理，建立相应的健康人口数据库，为进一步的互联互通、区域共享奠定基础；统计分析系统主要是对收集到的居民健康数据应用卫生统计学、管理学的相关评价指标进行统计分析，从整体层面把握社区居民的健康动向，并根据结果采取相应措施；HIS 平台对接接口在现有分级诊疗以及全科医生的体系之下，通过社区卫生信息平台与医院信息系统的无缝对接，实现患者信息的实时传递，完成双向转诊的整个过程；区域信息共享平台是为了实现与医保、药监、计划生育等机构的信息互联、互通、互享。

　　结合互联网＋这一大环境，构建互联网＋社区卫生信息平台逐渐成为社区健康管理的重要内容。近年来，互联网基础设施改善、移动互联网发展、智能终端普及、传感器技术进步以及各种高新信息技术的出现为改善和解决上述问题提供了强有力的手段。互联网＋社区健康管理模式，就是将移动互联网、物联网、智能传感技术、云计算技术、大数据技术等一系列先进的信息化技术手段运用到健康信息采集、健康风险评估、健康干预、动态跟踪反馈等各个环节中，优化服务流程，打破信息的区域性和时间的局限性，增强人与人、物与物、人与物之间的连接能力，促使人们变被动地接受健康服务为主动参与自我健康管理，将健康管理从社区卫生服务中心延伸到居民家里，真正融入居民的日常生活，实现健康体检、预防保健、疾病治疗、心理咨询、生活方式指导等全方位、个性化的社区健康管理服务。

　　互联网＋社区卫生信息平台的实现可以从以下方面入手：首先，智能采集与处理健康信息。主要以社区健康管理服务系统上报与系统感知两种模式采集居民全面的个人健康信息，为做好社区健康管理奠定良好的基础，弥补以往社区健康管理相关信息短缺的短板。各医疗卫生机构按照要求将相关数据上传至社区卫生信息平台，实现了对居民分散的健康数据的集中整合管理，社区健康管理服务系统通过与区域平台对接和互联可以获取社区居民的健康档案数据和医疗机构诊疗数据。系统感知层实现对个人各类生理指标数据的实时采集，建立社区医疗公共终端——健康小屋，利用可穿戴式健康监测设备，将健康信息采集延伸到院外和居民家里。健康小屋融合了传感技术、红外检测、智能嵌入技术、数据传导自动控制技术、通信技术、身份识别技术及人体生物技术等多学科交叉技术，配置了一体化健康监测设备，集成了心电、血脂、血氧等一系列生理体征监测模块，居民可通过身份识别进入健康小屋进行健康自测。此外，利用可穿戴式健康监测设备，结合移动终端设备，通过居家测量连续监测个人的实时体征指标，如饮食状况、运动状态、睡眠质量、心理表现等生理和心理方面的健康数据。获取的信息通过互联网、无线网络、移动通信等多种方式进行传输和汇集，满足不同人群、不同设备的多样化需求。将居民的电子病历、健康档案、健康监测数据进行融合、过滤和处理，不断补充、完善社区居民的个人健康数据库，为下一步的分析评估提供全面、动态的数据支持。

　　其次，健康数据挖掘分析与健康评估数据分析是健康管理的关键环节，相比于单一的个人体检情况评估，数字化健康管理更注重运用分析工具处理海量的健康数据，发现其中蕴藏的规律和关联，并预测未来的健康状况发展趋势。数字化健康管理结合大数据分析技术，可以实现对融合的健康大数据的深层挖掘与分析处理，健康大数据包括各种指标数据和医疗活动中的关键医疗行为信息。健康评估包括健康状态评价和健康风险预测两个方面。健康评估子系统依据其规则知识库和评估模型，对健康数据进行量化和质化评估，确定个人是否处于健康、亚健康、高风险或患病状态。健康风险预测指针对个人的各种致病危险因素做出健康风险预警性提示，通过对个人数据的纵向比较和对人群大数据的横向比较，分析其健康变化情况，筛选出疾病危险因素，预测未来一段时间内（如 5～10 年）患病的危险程度、发展趋势等，并通过可视化分析图表、健康趋势图等展现出来，并自动生成完整的健康评估报告。此外，数据分析模块还支持根据社区医生或管理人员的需求进行群体健康信息分析与评估，如对社区人群健康状态的归类分析，对慢性病的患病情况、康复情况的分析，对社区人群重点健康危险因素的筛选等，为社区开展公共卫生工作、调配医疗卫生资源提供决策支持。

再次，制订与实施个性化健康干预计划。健康干预模块在健康评估的基础上，针对处于不同健康状态等级的人群，结合其个人健康风险因素的分析结果，提出个人健康指导计划（包括膳食指导、运动指导、健康知识等），并将管理方案分解为可执行的任务列表，落实成日常执行操作的任务点。同时系统对居民健康危险因素指标的监测数据进行智能监控，一旦出现异常波动或超出设定的阈值，即自动触发预警模块，发出不同级别的警告通知，启动响应机制。在互动交流方面，社区卫生服务中心是由公卫医师、全科医师、心理专科医师、中医师、营养师、康复医师等人员组成的健康服务团队，居民通过系统与医务人员在线沟通交流，获取保健、饮食、用药、运动、心理等方面的专业指导。由于社区中大学生和高知人群占比较大，还可通过互动社区设计来维系居民参与健康管理的主动性，按照人群有针对性地划分不同的社交圈子，为居民提供交流互动的平台。在健康体检方面，以往的体检项目难以依照个人身体状况和生活情况等因素进行选择，健康管理系统可以实现体检项目的定制。健康管理系统根据个人健康评估报告和健康干预执行情况给出相应的体检建议，居民可以在线进行检前咨询和体检预约，获取个性化的体检方案，使体检更有针对性且节约时间和费用成本。

最后，进行动态跟踪效果评价。健康管理是一个长期、动态和循环往复的过程，只有建立动态跟踪反馈机制才能实现健康管理闭环服务。跟踪回访子系统主要实现对居民健康管理计划的执行情况和干预效果的追踪记录。社区医生和居民个人按照系统要求将干预具体执行情况录入系统，如果超过规定时限没有执行相应操作，系统则会通过短信、微信、邮件等方式发出提醒；对于高风险人群和疾病人群，跟踪回访子系统还能够识别在健康干预方案中医生建议被管理者的回访时间，自动提醒定期回访。健康评估子系统根据跟踪回访的信息定期进行效果评价，重复评估健康状况，3 次回访后生成个人小结报告，统计分析干预执行前后的健康变化情况，评价出现的问题和需要加强改进的内容，以便系统根据居民的健康变化趋势调整健康管理方案，以保持个人的健康行为与健康状况相协调，达到恢复健康、维护健康和促进健康的目的。

二、社区健康教育宣传平台

社区健康教育以街道居民委员会为依托，以社区卫生服务为发展平台，贯穿于社区医疗、预防、保健、康复的全过程，贯穿于居民生命保护的全过程。社区健康教育在预防疾病、促进居民生活质量改善方面的重要作用正在被人们所认识，并受到越来越多的关注。

通常，社区健康教育的内容主要包括：社区内的人口及卫生资源的基本情况；急需解决的卫生问题；健全与卫生行为相关的社会环境、自然环境、管理机制，对行政机构以及相关社会团体的协调与统一等有关资料进行详细的了解；对突出的卫生问题进行社会学及流行病学诊断；建立完整的资料档案。社区健康教育通过对社区人群与环境状况进行调查研究；通过访问相关管理机构的领导和组织机构的工作人员，来获取关于本社区的人口学资料；通过开展社会学诊断，并通过对本社区居民进行健康状况调查，来获取相关疾病的分布与流行情况；通过进行流行病学诊断，来制订出严谨、科学的社区健康教育计划、设计与评价方案，制订出各项指标与具体措施，使社区卫生服务的开展更加有的放矢，避免工作中的盲目性和无计划性。同时，社区卫生服务的开展需要社区居民的广泛参与，需要社区内多个机关、团体的密切配合，需要相关行政组织、管理机构的支持，更需要形成"人人参与卫生服务，人人关心社区健康发展"的氛围。这种氛围的形成需要健康教育工作者去营造，健康教育工作者通过开展不同形式的健康教育活动，进行广泛的社会动员，如与不同部门相互沟通；向广大社区居民、各级领导进行宣传；讲解社区卫生服务的目的、方式、内容和意义；开发领导的意识，引起各层领导的重视；激发社区居民的参与意识。这些工作为社区卫生服务的广泛开展开辟道路，扫清障碍。

社区健康教育内容多样，最终目标是将普及卫生知识延伸到建立健康行为上来，使人人享有卫生保健。我们必须根据社区卫生工作的任务和需求，因人、因时、因地制宜，采取多种形式、对策，选择最有说服力、最有效的教育形式和对策，通过对卫生健康教育知识的宣传、普及，给患者以心理、生理的健康指导，不断提高健康教育的质量和效果，使全民的健康意识增强，对疾病的防护、康复水平得以提高，从而提高全民的身体素质、生存质量。建立一个健康社区、和谐社区、和谐社会。

社区健康教育的主导对象及实施流程如图 5-4 所示。

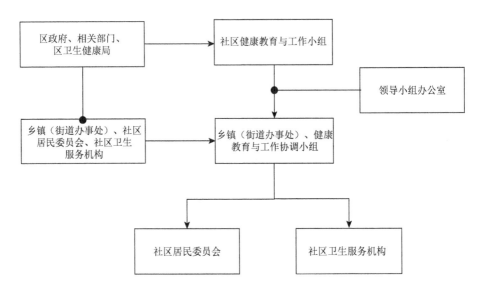

图 5-4　社区健康教育的主导对象及实施流程

社区健康教育与健康促进采取以政府为领导，以健康教育机构为指导，以医院、社区卫生服务机构为骨干，以乡镇居民委员会为基础的工作模式，其中涉及的利益相关者主要有健康教育机构决策者、区卫生进修学校、健康教育研究者、社区保健医生、社区居民、区政府、区卫生健康局、乡镇（街道办事处）和社区居民委员会、社区卫生服务机构。

积极开展社区健康教育活动，定期和不定期地组织社区居民开展文字、图片、咨询、义诊等形式的健康教育，使社区居民对常见的季节性疾病、流行性疾病以及高血压、糖尿病、病毒性肝炎、肿瘤、慢性肺阻塞性疾病等慢性病知识有一定了解。这样既普及了社区居民的卫生健康知识，又对疾病的早预防、早治疗起到了宣传教育作用，在提高社区居民防病能力的同时还改善了医患之间的关系。

我国社区卫生服务从 1997 年起步，经过二十余年的发展，目前有 95%的地级以上城市、86%的市辖区和一批县级市开展了城市社区卫生服务，普遍开展了社区门诊、家庭出诊、家庭护理、家庭病床等便民医疗护理服务，大多数社区卫生服务机构不同程度地开展了健康教育，主要有街道配合健康教育专业机构建立健康教育示范小区、示范户、卫生科普宣传入户、健康教育学校、健康大课堂等形式，针对城市社区慢四病（高血压、冠心病、脑卒中、恶性肿瘤）等与不良生活习惯相关的健康危险因素，实施健康教育干预，取得了一定成效。健康教育已被纳入社区卫生服务体系，得到深层次的发展和基层政府的大力支持。近年来，以心脑血管病、高血压、冠心病、肿瘤等为主的慢性非传染性疾病已取代了鼠疫、霍乱等烈性传染病成为危害人体健康的重要危险因素。随着人群死因疾病谱的变化，医学模式也发生了相应的转变。生物-心理-社会医学模式已取代以往的生物医学模式成为我国人群的主要健康模式。疾病模式的转变使人们对卫生服务的需求也会极大地增加，人们对卫生服务的需求、对方便性的需求以及对服务复杂性的需求等也相应地发生改变。这无疑会使卫生服务费用急剧增加，而作为发展中国家的我国，广大地区卫生资源本来就不太丰富，这必然造成卫生服务资源短缺与广大居民卫生服务需求增强之间的矛盾加剧。解决这种矛盾的唯一方法即开展健康教育和健康促进。健康教育在预防、治疗、保健、康复和计划生育指导等社区卫生服务的五项内容中都发挥着积极的作用。预防、保健、康复知识的传播，治疗过程中健康教育处方的使用，以及计划生育工作的宣传指导，都离不开健康教育知识的普及与教育手段的灵活使用。健康教育的内容和方法渗透在社区卫生服务的各个环节、各项内容中，为社区公共卫生服务的有效开展提供了知识和技能保障。

社区开展健康教育的方式有传统方式和互联网形式。传统的健康教育服务媒体有图书、期刊、报纸、电视、广播等，其中部分图书、期刊、报纸的文章又会出现在网站或数据库内供大众使用。社区健康教育是指以社区为单位，以社区人群为教育对象，以促进社区居民健康为目标，有组织、有计划的健康教育活动。社区健康教育的目的是发动和引导社区人民树立健康意识，关心自身、家庭和社区的健康问题，积极参与社区健康教育与健康促进规划的制订和实施，养成良好的卫生行为和生活方式，以提高自我保健能力和群体健康水平。社区健康教育的对象是辖区内的常住居民和社区所辖企事业单位、学校、商业及其他服务行业的职业人群。社区健康教育的重点人群是妇女、儿童、青少年、老年人、残疾人和服务行业从业人员。社区健康教育是社区卫生服务的重要工作内容之一，社区卫生服务中心通过健康教育的方式提高居民的健康素养，改善居民的健康行为，使人们自觉的采纳有利于健康的行为和生活方式，消除影响健康的危险因素，预防疾病，促进健康，提高生活质量。社区健康教育的概念模型如图5-5所示。

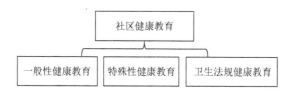

图5-5　社区健康教育的概念模型

一般性健康教育，帮助居民了解增强个人和人群健康的基本知识；特殊性健康教育，针对社区特殊人群常见的健康问题进行教育；卫生法规健康教育，帮助居民了解法规，提高责任心和自觉性。我国开展社区健康教育的特殊性有三：一是范围大、单位多；二是对象广，有各种人群；三是可利用资源多，包括人力、物力、财力、场所以及行政支持，并具有社区凝聚作用。这些特点使社区健康教育既有复杂性和相当的难度，也为健康教育工作者提供了发挥的空间。

对于加强社区健康宣传，第一，加大政策扶持，建立社区健康教育的支持性环境。按照国家《关于发展城市社区卫生服务的若干意见》的有关政策规定，我国关于社区卫生服务的宏观政策已经明确，在完善社区卫生服务政策的同时，将健康教育作为社区卫生服务的内容，健全相关政策措施，如将预防、保健、健康教育等机构作为预防保健中心，适当安排社区健康教育经费等。因此，我们可以从以下几个方面着手：将健康教育与健康促进积极纳入社区建设的整体规划，提高全社会对健康教育的知晓率和参与率；加强城市环境卫生管理，制定社会公民健康行为规范；依靠政策的支持，建立起政府负责、领导有力、部门配合、群众参与的良性运行体制，构建群众性的社会健康教育网络；设立可量化的监督考核标准，准确评价基层部门落实社区健康教育政策的实际情况。第二，重视资金投入，建立多渠道筹资机制。在全国《城市社区健康教育现状调研报告》中提到，健康教育经费大致可以分为基础设施经费和健康教育活动经费两部分，社区人均健康教育经费至少占人均社区卫生经费的 10%，每年人均健康教育经费达到 0.1～0.3 元才能提供最基本的健康教育服务。健康教育强调政府的责任，原则上以政府的财政预算拨款作为健康教育经费来源的主要渠道，因此，坚持各级政府的财政预算是健康教育经费来源主渠道的原则，将社区卫生服务纳入公共卫生建设范畴，统筹规划，协调发展，解决经费不足问题。同时，还要在市场经济条件下形成多渠道、多层次和多元化的筹资途径，尝试开展以健康教育为中心内容的相关工作，建立合理的社区健康教育经费补偿机制：利用商业赞助的形式举办健康教育讲座和公益活动；在获得行政许可的前提下，制作健康教育宣传品，适当收取成本费；有条件的社区卫生服务中心可开设便民门诊；拓展健康教育服务市场，引导健康消费和合理投资，使健康教育产生社会效益的同时实现经济效益最优化。第三，制定标准规范。执行城市社区健康教育监测评价标准，工作目标明确、评价标准统一才能对社区健康教育活动进行横向和纵向的比较与评价。对健康教育效果进行评估的内容包括组织领导、部门协调、资源保障及各项干预措施落实情况、健康教育覆盖率、群众参与社区健康教育情况等。因此，需要根据城市社区健康教育发展现状，制定出全国城市社区健康教育规范体系，完善评价指标；逐步建立起社区健康教育规划、工作目标、岗位职责和考核标准；综合运用临床、预防、心理、教育等手段，对全人群和重点人群的主要健康问题有针对性地开展健康教育。第四，加强组织建设，重视社区健康教育从业人员知识技能培训。完善以各地级市健康教育所为中心，以区县健康教育机构为主导，以社区医生为骨干，以社会专/兼职健康教育人员为基础的三级多层次健康教育组织建设，制定工作规范和标准，实行动态化管理的长效运作机制。同时，加强在岗从业人员的知识更新和技能培训，引进健康教育专业人才，逐步形成门类齐全的人才梯形结构。提高社区卫生服务人员实施健康教育的技能，尤其加强其人际交往能力、沟通能力、组织管理能力、科研能力等方面的素质。

三、社区图书馆

社区图书馆是公共健康信息的集散地，在公共健康信息空间的实体空间中占有重要的地位。社区是社会构成的基本单元，社区文化建设是社会文化建设的最基本要素，而社区图书馆建设是社区文化建设中最易于开展、最行之有效也是最能体现公共文化服务价值的事业。早在党的十四大就已经提出：搞好社区文化、村镇文化、企业文化、校园文化的建设，进一步开展军民共建、警民共建、文明单位活动等群众性活动，把精神文明建设落实到城乡基层。在社区，人们可以通过社区图书馆来获得健康信息，尤其是对于自身健康的维护和保养。养成慢性病、小病通过社区图书馆查阅资料的方式不仅可以缓解我国医院的资源紧张问题，还可以提高公众的健康信息素养。社区图书馆是社区的安全锚，它为社区居民提供公平免费的宽带接入技术和数字内容访问。同时社区图书馆还提供教育培训、纸质和电子书、数据库、会议空间以及新技术的使用说明等服务，以缩小数字鸿沟。美国学者认为，社区图书馆是非常重要的，因为它们可以提高社区居民的生活质量、提升社区居民的文化素养、促进社区居民阅读，为当地居民的自我学习提供便利条件。

我国学者对社区图书馆的概念研究颇多，但在有关社区图书馆的定义、特征以及类型问题一直没有统一的意见。广西社会科学院的廖子良是国内最早探讨社区图书馆概念的学者，他在 1992 年的"建立社区图书馆刍议"文章中指出："所谓社区图书馆，就是依照社区建设的图书馆，如城镇图书馆、城市图书馆、工矿图书馆、海港图书馆、特区图书馆、农村图书馆、林区图书馆等。"[104]社区图书馆应更多强调自身的文化教育功能和公共服务功能，作者赞同 2002 年刘兹恒和薛昃提出的观点，即社区图书馆是指建立在社区内，根据社区居民的需要，通过对文献信息及其他来源的信息进行选择、搜集、加工、组织，并供社区居民使用的文化教育机构和社区信息交流中心。

建设社区图书馆有着十分重要的意义：社区图书馆是为一定社区范围内的全部居民服务的文化传播机构。它具有公益性、教育性、业余休闲性的特点，在社区文化建设中发挥如下作用。

（1）为社区文化的普及和提高服务。21 世纪是知识经济、信息社会的时代，广大人民需要不断获取和更新知识、加强知识储备，社区居民的阅读需求随之不断增长。我们国家紧随世界发展的脚步，倡导终身学习，建设学习型社会。社区图书馆能在社区范围内为文化普及和终身学习及学习型社会的建设发挥重要作用。

（2）传递实用信息。社区图书馆是社区文化传播的中枢，它可以依据社区居民对各种信息的需要，搜集整理各种文献信息并为居民提供服务。社区图书馆应当利用并发挥自己的优势，将所有搜集和整理的信息资源提供给社区群众，满足群众对各类信息的需求。社区图书馆具有任何其他社区文化信息机构所不能替代的作用。

（3）进行社会教育。社区图书馆是我们国家社区区划中一个重要的社会教育机构，更是居民接受教育的理想殿堂。社区图书馆在社区区划中承担着提高居民素质的任务。

（4）开发休闲时间。社区图书馆主要面对社区内的群众，他们主要利用业余时间到图书馆学习。因此，社区图书馆服务的形式也就是如何利用社区群众的休闲时间，开展有益身心的读书活动和文化活动。社区图书馆可以通过举办各种讲座、读书报告会、优秀图书推荐活动、科普知识展览、读书联谊活动来丰富社区广大群众的休闲生活，使社区居民增长知识、陶冶情操，使居民健康而合理地享受休闲生活。

建设社区图书馆，不但应根据社区发展的总体需要进行规划与调节，开展以服务社区文化为宗旨的系列活动，而且社区图书馆建设的方针政策、业务内容和活动形式都要适应公共文化服务体系的建设需要。目前，我国社区图书馆的建设呈现出多元化的建设模式，主要有地方政府模式、总分馆模式、"1 + X"模式、民营模式、单位资源社会化模式五种类型，不同的建设模式都有各自的优点和缺点（表 5-1）。这些优缺点主要是针对社区图书馆初建模式的总结，而在社区图书馆长期发展过程中，如何整合和完善这些建设模式，使其更能适应社区图书馆可持续发展的需要，是今后社区图书馆建设中必须面对和研究的课题。

表 5-1　社区图书馆不同建设模式的优缺点

模式类型	建设主体	优点	缺点
地方政府模式	地方政府	政府有利的社会地位	需要政府领导的重视，必须立法保障
总分馆模式	政府拨款、总馆负责	资源共享、统一业务工作标准	需要总馆有相当的财力、人力、物力作为保证，并有相关法律作为协调、保障
"1 + X"模式	社区委员会、物业部门、房地产商等	多元化促进社区图书馆建设	建设主体与管理主体协调矛盾，持续经费投入难以保障
民营模式	自然法人、慈善家、其他民间组织	依托社会个人、组织力量，发挥居民的主体作用，灵活性较大	人员难以保障，经费持续投入困难
单位资源社会化模式	高校、企事业单位等	文献资源最大化利用	需要开放单位有财力、人力、物力等保障

目前我国社区图书馆的发展主要存在以下问题。

（1）硬件条件方面。根据我国 2017 年相关数据统计，在不包含省级和县级公共图书馆的情况下，近年来全国其他图书馆的图书总藏量高达 16 000 万册以上，总流通次数为 9000 万次左右，为读者开展的各种图书活动也数不胜数，参加人数超过 2000 万人，藏书购置费超过亿元，阅览室座席超过 12 万个。从当前设计图书馆的条件来看，其主要存在三个方面的问题。第一是严重欠缺建设费用，资金是保证社区图书馆发展的主要基础，为了弥补图书经费的欠缺，可以通过社区的一些服务项目来获取相关利润。第二是图书馆借阅场地不够宽广，这会降低社区居民对图书馆的实际利用率。第三是管理人员不足，通常情况下，社会居民委员会的相关成员会兼任图书馆管理员。但由于管理人员不固定，以及缺乏管理的经验和管理时间等问题，社区图书馆的内部出现不标准、不规范的管理模式。

（2）软件条件方面。首先，很多居民对社区图书馆的建设没有足够的了解。我国建设社区图书馆的项目在社区文化的标准规划中并没有明确的规定。同时，建设社区文化所涉及的内容十分广泛，图书馆只是其中一项设施。领导者对社区图书馆的认识可以直接影响其后来的发展，如果地方领导没有特别重视这一建设，必将导致其发展上的缓慢和局限性。其次，缺乏科学规划的社区图书馆建设。虽然我国经济发展正在良性运作中，政府也了解社会协调发展和经济之间的有效关系，但对建设城市化社区图书馆还没有一个准确的、科学的和人性化的规划。最后，社区图书馆的支持声音和宣传力度不足。虽然我国社区图书馆都建设在居民区附近，但遗憾的是，大多数居民根本不知道社区图书馆的存在。同时，由于社区图书馆的开放时间设置得不够科学，少数社区图书馆甚至不能每天准时开馆、闭馆，或是双休日闭馆。这给很多城市上班族带来了诸多不便，使他们更加难以真正进入社区图书馆进行借阅。

那么，如何建设社区图书馆，使其真正为公众健康服务，我们可以从以下几个方面进行建议。

首先，社区图书馆要努力增强自身的造血能力。社区图书馆并不一定都由政府投资主办，因此在兼顾社会公益性的同时，社区图书馆采取适当有偿服务符合权利与义务统一的逻辑框架，关键是要在思想观念上、创收途径上、管理机制上加大创新力度。社区图书馆不仅可以利用自身得天独厚的有利条件开辟科技咨询、图书出租、图书销售等有偿服务，还要多想点子，抓准抓活其他"副业"，并获取可观的经济收入。

其次，社区图书馆要充分依靠社会力量增强可持续发展能力。社会力量主要是指依靠民间组织或者个人等在政府财政支持之外的社会机构和个人，以捐款、捐物（书、设备）和捐劳（即义工、志愿者）等形式，支持和帮助社区图书馆事业发展的行为，以及社区图书馆人为争取这种社会支持和帮助而付出的努力。这种力量主要包括资金、财物募集和志愿者活动两种形式。其中，资金、财物募集在满足社区图书馆建设的一些特别需求方面以及在争取得到援助和支持方面起着举足轻重的作用，而志愿者活动也成为支持社区图书馆建设的一股重要力量。

再次，社区图书馆要提高其公共文化服务水平。鉴于社区图书馆的服务对象主要是社区居民，所以同其他类型的图书馆相比，社区图书馆的信息服务职能退居次要位置，取而代之的是其公共文化服务职能。正因为如此，努力提高社区图书馆的公共文化服务水平是使社区图书馆建设真正融入公共文化服务体系的重要举措。

最后，社区图书馆应该满足社区居民的文化信息需求。信息资源体现了社会图书馆的核心价值，在社区图书馆发展和建设中时刻不能脱离对信息资源价值的利用。社区图书馆要不断丰富馆藏资源，为居民提供一些与其生活息息相关的文化和科技信息，满足社区居民在就业、升学、购物、交通、餐饮、娱乐、医疗保健、旅游出行等方面的信息需求，需要着重指出的是，农村社区图书馆（农村书屋）在为农民提供文化科技服务方面有着更加重要的责任。

四、健康小屋

健康小屋简而言之就是社区公共卫生服务机构创立的，用于辅助社区居民进行健康管理、疾病预防以及健康促进的实体场所。健康小屋并不是传统意义上单纯的体检小屋，它通过配备全科医生及护士帮助居民或患者解答各类居民关心的健康问题，是在医疗体制改革中出现的一种新型的公共卫生服务，也是卫生系统的一项民生工程。积极推进社区健康小屋建设，对社区医院慢性病防治、早期规范干预和管理有举足轻重的意义。它为社区居民开展健康教育提供有利、固定的场所，利用社区医院的有限资源为社区居民健康教育提供一个相对固定的场所。社区医院的独特地理优势使得患者能够接受长期的跟踪随访，而在不断跟踪随访的过程中又能够不断提醒和规范患者的行为。慢性病防治是一个系统、复杂的工程，涉及个人、国家、环境等。利用健康小屋做好健康教育，为慢性病提供综合干预，是卫生系统健康教育工作的一支重要力量。让健康小屋真正成为居民身边的健康咨询员。同时，健康小屋完善了社区卫生服务中心"六位一体"的功能。社区卫生服务中心具有集"医疗、预防、保健、计划生育、健康教育、康复"六位一体功能，社区卫生服务中心在健康教育、预防、保健等方面一直以来比较薄弱，健康小屋的出现恰恰弥补了这一缺陷，它以健康教育为载体，在社区中倡导健康生活方式，让社区居民听得懂、学得会、用得上。完善了社区卫生服务中心"六位一体"功能。另外，健康小屋为社区居民参与慢性病管理提供切实可行的手段。慢性病管理一般是指实施基本公共卫生服务，社区居民参与积极性不高，而健康小屋主动邀请社区居民参与，对社区居民参与慢性病管理提供一个桥梁，对于社区慢性病管理起到了很好的补充作用，与现阶段国家积极推行的创建慢性病示范社区有机结合，做到两者相辅相成，为慢性病的早期发现、干预奠定基础。慢性病已成为危害居民健康的重大公共卫生问题，其特点为发病率高、致残率高、死亡率高、卫生费用支出率高和空置率低。随着社会经济水平的不断发展，如今社区居民对自身健康更加重视，健康小屋模式的推广和应用，提高了居民健康的自我管理，完善了社区疾病管理体系。实现了社区卫生服务逐渐从"发病后管理"向"发病前管理"的转变，从"单纯服务"向"全程健康干预"的转变。同时也增强了居民对社区卫生服务的认识，提升了社区卫生服务的影响力，提高了社区卫生服务机构的利用率。有助于提升社区卫生服务的内涵，为社区慢性病防控提供支持及保障。对增强居民健康生活水平、构建全民健康服务体系具有重要意义。

随着健康小屋的模式在全国各地推广开来，许多业内人士都认为健康小屋是卫生服务向医疗机构外延伸、衔接社区居民的重要举措，从而在健康档案的电子化、慢性病的管理以及健康的宣教等方面发挥了巨大影响，基于此，健康小屋的构建有助于提高社区公共卫生服务机构的服务效率及其在居民健康方面的影响力。健康小屋的业务流程如图 5-6 所示。

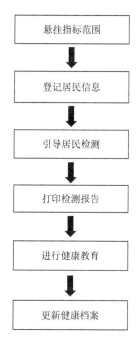

图 5-6　健康小屋的业务流程

　　图 5-6 所示的业务流程是对健康小屋实施得较为成熟的模式进行归纳概括出来的，但是全国各地大部分的健康小屋在实际运营中都没有完全进行该流程，只包含其中的一部分，除此之外，很多地方也针对当地居民的实际情况，摸索符合自己地域特征的健康小屋服务流程[83]。健康小屋的功能在于：第一，慢性病的筛查，健康小屋内配备常用的检查设施，包括测量体重、身高、血糖、血压、生化、心电图等的设备，一般配备一名护士及一名全科医生。全科医生通过对社区居民的全身体检，了解居民的身体状况，对居民健康进行全面评估。以此为基础，健康小屋可积极开展社区高危人群慢性病筛查，让高血压、糖尿病、冠心病等慢性病能及时被发现，为早期干预、治疗奠定基础，同时通过宣传教育，普及慢性病的预防、保健措施，提高居民对于慢性病的认识水平。第二，加强患者慢性病自我管理，有文献指出，个人对维护自己的健康负有直接责任，保持良好的健康状态首先要靠自身的努力，个人可以通过自我管理来达到保持健康、治疗疾病和康复的目的[84]。健康小屋则是主动邀请患者或居民共同参与，调动了患者进行疾病的自我参与、自我管理的积极性，且能够做到根据全科医生的要求进行定期随访、检查，发现问题及时干预、即时指导和实时追踪。健康小屋实行医患结合、主动参与的形式，实现了从以往的医生管理患者的主动-被动模式到目前的医患共同参与模式的转变。第三，个性化健康宣教功能，健康小屋内的全科医生可根据患者所患不同疾病，以疾病治疗知识为依据，转变居民的健康观念，同时注重个体化原则，制订个体化的预防方案，指导患者合理膳食、适量运动，安抚患者心理。提供糖尿病食物等价表，敦促戒烟限酒等健康行为的进行，解答患者的健康问题及疑虑。控制疾病发生的危险因素，以健康教育为基础，倡导居民树立健康的生活方式。第四，完善居民健康档案，随着家庭医生责任制实施的不断深入，建立完整健康档案的数量以及社区医院同居民的签约率成为家庭医生工作考核的主要指标之一。健康小屋的投入使用，使建立居民的电子健康档案并进行规范化管理更加方便与合理，避免了居民健康档案漏建、漏签、不健全等情况的发生。同时一旦发现健康问题或体检结果异常，能及时完善所存的健康档案，以便日后进行重点管理[105]。

第二节　虚　拟　空　间

一、电子健康档案

　　为了实现各系统之间的数据传输，首先要为电子健康档案系统建立一个基本的概念性的信息模型。这个模型基于"问题驱动"的方式来记录事件。执行这个模型的时候，着重记录干预行为并对结果进行评估，而不用去考虑是谁提供了这些服务。电子健康档案概念模型表现的是一个临床决策过程，抽象为以下过程，如图 5-7 所示。

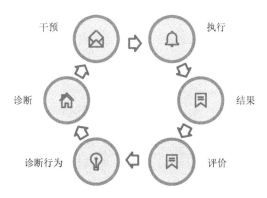

图 5-7　电子健康档案概念模型

一个常规的临床决策过程应该为："诊断行为"导致了一个"诊断"，"计划"产生一系列"干预"，当"干预"被"执行"时，改变了疾病的状态，"执行"这些"干预"所导致的后果，记录为"结果"，对"结果"的"评价"可以重新发动新一轮的诊断行为。

如图 5-8 所示，数据采集业务主要针对来自社区卫生服务机构中的各类卫生服务数据；用户认证包含了用户账号的注册、身份的验证、系统登录、权限分布等一系列过程，根据用户账号类型的不同，给予不同功能、模块的操作权限，从而实现特定的功能；数据录入是以标准化的格式将有关居民健康的数据录入系统数据库中；数据交换是电子健康档案的核心功能之一，用于实现互联互通、信息共享的目标；健康管理分为两个层面，其一在于健康维护，其二在于健康促进；系统管理是利用系统管理员的角色对整个电子健康档案系统在运行过程中的系统用户、软硬件设备进行监管以及维护。

电子健康档案的功能如下：第一是健康信息采集，通过与区健康网的连接，实现居民在本区医疗机构的就诊信息、医学检验信息与在社区卫生服务中心的健康档案的信息整合；第二是健康档案管理，健康档案所有者通过本系统提供的接口或界面，建立健康档案，查看和完善健康档案内容，打印健康档案；第三是健康信息加工，在健康信息存储和管理的基础上对电子健康档案进行数据挖掘，为社区居民提供个性化的健康服务，为医疗机构和政府主管部门提供各自所需的信息服务；第四是健康信息发布，提供公共健康信息的发布和健康教育服务；第五是数据服务接口管理，管理电子健康档案系统同其他系统的数据服务接口。

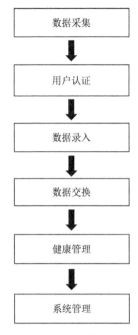

图 5-8　电子健康档案的业务流程

　　电子健康档案框架的完善应包括个人、家庭和社区三大部分。个人电子健康档案部分包括的内容有个人基本情况、健康问题描述、既往疾病记录、健康检查记录等；家庭电子健康档案部分包括的内容有家庭基本资料、家系图、家庭主要健康问题目录及其描述、家庭生活周期健康维护记录等；社区电子健康档案部分包括的内容有社区基本资料、社区卫生服务资源、社区卫生服务情况等。首先，目前社区建立的电子健康档案系统主要是个人电子健康档案，家庭电子健康档案和社区电子健康档案尚未建立，需进一步完善。其次，应不断完善专项档案功能。随着社区"医疗、预防、保健、计划生育、健康教育、康复"六位一体服务的深入开展和不断发展，在预防保健等工作中应用的一些专项档案的功能也需不断完善。最后，建立健全电子健康档案数据共享网络。如何使社区卫生服务中心成为控制疾病发生发展与控制医疗费用的"守门人"，如何将社区卫生服务中心不能够承担的难治疾病转到上级医疗机构，更好地实施双向转诊，一直是卫生管理部门探讨的问题。利用电子健康档案平台实现社区卫生服务中心与区级医院的信息互通，应用电子健康档案系统开展远程医疗、双向转诊服务是我们今后探索的方向。

二、居民健康门户

　　居民健康门户完善了国民体质监测与测定方式，深入社区和家庭对个人健康信息进行采集，并不断对丰富的测试数据进行统计、分析、整理，同时把个人生理指标与标准指标进行对照、比较等，实时对个人身体健康情况进行追踪并及时反馈个人的健康水平和建议的解决方式，为社区和家庭提供集居民信息管理、慢性病管理、健康咨询、知识科普、健康提升为一体的系统服务（图5-9），有效促进健康服务的信息化，可以为社区、个人提供优质、有效的健康服务，在一定程度上改善了我国个人体质的监测和治疗情况。

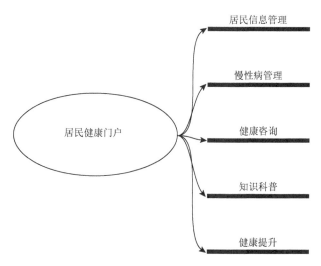

图5-9　居民健康门户的组成

　　如图5-9所示，第一是居民信息管理，包括被监测对象的基本个人信息、病历记录、各种医疗设备健康检测信息，甚至医疗财务信息等；第二是慢性病管理，个人慢性病信息收集主要针对高血压、骨密度、动脉硬化、糖尿病、肺功能五大类重要生理指标进行监测、评价和管理，针对已有疾病进行跟踪控制；第三是健康咨询，根据个人的健康状况进行疾病风险识别，并为个人提供有针对性的健康指导、关怀，使他们采取相应行动来降低疾病风险因素；第四是知识科普，提供膳食、身体活动等普遍性指导，形成健康的生活习惯和饮食习惯，降低疾病发生率，提高个人生活质量；第五是健康提升，提升社区居民的健康水平。

　　如图5-10所示，信息采集模块用以实现对所监控的区域内的社区健康生理检测信息进行收集、保存与显示。居民家庭和个人信息采集功能用以实现对区域内用户家庭与个人的生理检测信息进行收集、保存与显示。医疗机构的信息采集功能用以实现与医疗机构内部信息系统互联，完成系统之间的信息交互与传输功能。

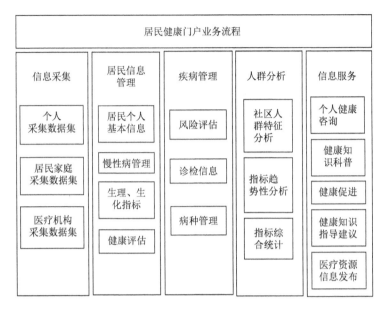

图 5-10　居民健康门户的业务流程

居民信息管理模块用以对采集的数据进行信息组织管理，将各类健康信息数据对应成医学生理指标，为其他模块奠定分析基础。

疾病管理模块用以实现通过对用户以及医疗机构所收集的患者生理检测信息进行评估与分析，对个体病例进行针对性的健康指导或治疗建议。同时完成对区域内的医疗机构诊断信息进行反馈与监护。

人群分析模块用以对监控区域内人群的健康信息进行分析与处理，包括各项特性分析，如健康、亚健康和疾病情况，以及不同的慢性病发病与治疗信息。同时该模块也完成对未来发展趋势的预测与建议，包括人群的健康情况、各种慢性病发病与治疗情况等。

鉴于对个体信息保护的原则，信息服务模块用以完成对不同个体的健康咨询信息的反馈、整体区域医疗资源信息的公示。信息服务模块具体表现为推广功能，即针对区域内人群特点所开展的个人健康科普信息的发布与饮食、锻炼等生活方式的建议。

居民健康门户为居民提供的服务应该包括以下方面。

（1）信息服务。下设提问回答、实时图书馆、用户指南、网站链接和资源目录 5 个二级栏目。提问回答可以为乳腺癌、白血病患者和 HIV 病毒感染者等提供常见问题的简要回答；实时图书馆可以提供有关疾病的学术论文全文；用户指南详细描述用户在就医过程中可能接触的各项服务，帮助用户判断服务质量；网站链接可以提供其他高质量网络信息源的链接；资源目录介绍本地或全国相关的健康服务机构。

（2）交流服务。下设讨论组和专家咨询 2 个二级栏目。讨论组类似于 BBS 服务，为患者及家庭提供信息。为保证信息的可信度，参与讨论的用户必须通过审查；专家咨询时请各类大型三级甲等医院信息服务部门的专家就用户提问进行解答。

（3）用户日记。用户日记即用户空间，在这里用户可利用分配的网络空间，记录个人及其家庭应对疾病和治疗的情况。

（4）分析服务。下设信息评价、健康追踪、辅助决策和认知行为处方 4 个二级栏目。信息评价，请专家辅助评价用户在疾病治疗过程中产生的重要信息；健康追踪，每 2 周向用户搜集一次健康信息，记录用户的健康状况；辅助决策，帮助用户进行各种医疗决策，并记录决策过程，以便利用信息评价服务来评价决策的效果和价值；认知行为处方，为因疾病而产生的抑郁、狂躁等心理问题的用户提供心理咨询。

三、健康网站

健康网站信息服务是信息服务的子概念，是指在网络环境下医疗服务行业利用计算机、通信和网络等现代化技术从事有关健康信息的采集、处理、存储、传递过程，以支持用户解决现实健康问题的一系列活动，其目的是给用户提供所需的健康信息产品和服务，以及健康相关问题的信息与知识需求。

如图 5-11 所示，健康网站信息服务模式是开展信息服务活动的工作模式，它是健康网站信息活动中各组成要素之间相互关系的组合，其构成要素可分为服务主体、服务客体、服务对象、服务平台、服务方式与策略。信息服务人员对信息内容及信息服务方式与策略具有控制能力，与信息用户能够相互影响、相互作用。信息用户需要通过健康网站的信息服务方式与策略来利用信息内容。而所有的这些活动都是在网站信息服务平台上发生的。

互联网技术和信息技术的迅猛发展使得网站的建立与信息的交流成本低廉。由于缺乏对健康网站的有效监管和权威的认证，人们对健康知识及相关健康信息的渴望催生了不计其数的健康网站。巨大的健康需求市场、极低的行业门槛、监管的缺位是国内健康网站无序发展的重要原因。由于缺乏足够的知识产品以及知识产权意识，国内健康网站的信息缺乏质量保证，同质性严重，很难寻找到能满足患者需要的健康网站。健康信息与人的生命健康密切相关，对专业性和准确性要求极高，同时医学知识的迅速发展需要大量的医疗、卫生方面的专家提供专业医学、健康信息。只有从源头上保证健康信息的质量，才能使健康网站成为使百姓放心的健康网站，促进人们的健康；反之健康网站将对人们的健康产生负面影响，甚至威胁到人们的健康和生命。据我们初步观察和对文献的研究发现，健康网站通常需要通过国际性的医学健康网站规范准则，如 Health on the Net

Foundation Code（HONCode）。目前国际上已有 6000 多个医学健康类网站通过了该准则，但国内尚无医疗、健康网站通过该标准的审查。20 世纪 90 年代，国外已开始了对医疗、健康网站内容质量的评价。它们在健康网站评价的理论和实践上进行了长期、艰苦的工作，并在行为规范、资格认证、评价工具、信息过滤和评价性元数据等方面取得了一定的成绩。建立了较为完善的健康网站评价体系，如 HONCode、Discern（健康网站的评价工具，英国）、Hi-Ethics（Health Internet Ethics）等。中国互联网起步晚且发展迅速，缺乏相关的研究和实践。健康网站的迅猛发展以及国内健康信息的传播、评价等理论和实践研究的匮乏，严重制约着我国健康网站的长远发展。

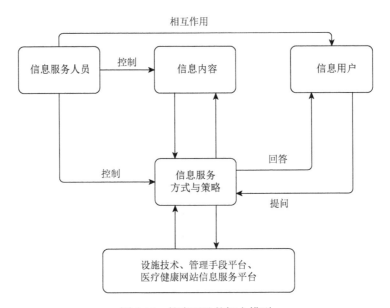

图 5-11　健康网站的概念模型

　　目前，健康网站也存在一些具体的问题，如健康网站的质量问题、综合评价的问题等。健康网站与人们的生命、健康息息相关。为广大群众提供真实可信的医疗、健康信息和科学的医疗、健康知识是对健康网站的最基本要求。目前我国健康网站的主要问题如下：①网站健康信息规模小，内容的深度与广度不足，更新慢；②网站健康传播内容的科学性不强，缺乏系统性和完整性；③信息的可信性不强；④网站的同质性、简单化明显；⑤部分网站存在伪健康、虚假医药广告、少儿不宜的内容等。

　　有关学者对我国 16 个健康网站进行了综合评价，但无一达到优秀标准。我们在谷歌搜索引擎中输入"健康网站"进行检索，检索出 214 000 000 多个中文网页。

在百度搜索引擎中输入"健康网站"进行检索，检索出 6 450 000 多个相关中文网页。随机在谷歌、百度的检索结果中各单击 50 个健康网站，发现其网站的主要问题有：网站版面设置雷同；网站的健康知识权威性无保障；健康相关信息不够准确（无及时更新）。对 Alexa（http://www.alexa.com）健康资讯类排名前 10 的我国医学健康网站（2011 年）和互联网周刊健康网站排名前 10 的网站的研究表明：其网站均由企业或公司建立；为营利性网站；健康相关的信息不够准确；健康知识来源、权威性不能保证；联系网络人员信息、赞助商信息、广告及编辑政策的诚信性等信息缺失。在隐私保护方面，飞华健康网设立有专门的页面详细描述隐私保护条款或隐私权声明以及如何处理访客信息等，而其他网站则未做关于隐私的说明。

对于将来健康网站的发展，有关专家提出了如下相关建议。

第一，建立健康网站的准则。目前我国的健康网站在网站质量、规范等方面还存在较多问题，与国外通行的网络评价准则还有很大的差距。对于如何提高我国健康网站的质量，我们认为 HONCode 为我国健康网站质量的改进和管理提供了很好的借鉴。HONCode 要求健康网站必须遵守以下原则：①权威性。所有医学建议都要来自医学专业人员。②补充性。网站提供的信息旨在推动和改善医患关系，而非取代这些关系。③保密性。网站对患者/网站访问者的相关资料严格保密。④归源性。明确指出信息资源来源。⑤合理性。网站必须对给出的疗法或商品的益处和功用予以证明。⑥透明度。用户很容易找到作者和网站管理员的信息和联系方式。⑦资金公开。明确资金来源。⑧广告及编辑政策。广告和编辑内容清晰分开。

第二，构建以公立医院为主体的健康网站。公立医院是中国健康、医疗服务体系的主体，是体现公益性、解决基本医疗问题、缓解人民群众看病就医困难的主体。由于公立医院在技术、人才及数量上的绝对优势，它们也应该成为医疗、健康知识传播的主体。学术型健康网站可以确保医疗、健康信息和知识的科学性、准确性、指导性。只有非营利性健康网站才可能杜绝网站中的虚假信息、广告。通过对比发现，我国的健康网站没有达到 HONCode 的基本原则。按健康网站国际通行标准，建立中国的健康网站和非营利性的健康网站模式将是我国健康网站发展的方向和模式。健康传播网站的研发、维护和运营需要长期稳定的资金投入，只有这样才能保障健康资源的科学性和可靠性。因此，健康传播网站的建设需要政府的大力支持，发达国家政府资助的健康网站运营模式值得我们探讨和借鉴。

第三，将医疗、健康网站的建设纳入卫生事业发展规划。随着信息技术和互联网技术的迅猛发展，医疗、健康网站在普及健康知识、提升公众健康素养、促进人类健康和预防疾病中起着越来越重要的作用。网络已成为人们获取健康咨询的主要方法和便捷方法。将医疗、健康网站的建设、管理和发展纳入国家卫生事业发展规划,对国民健康素质的提高,缓解看病贵、看病难的问题有重要的现实意义。如何构建医疗、健康网站的顶层设计是政府需要认真面对、解决的重大问题,只有这样才能为民众提供及时、科学、全面、准确的健康信息。通过对中国健康网站的不同层面的研究发现,我国健康网站质量存在较多问题,且无基本的健康网站道德规范和行业标准。我们认为了解、推广、遵守 HONCode 和进行严格的监管是我国健康网站得以健康发展的保证,建立非营利性的健康网站是今后健康网站发展的重点。培养具有较高科学素养、医学知识和社会责任的健康网站的管理者是关键。

第四,融合政府卫生健康网站的信息资源。政府健康网站是非营利性的,以人群健康为核心,传播健康理念和促进健康生活。对比来看,我国政府健康网站也为公众提供了较为丰富的有关健康的各类资源,但在综合性、系统性、实用性上都与国外同类网站有一定差距。政府应始终明确网站的定位和宗旨,引导健康网站提供准确的、可信的健康信息,提升互联网健康信息传递的水平和质量,确保网站健康信息的可信度、指导性和权威性。

第五,明确健康网站健康资源的功能与服务。卫生行政部门的健康网站要发挥为区域市民提供健康教育的职能,相关健康和疾病的科普知识是其中的重要内容之一。在功能和形式上,国内健康网站的形式较为单一,多为文本信息的提供,趣味性和多样性不足。通过网络来对用户进行健康管理很少见。建议健康网站考虑网站内容的实用性和可用性,注重开发可用的健康管理功能,使市民真正掌握健康自我管理的技能,促进指导其健康技能的养成。因此,应从用户需求出发,把握受众心理、加强与公众的互动等,建立有自己特色的健康网站。健康网站的互动形式如下:可以在健康网站上建立常规性的受众调查和热点问题调查,可以强化或改变传播策略,避免信息同质化;同时还可以调动网络用户参与调查的积极性,整合网络调查和用户反馈内容,将这种互动内容合并到相关的新闻中,让用户反馈和网络调查丰富信息内容,从而达到良好的传播效果;还可以发展个性化定制服务技术,按用户要求定制特殊用户界面技术,是用户组织数字化信息资源的理想方法,是适应用户多样化需求的重要手段。通过信息化手段提高市民健康素养,是适应信息时代的必然要求。政府卫生健康网站的信息服务是实现这一目标的手段之一。随着各地信息化建设的快速发展,在依托卫生服务网络和城市区域化卫生信息管理平台的基础上,应同时注重健康服务信息与市民之间的沟通和交互。政府权威机构的健康网站应在提供健康教育信息方面进一步加强建设,尤其是专业健康教育机构应该发挥其资源优势,充分利用网络,发挥出健康传播的积极效应。

四、医学数字图书馆

医学数字图书馆在提供健康信息服务中具有无可争议的地位，主要为公众提供健康信息查询服务。借鉴数字图书馆的建设理念，建立远程学习健康网络，实现远程健康教育和培训，方便公众随时随地获取权威的健康教育信息。数字化健康教育中心需要紧密联系公众生活，及时了解公众健康和安全问题的最新信息，为公众提供自主学习和继续教育的机会。如图 5-12 所示，医学数字图书馆概念模型自下而上分为 3 层，分别为资源层、服务层以及用户层。

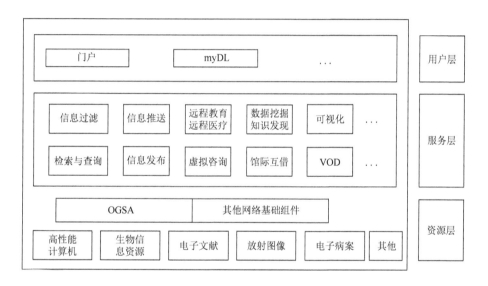

图 5-12　医学数字图书馆概念模型

myDL 为我的数字图书馆（my digital library）；VOD 为视频点播（video on demand）；OGSA 为开放网络服务构架（open grid service architecture）

（1）资源层，目前医学院校图书馆网站上可提供的资源类型还很单一、数量品种较少。我们设想的医学数字图书馆网络的底层资源来自不同类型、不同结构，可来自电子期刊、电子图书上的研究论文，也可直接来自临床检测数据或放射图像，包括电子文献、数据库、联合目录、随书光盘、图像资源、视听资料、电子病案等，也包括医用仪器设备、高性能计算机、专家资源等。构建医学数字图书馆要注重立体资源的整合。首先，自购数据库。医学数字图书馆根据用户使用偏好及数据库访问量，选择购买最常用的数据库供本图书馆用户使用，如中国知识仓库医学专题全文数据库、CBMdisc、Medline、Williams & Wilkins、EM（荷兰医学文摘）、Ovid 循证医学数据库、Primal Pictures 3D 人体解剖模型库等。其次，要注重与其他单位资源共享。医学数字图书馆与国内知名医学院校建立资源共享通道，通过互联网、电子邮件等馆际互借的方式，弥补本单位资源不足和解决来自用户的特殊需求。最后，收集互联网资源。许多科研机构及数据库将资源共享在互联网上，但资源分散，用户查找不便。医学数字图书馆将其归类整理，并链接整合在医学数字图书馆上，便于用户利用国家科技图书文献中心与英国查尔斯沃思公司合作开通的期刊全文，以及 PubMed 美国国立医学图书馆编制的规模最大、使用频率最高的免费的医学题录型数据库等。

（2）服务层，在服务层我们把服务分为两个层面：普通的、常规的服务，如检索与查询、信息发布等；高级的、增值的服务，如知识发现、可视化等。例如，从隐含的信息、无关的数据中发现新的关联，对查询的结果进行自动识别、筛选等。这就需要将来的医学数字图书馆提高自身的服务能力。我们把这些服务的实现抽象为几种管理的集成，如图 5-12 所示。这些模块之间具有相对的功能独立性和完整性，但彼此是交互的。模块之间的关系可以归纳为数据依赖关系、调用关系等，具体体现为模块之间的数据交换。

（3）用户层，潜在使用生物医学数字资源的用户十分广泛，有科研人员、医务人员、卫生事业管理人员等。为了提高资源利用率，医学院校图书馆网站上的数字资源不应该只局限于内部人员的使用。在网络环境下，我们可以通过一定的用户管理机制有偿地对外开放。我们设想的医学数字图书馆网络门户是十分友善的，是开放互动的。用户可来自不同的机构，包括政府部门、高校、科研机构、医疗机构、医药公司等；用户也可来自不同的地域，本地的、外省的、国外的都可以；用户可以是普通用户，也可以是专业用户。我们还可以根据用户的学科、兴趣和特定需求，提供个性化的服务。

如图 5-13 和图 5-14 所示，医学数字图书馆的网络服务模式有两种：被动式信息服务模式和主动式信息服务模式。被动式信息服务模式是以馆员为中心的信息服务模式，这种服务模式是一种以图书馆的馆员（信息服务人员）为中心的服务，并不将用户的信息需求放在首位，用户对信息的获取完全取决于信息服务人员（馆员），用户只用对所提供的信息被动地接受。这种服务模式是为了通过图书馆内部改革来提高效率，没有考虑到服务的质量。主动式信息服务模式则是根据用户的信息需求来提供信息服务，以用户为中心来提供信息服务，主要实现用户信息服务的个性化。用户对信息服务的评价取决于信息提供者是否能够提供用户所需要的信息和获取这种信息的难易程度。主动式信息服务模式可以通过加强在这两方面的研究来提高用户对医学数字图书馆信息服务的满意度。

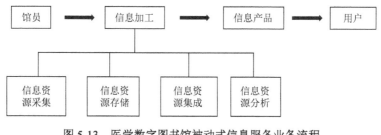

图 5-13 医学数字图书馆被动式信息服务业务流程

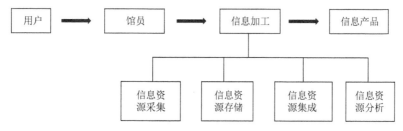

图 5-14 医学数字图书馆主动式信息服务业务流程

如图 5-15 所示，医学数字图书馆的核心竞争力主要表现在针对用户的个性化服务上，现今使用的 MyLibrary 服务、个性化推送服务等都将继续被保留，并将极大地得到扩展，在满足用户各种需求的过程中更加注重人性化设计。著名的医学数字图书馆网络项目 DILIGENT 就把支持与创建个人虚拟医学数字图书馆作为网络环境下医学数字图书馆的核心功能进行重点研究与建设。总体来说，如图 5-15 所示，在网络环境下医学数字图书馆的功能框架是以个性化服务为中心的，集资源组织、资源发现和控制访问于一体。

对于医务人员、医学生而言，医学数字图书馆产生的原因之一是医疗工作人员整日忙于科研与工作，没有时间获取和查找医学书籍，难以利用大量散乱的临床实践和医学文献。医学数字图书馆可为循证医学的开展提供最佳证据，为循证医学的迅速发展提供最有力的支持。医学数字图书馆拥有较全的数据库资源、网络资源和高素质的图书馆馆员，可以帮助临床医生或者医疗科研人员快速从大量的文献资源中查找出解决问题的最佳方式。

医学数字图书馆的信息服务内容根据用户的需求由浅至深可分为：文献传递（指定文献或信息的下载）→文献检索（用户给予检索词的文献的检索和下载）→单次某领域文献查找和信息总结（简称查新和单次定题服务，项目或课题的查新或单次定题服务或对某课题的单次信息服务等）→长期某一研究方向的文献跟踪和信息总结（简称长期定题服务，定题服务、情报信息服务和智囊团服务等）。这些服务从时间和内容上来说是逐级由短变长的，下面我们对各个服务层次进行详细描述。

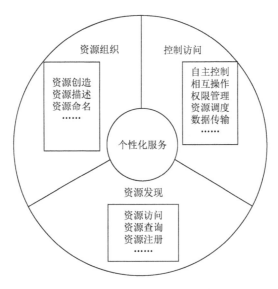

图 5-15　医学数字图书馆功能

（1）文献传递。文献传递是应用户要求将所需的特定已知文献（复制件），由图书馆等资料供应者在规定时间内，在费用合理的条件下，用有效的方式从文献源直接或间接提供给最终使用者的一种服务。文献传递是比较初级的信息服务，用户告知信息服务提供者所需文献的题名、作者、出处和年卷页信息就可以很快获得这些文献。

（2）文献检索。文献检索是根据用户所提供的检索词检索文献，并根据检索词和用户需求的文献数量提取相关的文献，下载或复制文献全文并提供给用户的工作。文献检索比文献传递服务更深一层，信息服务提供者需要根据用户的检索词适当地挑选文献或跟用户沟通以获知用户需要的文献，并进行下载或复印。

（3）查新和单次定题服务。查新是依照有关政策法规和规定程序，根据委托项目的内容实质，对相关文献筛定后进行内容的对比分析和综合分析，以客观事实评判项目的新颖性。查新工作为科研立项，以及科技成果的鉴定、评估、验收、转化、奖励等提供客观依据，为科技人员进行研究开发提供可靠而丰富的信息。单次定题服务是指用户提出查找某研究领域的文献或信息并需要给出分析报告的服务，这项服务所提供的文献或信息为用户提供需求时间以前的检索范围内的所有文献或信息的总结，服务是单次的。单次定题服务和查新有些类似，都是单次地对一定领域的信息进行分析，区别在于查新是根据指定项目的内容或文章查找除此项目以外的该领域的文献，并比较指定项目和查找出的文献，给出分析报告；单次定题服务则是给检索范围内的用户指定研究领域内的所有文献的分析报告，给用户以研究指导，帮助用户了解该研究领域的整个情况并发掘该领域新的研究方向。

（4）长期定题服务。长期定题服务是指信息机构和用户有较长期的服务合作，时时跟踪该领域的研究情况，跟踪该领域的文献、讲座、报告和会议等信息，在一定时期内给用户提供该领域的信息分析报告，在一定信息积累的基础上能给予用户一定的信息指导。长期定题服务是查新或单次定题服务的延伸。

为了更好地服务各类用户，更好地建设医学数字图书馆，我们有以下建议。

（1）统一规划、合理布局。在构建医学数字图书馆的过程中一定要遵循统一规划、合理布局的原则。医学数字图书馆的建设是一项投入大、周期长、涉及面广、技术含量高、影响深远的系统工程，必须进行科学的规划和论证。要在全国范围内建立一个统一的、跨地区的、跨系统的专业化权威实体（这个实体可以是具有业务功能的医学信息服务联合体，如国家医学图书馆，也可以是纯粹的管理协调机构，如全国医学数字图书馆建设指挥中心），对医学数字图书馆的资源进行协调与布局，制定和推行统一的技术标准，主持和监督建设项目的实施。同时，在各地区建立相应的管理机构或组织，形成一个以国家医学图书馆为中心，以地区中心馆、省市中心馆、行业中心馆为主体的医学数字信息资源的共建共享网络，协调各方面的人力、物力、财力，加快我国医学数字图书馆的建设步伐。

（2）多途径联合开发医学信息资源。经过多年的发展与积累，我国已有相当数量的数字化医学信息资源。这些资源正被越来越多的医学工作者所熟悉和利用。一方面，我们不能完全忽视这些信息资源的客观存在，而在全新的基础上构建医学数字图书馆，否则会造成资源的重复建设和浪费；另一方面，我们要清醒地认识到现有资源存在的问题与不足，不仅在文献的数量、品种、类型等方面无法充分满足医学信息用户的需求，更重要的是在揭示信息的深度和标准化方面存在瑕疵，无法真正达到数字化信息资源的要求。因此，我们必须抱着实事求是的态度，既要尊重现实，又要预见未来。要充分发挥现有资源及开发这些资源的机构、人才、机制的作用，将其作为建构医学数字图书馆的基础。同时要针对现有资源存在的问题进行分析研究，向开发商提出改进的办法和途径。要及时制定和推行数字化信息标准，引导开发商按统一的标准生产医学数字信息产品。要积极探索产、学、研相结合的医学信息开发模式，走多途径联合开发医学信息资源的路子，在资金、人才和市场等方面加强沟通与合作，加快信息资源建设的步伐。

（3）推行统一的生物医学元数据规范。元数据规范是数字图书馆描述和组织信息资源的技术标准。目前，国外已有多种元数据规范，最著名的莫过于都柏林元数据（Dublin Core，DC）。经过多年的演变和发展，DC 现已成为拥有 15 个核心元素的数据集，被各国数字图书馆广泛使用。国际上还没有统一标准的医学元数据集，美国于 1998 年提出了医学核心元数据（Medical Core Metadata，MC），主要为医学研究者提供更有效的检索方法；法国研发了 CISMeF（Catalog et Index de Sites Medicaux Francophones），用于法国 Internet 医学资源联机目录和索引的编制；

日本提出了循证医学信息元数据（Metadata for Evidence based Medicine Resources，EBM Metadata），虽然这些元数据集都是基于 DC 的，但内容结构和元素语义都不大相同。我国的生物医学元数据规范的制定可以选择的路径有两条：一是对国外现有的医学元数据集进行汉化处理，进行必要的修改后作为我国的医学元数据规范；二是在充分研究其他国家的元数据规范的基础上，结合国内实际，独立开发我国的生物医学元数据集。无论选择哪一种方式，都必须尽快行动，争取早日推出我国统一的生物医学元数据规范，防止多种异构信息资源的大量涌现。

（4）加强高素质人才的培养。决定我国医学数字图书馆建设成败的关键，归根结底是人才因素。网络通信技术的飞速发展及其在数字图书馆领域的广泛应用，网络信息资源的指数化增长，网络信息计量学的研究和生物医学元数据规范的制定与推行，都需要有高素质的人才作为支撑。必须充分利用现有的医学信息人才培养基地，合理调整专业结构和层次，进一步加大高层次人才的培养力度。整合教育资源，在不断扩大医学信息专业本科和硕士研究生教育规模的基础上，通过联合申报共同培养等方式，培养更多的医学信息博士研究生，以满足我国医学数字图书馆建设与服务的需要。

五、医学知识库

知识库是知识工程中结构化、易操作、易利用、全面有组织的知识集群，是针对某一领域问题求解的需要，采用若干知识的表示方式在计算机存储器中存储、组织、管理和使用且互相联系的知识集合。处在当今信息爆炸的时代，知识库的产生使信息和知识有序化，促进知识共享和交流。知识库可以从海量信息中发现有价值的知识，这一知识发现的过程是知识库区别于一般数据库的重要特征。近年来，国内外不少研究者开始注重开发知识库系统的智能性，从文献型知识库到知识集成型的专题知识库，再到具备知识发现功能的智能决策型知识库，是知识库发展的必由之路。

医学知识库是针对卫生专业人员而设置的信息库。其中中国人民解放军医学图书馆研发的中国疾病知识总库，是一个面向临床医药学专业人员，同时兼顾大众的医学专业图书、期刊型知识服务系统。万方医学网提供的临床诊疗知识库是以疾病、症状、检查、药品、指南和病例报告为基础，通过整合设计，关联知识点，方便医生查找相关知识及病例报告，辅助医生临床诊断的知识服务系统。以上医学知识库为临床诊疗和研究提供的知识服务源于可直接利用的知识，不需要进行知识识别和知识推理。近年来，随着知识库开发技术的不断提高，各种基于临床病历和专科专病治疗的专题知识库已在医学领域内逐步应用，具备知识推理和知识发现的智能决策型医学知识库正成为研究热点。

一般来讲，医学知识库的主要知识来自现代医学，目的是给临床医生提供诊疗过程中所需要的各种知识，建立与疾病诊断、治疗、检查、预后等相关的各类知识库，并在此基础上建立医学辅助诊疗入口。

知识库提供了包含收集知识、处理知识以及存储知识在内的服务功能，并在此基础之上提供知识管理与知识服务。自有关知识库的理念引入我国以来，各行各业、各机构部门都展开对行业领域内知识库的探索，并取得了相关的成果。医疗行业也并不例外，而正是医疗本身的复杂性以及医学知识的专业性使得医学知识库的构建有了用武之地，一般认为医疗领域存在两种类型的知识[106]：一类是科学知识，即纳入教材、著作体系之中，经过证明且公认的知识、理论以及推理；另一类则是经验知识，即大多存储于医护人员头脑之中，反复积累而成的临床经验、见解或者观点。然而在医务人员实际的活动之中，这两类知识并不是孤立存在的，而是需要相互支撑、印证的。将这些知识通过标准化的结构存储于计算机中，通过一定的逻辑算法将这些知识应用于实践，辅助医护人员的诊疗活动，则可以大大减轻其工作负担，同时提高工作效率，减少误诊、漏诊情况的发生，这也是创立医学知识库的原因与初衷。

从图 5-16 所示的现有体系来看，我国医学分为现代医学以及传统医学两大主干体系，所以医学知识库也顺应这两条分支来着手构建。

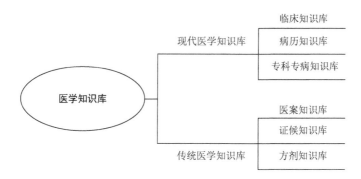

图 5-16　医学知识库概念模型

现代医学知识库主要分为临床知识库、病历知识库以及专科专病知识库三大类。

（1）临床知识库，临床知识库主要是为临床实践的医护工作人员提供医学知识服务，从而辅助临床疾病的诊疗活动。临床路径信息化使临床路径能集成到临床工作流中，满足患者的个性化医疗需求，这是纸质化临床路径所不能比拟的。临床路径信息化的建立需要 3 个部分：①临床路径信息化流程设计；②与现有医院信息管理系统的数据接口；③临床路径知识库的建立。

临床路径知识库的建立是真正实现临床路径信息化的关键，以知识库为核心的临床路径应用不再是"静态"的死路径，而是能够动态适应、根据患者个性化特征自动调整的最优路径。我国临床知识库的构建研究尚处于初级开发阶段，重要步骤是针对不同病种建立基于本体的临床路径知识分类体系，目前多采用 Protégé 对临床路径的知识本体进行编辑。冯贞贞和郑西川[107]整理收集了现有临床疾病的基础知识，归纳出如图 5-17 所示的临床知识库概念模型，并以此为基础，通过本体来完成临床知识库的构建。

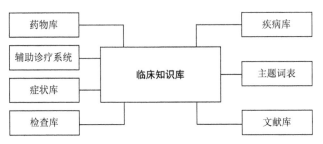

图 5-17　临床知识库概念模型

（2）病历知识库，病历知识库的构建在我国刚刚起步，是开发电子病历软件和临床应用辅助专家系统的基础。病历知识库分为事实库和规则库两类[108]。事实库是临床诊断和病历所涉及领域中的内容，如部位库、症状库、时间库等，是为规则库服务的。规则库是病历各种关系规则的集合，包括不同格式病历内容之间的关系、各种事实库之间的关系等，如部位与症状的关系、症状与疾病的关系等。沈亚诚和舒忠梅[109]在现有规范化病历的分析基础之上构建了如图 5-18 所示的病历知识库。

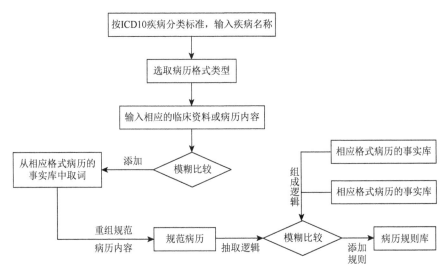

图 5-18　病历知识库概念模型

（3）专科专病知识库，专科专病知识库是对某类疾病或单一病种的诊疗知识进行采集、分类、标注、编辑后形成的知识管理系统，知识来源于专题文献、网络资源或临床专家经验等，专科专病知识库建立后可用于临床专科疾病的辅助诊疗决策。我国专科专病知识库正处于开发阶段，已陆续有以传染病、心血管疾病及外科疾病等为专题的知识库构建研究。

传统医学知识库主要分为医案知识库、证候知识库以及方剂知识库。

（1）医案知识库，医案中蕴藏了著名老中医丰富的诊疗经验，但如何将这些隐性的经验知识显性化，将宝贵的诊疗经验转化为可共享、可直接用于临床诊疗的中医知识，正是建立中医医案知识库的价值所在。李敬华等[110]以著名老中医关于脾胃病的病案为实例，通过自然语言处理中的分词、标注等技术对中医医案进行预处理，完成数据源的规范化采集，建立中医脾胃病知识本体库和诊断规则库。

（2）证候知识库，近几年来基于本体的知识库构建成为医学领域的研究热点，有研究者提出基于本体的思想和方法构建中医证候知识库，尝试通过建立证候本体概念体系，解决证候分类的客观化和标准化问题。该研究刚刚起步，还有很多有待完善之处，但基于本体的概念技术构建中医证候知识库这一思路，为揭示证候本质的规范化研究提供了科学、可行的模式。

（3）方剂知识库，自 20 世纪 80 年代以来，中药方剂数据库建设在我国逐渐开展并取得了一定的成果，初步实现了中药方剂信息数字化，各种不同类型的中药数据库已初具规模[111]。刘晓峰等[112]提出了中医处方智能分析系统，其实质就是构建中医方剂量化分析的知识库模型。

第三节 我国卫生体系中社区管理模式对信息空间理论的适应性

我国社区建设起步较晚，且由于经济发展不平衡以及各地千差万别的地方背景等，在全国很多地区都还没有形成一种既适合国家大环境又能与地方背景高度协调的有效社区管理模式。选择合理的社区管理模式对社区的发展和功能实现具有重要的作用，需要按照一套科学、客观的标准，对管理模式的适应性进行分析比较，在此基础上进行科学选择。

在卫生体系方面，当前我国的社区卫生管理体系可以分为以下四种模式。

一、设立社区卫生服务管理中心

社区卫生服务管理中心的管理方式主要包括以下四个方面。

（1）社区卫生服务管理中心直属卫生健康局管理，这是各地采取的主要管理方式，社区卫生服务管理中心属卫生健康局下设的预算制的具有独立法人的全额事业单位。如北京东城区、北京石景山区、大连沙河口区、深圳宝安区卫生健康局等就采用了这种方式。其主要目的是保证社区卫生服务的规范化管理，进而做到人员、财务、药品和医疗质量等方面对社区卫生服务中心（站）的统一管理。

社区卫生服务管理中心的主要职能包括：对辖区内社区卫生服务机构财务管理的监督、人力资源的准入和业务培训、技术标准的采用和服务领域或项目（服务包）的选择、药品和耗材以及非核心业务的统一采购与集中配送、卫生服务质量的监督管理等[113]。

这种方式的主要特点是：在财务管理上实行收支两条线。实行收支两条线管理的基本思想是实行财务人员派出制。各服务中心和服务站只配备收银出纳人员，由区级社区卫生服务管理中心负责收缴与返还。收入减支出的不足部分由政府进行补贴。收入减支出的盈余部分用于社区卫生事业发展。把各社区卫生服务中心的所有收入、预防保健经费和医保预付资金全部纳入内部预算管理，取消社区卫生服务中心预算外资金的结余留用。加强成本核算，对各社区卫生服务中心的支出按照标准和实际成本进行补偿。严格控制和确定社区卫生服务的总成本，保障社区卫生服务基本运作的资金平衡，最大限度地保障社区卫生服务运行并提供公共卫生服务。在药品管理上实行部分药品零差价销售。在实行收支两条线的基础上，收入部分全部上缴，支出部分全部由政府承担。医院对医生不再按照经济收入的多少来考核、发放奖金，而是按照工作数量、工作质量和群众满意度三项指标进行考核，并把群众满意度作为发放奖金的主要依据。

在组织管理上成立管理理事会。为加强社区卫生服务的多部门合作和决策能力，有的地方，如深圳宝安区，成立了由卫生、民政、社保、街道办事处等主要领导组成的理事会，按照理事会章程，决定社区卫生服务管理的重要决策、人事任免等重大事项。深圳宝安区为了规范社区卫生服务的药品、耗材等进货渠道，保证质优价廉，还成立了物流服务中心，负责计划、采购、仓储和配送管理，负责药品、低值易耗品、一次性医疗用品以及办公耗材等物品的招标采购、配送及验收；协调检验样本的送检和报告等工作。

（2）社区卫生服务管理中心隶属卫生健康局某一级科室管理，如隶属于基妇科或其他科室。将社区卫生服务管理中心设在卫生健康局某一科室，专人负责管理工作。这也是对社区卫生服务管理的一种职能分工。例如，银川市以前是哪家医院成立社区卫生机构，就由哪家医院管理。每个医院的管理各不一样，其中社区卫生服务人员工资的含义、概念、项目都不一样。现在将新成立的社区卫生服务管理中心挂靠在市卫生健康局基妇科，统一管理全市的社区卫生机构。其中，将社区卫生服务人员的月工资定为 13 项内容 1700 元左右，由财政拨到医院。医院不得克扣及重新分配。社区卫生服务人员的收入主要有 4 个部分：全额工资；公共卫生服务量，即由政府购买的业务量；贫困人口医疗救助，也是政府购买的服务；基本医疗操作，包括治疗、检查费用等。

（3）社区卫生服务管理中心从卫生健康局剥离，独立设置，作为独立的政府行政部门或事业单位。社区卫生服务发展至今，模式不一、参差不齐、莫衷一是，没有实现其根本性质和内涵的要求，多年来一直在艰难地向前挪进，甚至很多地方仅作形式上的转变。社区卫生服务机构，作为一种基层医疗卫生服务机构，也存在与其他医疗机构同样的困惑和问题。大部分社区卫生服务机构自己承担沉重的房租，没有合理的补偿，只能靠自己的经营收入来维持运行。这样的机制怎能保证把社区卫生服务真正的内涵落到实处呢?卫生行政部门也苦于财力而爱莫能助。

（4）社区卫生服务管理中心隶属地方街道社区服务管理中心管理。在街道社区服务管理中心成立社区卫生服务管理中心是基于以下情况实现的。在某些地方，如北京东城区和平里街道办事处，政府为了确保街道办事处在政府失灵和市场失灵下的某些社会职能，如社保、环卫、绿化、敬老和文体等社会职能，将原街道办事处下的社区卫生服务中心、社区文体中心、社保中心、环卫所、绿化办和敬老院等事业单位分离。

二、行业分散管理

分散管理，即属于医院设置的社区卫生服务中心（站）由医院自行管理，不同的医院有自己不同的管理方式。企业和社会办的社区卫生服务站也按照自己的管理方式运营。地方卫生行政部门负责验收、准入、业务指导、督训、医疗纠纷等的管理。

这种管理模式的特点是在政策上享受国家规定的社区卫生服务优惠政策。在补偿机制上，政府不承担公共卫生等投入。所有投入由主办单位、个人或集体以股份形式承担；在运行模式上，是市场化运作，不以区域卫生规划为基准，各单位蜂拥而上，抢占市场，以经济收入为追求目标；在服务内容上，以医疗服务和专科特色为主，预防、公共卫生、健康教育等业务比较少。在本质上，这种方式与个体诊所差别不大，只不过享受比个体诊所更优惠的政策待遇。这种方式造成了社区卫生服务市场的无序竞争，甚至有的地方相隔不过 100m 就有两家社区卫生服务机构。容易出现这边倒闭那边开业的现象，社区居民最终从中受益不大。

三、社区卫生服务中心（站）一体化管理

这种管理模式在县级地区比较典型，类似乡卫生院、村卫生室人财物一体化管理模式。一般来说，在县城的医疗机构中，只有一家社区卫生服务中心，由原

来的县城辖区乡镇卫生院功能转变而成。在业务和行政上仍隶属卫生健康局管理。由于地理位置的特殊性，这种类型的社区卫生服务机构在县城不同公立、私立和民营医疗机构的夹缝中生存，医院发展比较困难。为发展社区卫生服务，拓展医疗业务，分流冗余人员，提高中心效率。社区卫生服务中心在自己所辖范围内设置了若干社区卫生服务站。按要求开展社区卫生服务工作。其行政、业务、财务、人员等方面仍归社区卫生服务中心统一管理。由社区卫生服务中心根据经营情况和绩效考核决定人员的报酬与奖惩。社区卫生服务站实际上是社区卫生服务中心的一个综合性科室。这种模式有的地方比较宽松，不是严格意义上的一体化。

四、委托经营（管理）

这种管理模式是在卫生健康局的组织下，以招标或其他方式委托某一机构或组织经营管理社区卫生服务，地方政府和卫生行政部门为社区卫生服务提供可发展的、宽松的政策环境。地方政府不承担公共卫生等投入，而是由委托机构自行负责，若遇到特殊突发性公共卫生等事件，由地方政府视具体情况进行财政投入。

第四节　本　章　小　结

本章从实体空间、虚拟空间以及我国卫生体系中社区管理模式对信息空间理论的适应性进行了分析，通过分析当今医疗卫生形式、信息技术特点对现有资源进行梳理，使健康信息空间服务理念能更好地匹配当前卫生体系。其中，我国当前的卫生服务实体空间的形式包括社区卫生信息平台、社区健康教育平台、社区图书馆、健康小屋等；虚拟空间则涵盖电子健康档案、居民健康门户、健康网站、医学数字图书馆、医学知识库等形式。

实体空间中社区卫生信息平台能高效地对居民的健康信息进行实时监测、采集、分析、评估以及干预等，为居民的健康管理、医疗卫生机构和社区卫生服务中心的临床决策等有效的健康干预提供数据支持；社区健康教育宣传平台、社区图书馆以及健康小屋则更为注重增强居民的健康管理意识、提升居民的健康认知水平以及提高居民的公共健康文化素养层面。虚拟空间中涵盖的电子健康档案与居民健康门户均可对居民健康数据进行管理，不同之处在于电子健康档案是实体空间中社区卫生信息平台的重要健康数据管理单元，其目标对象可上升到家庭、社区，而居民健康门户则以居民为主体，并以居民体质监测与测定作为主要任务对居民健康信息进行管理。对于虚拟空间中的健康网站、医学数字图书馆以及医学知识库，本章则以不同医学专业程度的模式进行了介绍，健康网站提供的健康信息泛而广，由于内容质量参差不齐也存在诸多问题，本章对其存在的优势进行了细致分析，并提出了相关建议；医学数字图书馆是比健康网站更为专业的虚拟资源平台，其所涵盖的健康信息更为权威，使用门槛相对更高，其用户一般为医学相关用户，但由于其专业和应用性质不同而存在不同需求，医学数字图书馆可进一步面向不同用户需求提升使用效率；医学知识库可作为医学数字图书馆的提升版本，类型繁多，面向卫生专业人员，依据我国医学体系一般可从现代医学与传统医学两个方面进行构建。

此外，本章还对实体空间与虚拟空间中的对象进行了概念模型、业务流程、功能应用等的剖析，实体空间与虚拟空间模式所强调的为实体资源与虚拟资源的规划与有效整合，通过分析我国卫生体系社区管理模式发现，其对于健康信息空间中的实体空间（设备、场所等）与虚拟空间（服务对象、服务项目、服务内容、服务方式、服务流程等）具有适应性，因此可以根据信息空间理论及构建步骤对我国社区进行健康信息空间设计。

第六章 我国社区健康信息空间服务内容设计

社区健康信息空间服务内容设计就是结合社区卫生信息服务业务和居民日益增长的健康信息需求，将社区传统卫生服务内容与互联网数据平台有机结合，制订健康信息服务的内容和方式。健康信息服务内容设计的目的是重新整合卫生信息资源分配方式，优化社区健康信息服务的方式和内容，最大化实现社区居民健康的管理和改善。健康信息空间服务的组织者和监督者分别为社区卫生服务中心和政府卫生监管部门，健康信息的接受者主要为社区健康人群、亚健康人群、高危人群与重点保护人群和患者；健康信息服务内容涉及疾病预防、健康保健和医疗服务等。

根据我国社区卫生服务中心"医疗、预防、保健、计划生育、健康教育、康复"六位一体的综合服务职责，按照提供服务的具体内容可以将社区健康信息空间服务内容分为四大类：第一类是健康管理类，如老年人健康监护、远程监护服务；第二类是健康教育类，如个性化健康信息推送、健康讲座服务、健康活动开展等；第三类是健康咨询类，如疾病咨询服务；第四类是资料查询类，如电子病历、电子健康档案等。

社区健康信息空间服务业务模型的实现，需要借助网络信息化手段将基层功能模块和一系列具体内容连接起来，从而形成社区卫生信息服务系统平台。社区健康信息服务内容的设计就是为健康信息空间的应用层提供合适的健康信息分类方法，服务内容的设计不仅要结合我国目前健康信息服务的推进方式、业务分布、效果评估，还要立足我国国情和社区居民健康业务需求现状，在社区健康信息空间概念模型中进行应用。

社区健康信息空间内容的设计主要参照国内外在社区卫生服务内容方面的先进管理经验，并针对国内社区卫生服务的实际情况，对我国社区健康信息空间服务的内容提出切实可行的建议。最后，总结本章社区健康信息空间服务内容的主要特色，并提出增强社区健康信息空间服务内容质量的保障措施及期望实现的成果和目标。

第一节 功能设计

一、健康管理

1986 年，世界卫生组织在《渥太华宪章》中提出："健康并非生活的目的，健康是一种积极的概念，强调社会和个人的资源，是个人能力的体现。"对健康进行主动管理和干预，能有效地促进社会资源的合理分配。以现代健康概念为核心的健康管理模式是指通过转变医学模式，弘扬治未病思想，防患于未然，对个体或群体健康状况和影响健康的危险因素进行检测、评估、预防、干预[114]，以实现健康促进过程中全方位医疗服务的目标。健康管理模式在健康保健、医疗科学的基础上综合了信息管理和医疗等技术，其目的在于通过一系列的健康促进方式帮助人们维护健康，降低风险状态，使人们尽快地摆脱疾病的困扰。

社区健康管理指的是对社区内的所有健康人群、患病人群进行全面的检测分析和评估，对影响其健康状况的危险因素进行干预、指导，并根据个人特征定制健康管理方案来改善用户错误的健康行为。目前，健康信息服务在日常活动管理、疾病管理、综合人群健康管理等健康管理的各个方面均已广泛运用[115]。构建面向社区居民的健康管理服务是一种经济、有效且受益人群广的服务模式。

针对健康管理服务的健康信息空间服务内容设计就是要结合公众对健康信息的需求类型，在社区卫生服务部门与公众之间形成开放的信息共享空间，对健康信息服务内容准确地进行归纳和整理，以简单易懂的方式为公众提供精准的健康信息服务，将具体的服务内容和流程快捷地展现在公众面前，从而为公众提供行之有效的健康信息获取途径。

因此，社区健康管理具体服务内容设计如下。

（1）自动采集和分析健康数据。在医疗网络平台的帮助下，自动上传居民各项健康体检、亚健康测试、基因检测及心理测试等体检报告，居民在信息平台端口自主填写健康问卷，填写个人的生活方式、生活环境、职业特征、既往病史及家族史等健康资料，最后在社区健康小屋中进行中医体质的辩证分析，生成电子健康报告。美国国家科学基金会的一项关于健康评估数据源的研究表明，影响健康评估准确度的最大因素是数据的可靠程度。因此，真实有效的临床数据是决定健康的诊断界值和测量模型的最关键因素。同时，高效度、高信度的数据采集量表也是健康数据分析中必不可少的部分。另外，应运用临床流行病学的知识做好相关的质量控制。

（2）公众参与健康档案的建立和管理。根据社区实际情况，建立规范化、合理化、科学化的健康档案，与此同时，制定健康档案建立、使用、管理相关制度。信息平台管理人员根据资料为每一位居民建立一份终身的电子健康档案信箱，设置密码管理，保护隐私。将居民所有的健康检查结果以及看病就医的诊疗记录随时保存于电子健康档案信箱中，以便健康管理。公众通过身份验证后可以登录个人电子健康档案信箱，并有一定的修改和编辑权限。

（3）智能化健康评估诊断。目前已经开发出了健康评估诊断系统，帮助社区居民及时了解健康状况，防范健康危险因素，从而实现疾病的早期预防、诊断和治疗。社区慢性病和老年人健康功能诊断评估系统，将收集的健康资料从整体上进行综合分析，给出全面的、中西结合的健康状况评估，并根据临床知识库做出科学诊断。

（4）健康状况预测。分析居民生活行为模式中存在的高危险因素，结合体质评估现有疾病的特点，医学专家组根据居民的健康档案进行综合的分析，做出健康预测报告。对于亚健康状态的评估、诊断，目前尚未建立统一、公认的诊断标准，其评价方法主要包括以下 5 种：量表问卷评估法、症状组合法、叙述法、生理生化指标量化诊断法、中医特色诊断法。通过构建决策树模型去识别健康、可疑亚健康和亚健康三种人群，模型识别的正确率均在 50%以上，其中亚健康人群识别的正确率在 70%以上，为临床亚健康的辅助诊断提供了思路。

（5）医疗保健方案。医学专家组依据居民健康资料，采用传统医学和现代医学相结合的方法，构建一套健康、有效、安全、个性化，且集治疗、保健、康复于一体的医疗保健方案，并将方案通过电子邮件等方式发送给用户（主要的医疗保健方案包括西医疗法、中医疗法、针灸疗法、精神调养、药膳食疗、运动处方、心理治疗、音乐疗法、睡眠疗法、按摩导引、SPA 等）。

（6）健康跟踪和反馈。社区健康督导专员负责健康跟踪服务，电话或在线随访，和居民一起实施保健计划，根据其反馈的信息，对以上服务进行必要的调整，并随时解决居民的健康问题，如果发现异常，则直接为居民选择最好、最合适的专家诊治。

（7）健康促进措施。利用移动健康数据挖掘技术调查社区居民的健康状况，制订健康促进措施。移动医疗设备作为医疗和公共卫生实践的支持移动设备，如手机、患者的监测装置、个人数字助理、移动医疗 App 等，产生了大量的居民健康信息数据，通过对这些数据的统计分析可以了解居民的健康状况，发现健康存在的问题。健康调查和健康促进的方法包括电话服务、简单的短消息服务、文本和语音信息以及互联网浏览、互联网协议语音业务；健康促进涉及体育锻炼、健康饮食、家庭安全；健康干预包括情绪健康、健康保健、戒烟和戒酒等。

二、健康教育

疾病的发生与生活方式有着密切关系，可以通过开展健康保健教育的方式，预防疾病，改善个人生活质量，最终达到提高人们的健康意识和健康素养的目的。然而，传统的健康教育模式并没有取得理想效果，究其原因主要在于：健康教育内容没有迎合居民的健康需求，健康教育形式不够灵活，健康教育模式与人们快节奏的生活方式不相适应。健康教育大众化已经成为一种必然的趋势，我们必须采取更好的教育模式，提高居民健康管理的能力。随着信息技术的发展，健康教育可以借助智能工具、产业支持和社区授权来实现。

社区健康教育指的是以社区为主体，以社区居民为对象，以提高社区居民健康意识为目标，有计划、有组织地开展健康教育活动，它旨在宣传卫生健康知识，通过对社区内重点关注人群的健康教育，鼓励居民逐步养成有利于维护和促进健康的习惯。社区健康教育的目的是激发社区居民的健康意识，使其可以关注、关心自身、家庭和社区所存在的健康问题[116]。

社区健康教育的目标人群是辖区内居民，包括社区、学校、企业和其他服务业管辖下的职业人口。社区健康教育的重点群体是妇女、儿童、青少年、老年人、残疾人和服务业雇员。社区健康教育的定位主要是指导和提供信息，教育的内容主要是医学常识，教育者更多地扮演健康保健提供者的角色。社区在进行健康教育时应配置一些基本硬件设施，如社区应设立固定的健康教育讨论室及相应的健康教育相关书籍。健康教育的内容包括但不限于：妇幼保健教育、健康知识科普、疾病预防等。社区开展健康教育的方式也是多种多样的，主要包括传统方式和互联网方式两种，传统方式有免费体检、讲座、专家义诊等，互联网方式包括微信公众号科普和官方网站宣传等[117]。有关调查显示，社区居民往往倾向于互动式健康教育，即居民可以实时沟通问题和传播，如培训、健康讲座等。社区健康教育工作是创建国家卫生城市的重要组成部分，对整个健康教育工作尤其是全民健康生活方式的发展具有特殊意义，对提高公民的健康素养，防止慢性非传染性疾病和重大传染性疾病的防控尤为重要[118]。

针对健康教育服务的信息空间服务内容设计就是要结合当前公众对健康信息的需求类型以及当前热点健康话题，有针对性地组织策划各种健康教育交流活动，以生动、形象的组织形式为公众提供对其有意义的健康知识科普活动。

因此，社区健康教育具体服务内容设计如下。

（1）网络健康教育平台服务。社区健康教育不仅可以通过传统途径实施，如图书、电视和广播等，还可以借助网络平台实施。网络健康教育平台可以弥补社区健康教育在时间和空间上的限制，免费为广大网民群众提供健康教育资讯，提供专业、完善的健康教育信息。网络健康教育平台提供的健康教育信息应该通俗易懂，符合大众口味，健康教育主题多样，如饮食、健身、糖尿病等主题。面向社区的健康教育活动还包括为有健康信息检索需求的群体举办相关专题讲座。

（2）面向社区居民的数字医学图书馆服务。医学图书馆在提供健康信息服务中具有无可争议的地位，其服务内容为向广大社区居民提供健康信息检索、查询服务。部分有了解自身疾病需求的高健康信息素养居民可通过社区数字医学图书馆进行专业资料的查阅。

（3）健康教育俱乐部服务。随着信息化发展，人们交流沟通的渠道越来越丰富，这给各种疾病患者之间的交流架起了桥梁。近年来，许多新型社区、街道组建了糖尿病俱乐部，借助现代化的沟通工具，通过形式各异的活动给慢性病患者及其他社区居民普及健康知识，效果反响良好，调查显示，这一活动提高了慢性病患者的服药积极性，改善了其错误的健康观念。快乐生活俱乐部项目是广州白云区某社区参照澳大利亚心理学模型而组建的糖尿病患者管理俱乐部，其管理者通过运用心理学方式，不断增强患者改变行为能力的方式，促进糖尿病患者的自我管理，这一方法在澳大利亚等发达国家已有实践经验，成效显著[119]。

三、健康咨询

随着现代生活水平的提高，人们对自身健康问题的重视程度日益提高，各种现代疾病的出现也使居民用于健康问题的医疗费用逐年增加。健康咨询是为帮助解决健康问题而提供的咨询服务，并为每个社会成员提出的健康问题提供系统和持续的个性化健康护理建议。通过个性化医疗改善人们的生活方式，从而降低疾病风险和医疗费用。满足人们对医疗服务的需求，并通过健康维护，让人们改善自己的健康状况。

社区健康咨询服务是保障社区健康的必要措施，社区健康咨询的主要方式有两种：传统方式和互联网方式。人们习惯用传统方式获取健康信息，对于身体的异常情况一般都会直接去医院咨询，然而传统的咨询方式咨询效率低，而且很多人只在疾病到来时才关注健康咨询，如年轻人普遍认为自己比较健康而对这方面的信息较为轻视，这样对自身是很不利的；传统的咨询方式增加了医院的业务负担，不利于医疗资源的优化配置。因此，需要转变传统的健康咨询模式，对于程度较轻的疾病和健康问题，先通过咨询社区医生，获取一些健康改善建议或者就医建议，也可通过网站预约医生，这样就能提高健康咨询效率。

社区健康信息空间咨询功能构建的目的是帮助人们转变传统的自身健康管理观念，充分利用我国现有的健康信息服务资源，积极咨询各种健康信息，改善健康水平。因此，社区健康咨询服务设计要考虑提高社区健康空间使用的方便程度[120]，首先，提供的健康信息要全面，以满足不同人群的信息需求；其次，信息获取方式要便捷，节省公众的健康咨询时间；最后，提供多渠道的健康咨询方式，如视频、图片、文字等，尽量将用户较为关注的健康信息放在较为显眼的地方，并提供网站搜索栏，方便用户查找。

因此，社区健康咨询具体服务内容设计如下。

（1）疾病咨询服务。疾病咨询分为线下疾病咨询和线上疾病咨询。线下疾病咨询包括实体空间内的专家坐诊、健康信息服务人员提供健康信息服务等方式。线上疾病咨询指居民通过浏览健康信息虚拟空间及获取的健康信息服务（包括疾病、保健、健康新闻、医院查询、医生查询、药品查询、疾病自测等方面的信息，同时也包括与互联网医生在线交流）。慢性病患者通过定期健康咨询服务积累健康知识，逐渐改善生活习惯，实现疾病的预防、控制与健康改善。

（2）健康信息检索服务。健康信息检索服务是为了实现社区居民健康信息自助查询而设计的服务，社区居民可通过这一服务及时搜寻、获取符合自身需求的健康信息。健康信息检索服务的实现离不开健康知识库的构建（包括合理用药知识库、常见病知识库、慢性病知识库、保健知识库、中医知识库、疾病预防知识库等），健康知识库应重视数字化资源获取、加工，资源传播渠道，以及资源推送和利用效率等方面。要以知识为核心，贯彻资源整合和服务整合的理念，拓展知识组织、知识管理、知识服务等功能。

（3）个性化指导咨询服务。个性化指导咨询服务针对社区中有特殊需求的人群：①对某些极度缺乏健康素养的个人或患特殊疾病的患者家属进行针对其个人的指导咨询服务。如对于高血压患者，指导其血压测量方法；对心肌梗死患者，指导制作急救卡，其中包含患者的姓名、疾病、地址和医院急诊部门的电话号码，以便在需要时可以及时获取其关键信息。②对有特殊情况的社区居民和患者进行特殊关注、关怀，通过远程监测、定期访问等方式对其进行实时监控，以防特殊情况的发生。

（4）远程协助服务。社区远程协助服务主要通过远程监测设备与远程医疗技术相结合，为社区居民提供及时的健康咨询服务，提高社区居民的健康水平和生活质量，结合远程医疗监护数据对社区居民的咨询进行解答。随着智能手机、智能机顶盒等设备的普及，互动式远程家庭护理使得可能远离医院的患者不仅随时能够得到必要的医疗监护，也可以得到医生远程的咨询指导。研究表明，应用远程医疗对社区慢性病患者进行家庭护理，可以取得与传统家庭护理同样的效果，但所需费用与传统家庭随访护理相比有大幅下降[121]。

四、个人健康信息管理

个人健康信息管理（personal health information management，PHIM）指通过信息化手段将整个健康活动中所产生的信息进行储存并利用相关工具对其进行分析、整合，以便后期进行信息数据的交互、使用和检索。个人健康信息包括在疾病预防、体检、诊断、治疗、医学研究过程中涉及的个人身体和精神的健康状况、家族病史等信息[122]。个人健康管理的主要内容为个人健康记录、健康行为改善和个性化信息推荐。

社区健康信息管理是以社区家庭为单位提供的健康信息管理服务。通过记录家庭成员的所有与健康相关的信息，包括遗传病史、既往病史、当前健康状况、健康病历等信息，实时监测居民健康状况，为其提供疾病预防、慢性病管理、营养与保健、健康体检、健康教育等服务，使居民养成健康的生活习惯，结合对居民健康状况的专业性评估来达到预防疾病的目的。社区居民可通过健康信息空间查询其全部健康信息。

因此，社区个人健康信息管理具体服务内容设计如下。

（1）个人全程健康信息收集。随着信息化的发展，居民健康信息的收集和存储也有了新的发展。通过各种移动信息技术、远程医疗设备将社区居民日常健康状况与医院就诊记录相结合，围绕"全人全程"的健康服务理念，建设智能化、标准化和人性化的以个人为中心的健康信息数据库和集成不同数据层的高度相关的知识网络[123]。

（2）个人健康行为改善信息服务。社区通过提供风险评估，解释与健康相关的效益和成本，为促进和维护个人健康的积极行为提供支持性服务，在专家的指导和支持下改善个人健康行为和促进同伴的支持。在美国，由营养与饮食学会主办的饮食网（www.eatright.org）是全球最大的食品和营养类网站，致力于公众的健康和营养，该学会有超过 75 000 名注册营养师、营养师、饮食技术员和其他营养学专业人员。通过研究推进营养行业的教育和宣传可以提升公众健康素质。我国社区可以建立虚拟社区服务，为具有共同特征的人群提供专业化的个人健康自我管理信息服务。

（3）自我健康管理。个人健康记录是使患者能够记录健康史和疾病史的工具。个人健康记录的使用可以帮助个人预防疾病、保持健康。社区居民通过参与自我健康管理的各个方面，寻找与自身身体状况相关的健康信息并做出与治疗、症状管理、药物和资金支持相关的选择。网络平台应用程序（如"患者访问"）允许用户对存储在保健设备[124]中的信息进行安全、受控的访问。也就是说，个人可以通过远程访问获取自己的健康信息，同时他们可以与个人、医疗机构和医生进行互动。该服务与健康护理访问、自助更新预约、病历信息以及有关个人治疗的信息资源密切相关[125]。互联网提供对这些应用程序的个人健康信息的远程访问。个人可以预订服务时间、查看病历信息，并访问健康信息网站[126]。

（4）移动互联健康信息服务平台。移动互联健康信息服务平台可以整合家庭常见的疾病资料，集成医疗门户网站所有的疾病简介、症状体征、治疗方案等信息，实现为个人和家庭提供实时在线健康服务的功能。健康信息空间服务的具体内容包括个人信息、成长记录、体检记录、病历档案、诊疗信息、专家咨询意见、医学常识、疾病信息查看、疾病症状自动匹配、自我健康诊断、个人健康数据监测诊断等。从而实现随时掌握个人和家庭成员的健康状况，帮助家庭有效地预防和远离疾病[127]。

第二节　实体空间设计

一、HIC 实体空间的功能分析

健康信息空间的实体空间是社区居民进行健康学习、活动和交流、咨询的实体场所，它由物理空间、硬件设备和服务设施等基础部分组成。实体空间主要侧重于健康信息的交流、沟通、咨询等一站式服务。物理空间包括协调全局的咨询服务台、帮助社区居民自我检查的健康小屋、提高社区居民健康素养的图书阅览区、数字资源区、指导社区居民健康的健康咨询区、开展各种健康专题讲座活动的报告厅、促进患者交流沟通的活动区、供居民休闲娱乐沟通的休闲交流区等；硬件设备包括各种计算机设备、网络设备和外围设备；服务设施包括计算机技术支持台、残障辅助设施等一系列方便特殊人群使用的设施。实体层主要遵循社区居民特征与健康信息空间服务内容而设计，具体规划如图 6-1 所示。

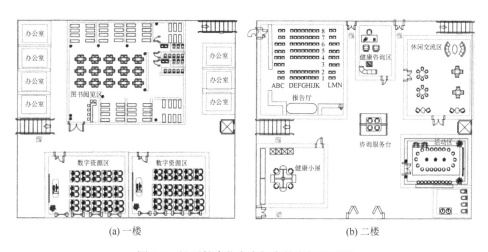

(a) 一楼　　　　　　　　　　　　　　(b) 二楼

图 6-1　社区健康信息空间实体空间平面图

二、HIC 实体空间构建

1. 咨询服务台

咨询服务台是社区居民接触的健康信息空间实体空间的第一个环节，它与空间内的其他服务台和各个区域相协调，是整个空间的功能枢纽，主要为社区居民提供与整个空间相关的服务项目功能的介绍、各个区域位置的引导、各种设备的使用方法等相关问题的解答。当然，咨询服务台还提供其他支持，以保证整个空间正常运行，例如，解答用户遇到的技术问题，在 HIC 责任范围内负责复印机、扫描仪和打印机、血压仪、血糖仪等设备的故障维修等，负责数字资源区计算机故障的处理等。故咨询服务台的服务工作是一项涉及多方面技能的工作，服务人员需要是具备一定的专业素养及健康知识的复合型人才，这样才能胜任咨询服务台的工作。

2. 健康小屋

健康小屋是由政府或当地卫生部门借助物联网和局域网技术，连接身体检查设备，如自动血压计、身高体重计和身体成分分析仪，使得社区居民可以进行自我检查的场所[128]。健康小屋通常配有舒适和温暖的装饰。另外，居民能够在健康小屋中获得健康知识，改正不良生活习惯，增强健康素养。健康小屋所在的社区应该为居民建立并维护他们的个人健康档案，帮助社区内的慢性病患者（如脑卒中、高血压患者）进行康复保健活动。健康小屋的服务对象为被诊断为患有某些疾病的患者、家属、该地区的居民、慢性病患者以及具有强烈健康意识的人。健康小屋的配置设施包括自动电子血压测量设备、身高体重计、血糖仪、腰围秤、身高重量比率刻度盘和其他测量各种身体指标的设备。宣传资料应包括高血压防治、合理膳食、适度运动等健康信息，以及与各类常见病、多发病、慢性病等相关的书籍。服务内容包括疾病症状、体征、治疗方法和效果，以及疾病的预防和控制。疾病预防和治疗除关注诱因、并发症、自我保健和康复以及饮食方面之外，还应该考虑增加烹饪和饮食知识方面的指导。在育儿知识指导方面，应该配备孕产妇保健指导和心理调适方法的卫生知识书籍。健康小屋的服务模式是通过专业的护士引导居民进行健康自测，演示各种健康设备的使用方法，帮助居民选择适合自己的健康书籍，以提高他们的健康意识，加深他们对健康的理解。

健康小屋的概念来源于健康体检。20 世纪 40 年代，人们逐渐开始关注自身的健康状况，对健康方面的需求与日俱增，伴随着需求的增加，健康体检的概念被提出[129]。到了 20 世纪六七十年代，全球老龄化趋势开始呈现。慢性病患者逐渐增多，个人医疗费用和政府医疗费用负担的增加导致了健康管理概念的提出[130]。据调查，有 75% 的美国公司为员工提供的福利中包含健康体检[131]。有 70% 的欧洲公司也会为其公司员工提供健康体检服务，增强员工的身体素质[132]。从 20 世纪 70 年代开始，芬兰的基层社区卫生服务中心开始为居民提供健康指导，促使居民养成良好的生活习惯进而改善当地居民的健康状况[133]。

中国的健康检查早在强制性体格检查，如征兵、入学和驾驶员培训时就开始了[134]。进入 21 世纪之后，国民经济迅速发展，人民生活水平不断提高，许多公司和个人将健康体检列入消费范围[135]。2002 年我国南方地区暴发"非典"疫情，人们对传染病的了解空前提高，对健康的需求也随之增加[136]，健康体检的需求进一步加大。随着我国老龄化进程的加剧，慢性病患病率也在不断上升，健康管理因此受到人们越来越多的重视[137]。

近年来，各地陆续开始建立健康小屋，业内人士认为这是医疗服务延伸到医院以外的重要手段[138]。健康小屋的具体功能包括为社区居民提供健康体检、建立居民健康档案、提供中医药保健服务、进行社区慢性病管理、进行健康教育等。它可以扩大社区卫生服务中心的服务水平和服务半径[139, 140]。健康小屋的房间面积要求不小于 20m²，尽量选择低楼层，方便社区老年人使用健康小屋。

目前，国内部分地区通过结合当地的具体情况和特点，建立了一批富有特色的健康小屋。例如，在彭州市的健康小屋模式中，彭州市疾病预防控制中心运用总体规划，建立相关标准，采用医院主体建设、村（居）民委员会提供场地的方式，通过专家指导、居民参与进而通过标准化管理来提供健康教育知识、慢性病防治知识等特色服务。健康小屋在结合对口医院的专业特点的基础上，提供更加专业的医疗服务。它还与区内居民签署服务协议，提供个性化健康体检和健康知识服务[141]。在邯郸市的健康小屋模式中，健康小屋由大型医院主导，专家定期在社区内进行巡诊，既提高了健康小屋的服务能力，又带动了优质医疗资源的下沉[142]。哈尔滨香坊区卫生院发挥中医药在基层卫生服务中的作用，为社区居民开展中医健康咨询和保健服务[143]。社区居民不但可以获得专业且个性化的中医体检服务，还能获得专业健康咨询意见，进而引导居民转变观念，使用中医知识进行健康保健。南京鼓楼区卫生健康局将重点放在慢性病管理上，特别是针对糖尿病患者的管理，设立了糖尿病卫生服务站，方便居民就近进行糖尿病的日常保健和诊察服务，有效帮助当地糖尿病患者改善健康状况[144]。深圳市人民医院在建立网络医院的基础之上，利用健康小屋密切联系社区卫生服务中心的患者。患者在健康小屋就能享受到大型医院的医疗资源，促进了分级诊疗服务的落实。健康小屋在目前的社区卫生服务中，主要是满足居民常见病、慢性病的体检需求。从分级诊疗的角度来看，健康小屋的体检数据既可以为上级医院的诊察提供参考，又可以将慢性病的数据收集工作下沉到基层卫生服务机构中，促进了双向转诊的落实[145]。当地卫生健康委员会信息中心在患者数据收集方面有了一个更全面、更细致的平台。作为基层卫生服务机构，健康小屋可以密切联系群众，提高居民对基层卫生服务的使用频率，也有助于居民增强对其的信赖感和依赖度。

3. 图书阅览区

图书阅览区的主要功能是负责传递医疗及相关信息资源、提高用户医疗质量、开发智力资源、保存医疗文化遗产等。图书阅览区应该发挥其人才优势和信息资源优势，制作健康知识宣传册，并通过社区卫生服务中心和街道办事处进行分发。图书阅览区的工作人员应当指导社区居民进行取阅，解答他们的疑惑并认真听取其意见，同时利用社区宣传栏这一载体进行宣传报道。此外，图书阅览区还可以和报告厅合作，组织卫生信息专家定期举办健康和卫生知识讲座，向社区人员普及医疗和药物相关知识，既提高了全社会成员的健康信息素养，减轻了医疗机构的压力，又能分担部分医学教育工作，推动街道社区工作快速发展，进而促进当地人口健康素质的和谐发展与科学发展[146]。定期配合医务人员，利用报告厅的资源，发挥图书阅览区的有利条件，对当地居民开展多发病、慢性病、传染病的防治宣传，使广大人民群众科学防病、科学治病。在针对基层专业医护人员的服务方面，应当为他们提供各种疾病的前沿期刊和文献，帮助他们提升业务素质。这对图书阅览区最大限度地发挥医学和科学研究的实用性具有深远而重要的意义。在流行病、传染病的防治方面，发挥图书阅览区的文献资源优势，并与健康小屋合作，制作并分发宣传材料，提高当地居民的传染病防控意识。

图书阅览区还应将文献信息资源建设作为健康教育工作的重中之重，开展专业性期刊的选编和部署，确定本专业的核心期刊。将重点放在有关疾病预防和控制的相关期刊、书籍上，如与预防医学、流行病学、环境科学、公共卫生、地方病、性传播疾病和艾滋病有关的其他学科期刊。在结合报告厅资源的基础上，对当地居民进行阅读培训，指导他们选择适合自己的刊物，并收集他们在阅读中遇到的问题，挑选出有代表性的问题集中解答。

4. 数字资源区

数字资源区是一个基于计算机技术和网络通信技术的、具有多媒体数字资源的信息资源服务区。它能为用户提供便捷、高效、实用的信息化服务。它也是传统图书馆在信息时代的发展。它除了包含传统图书馆的电子阅览室的基本功能，还融合了其他信息资源（如博物馆、科技馆等）的一些功能，向公众提供综合的健康信息访问服务。数字资源区设置的初衷是为了方便用户以最快捷的方式获取资料，提高其自主学习能力，为用户的学习和健康服务。

数字资源区拥有珍贵的医学视频资源。视频比文本更加强大和直观，因此更受公众欢迎，也更容易被公众理解。例如，将药物被人体吸收的问题用文字描述是深刻而复杂的，大多数没有医学基础的人很难理解。但通过视频，公众可以看到药物在体内的运动和吸收过程，提高公众对学习的兴趣并提高学习效率。

20 世纪 60 年代，保罗·朗格朗提出了终身教育的概念，引发了国际社会的巨大反响。改革开放以来，终身教育理念已进入我国。2007 年，欧盟委员会教育与文化总司把信息技术能力确定为终身学习所必需的八个关键能力之一。《国家中长期教育改革和发展规划纲要（2010—2020 年）》明确提出，要建设社区教育，建设终身学习型社会。终身教育理念的出现，为社区教育的发展奠定了理论基础，也为社区教育的发展指明了方向。终身教育理念发展至今，侧重点已经由终身教育转向终身学习，这就要求为学习者提供源源不断的动力，整合社会资源，形成学习网络。在这种影响下，社区健康教育必然要发生改变，这就要求社区健康教育以学习者为中心，利用现代网络和技术进行学习。

终身学习是一种覆盖全社区的学习方式，这种学习方式呼吁社区健康教育建立便捷的网络学习平台。《教育信息化十年发展规划（2011—2020 年）》指出，为公众提供公共教育信息和教育管理公共服务平台，完善终身教育体系。这也与使用信息化建立终身教育体系的要求相吻合。

数字化学习为社区健康教育的发展提供了机遇，为社区健康教育提供了物质条件和空间环境，并且这种发展已经在实践中转变为数字化学习社区。数字化学习社区是近年来社区健康教育的重点发展领域之一，但仍处于探索阶段。数字化学习社区的建设为社区居民的数字化学习创造了良好的学习环境。

（1）数字化学习。2000 年 6 月，美国举办的美国教育技术 CEO 论坛第三届年会首次提出了数字化学习的力量，将数字技术与课程内容相结合。同年，美国教育部在《教育技术白皮书》中指出：数字学习是一种教育形式，包括新的沟通机制和人与人之间的互动。华东师范大学的李克东教授是第一个从信息技术角度提出数字化学习的人。另外，张琪等在 2013 年提出数字化学习是建立在信息技术基础上的，并随着信息技术的发展逐渐形成的一种当前满足人类学习需求的最佳模式。简而言之，数字化学习存在于信息时代。

（2）数字化学习资源。中国的许多专家、学者都对数字化学习资源进行了解释，但所有专家、学者的定义都基于数字化学习。2001 年，李克东教授指出，数字化学习资源是通过互联网提供的多媒体学习资料。2003 年，上海长宁区社区学院副院长宋义芳以广义和狭义的意义定义了数字化学习资源。他认为，从广义上讲，数字化学习资源是指任何支持数字学习的资源；从狭义上讲，数字化学习资源只涉及数字学习资料。同年，北京东城区的张琪和李娟认为，数字化学习资源是支持学习者数字学习和需求的数字化学习系统的内部和外部条件。数字化学习资源是数字化学习的核心要素。这些工具可以在网上运行，供学习者用于学习。数字化学习资源主要应用于社区健康教育在线课程和各种媒体形式的教学课件（如视频、音频、PPT、文档等数字化学习资源）。

（3）数字化学习社区。数字化学习社区是一个比较新的概念，自提出以来受到了广泛的关注，但是对数字化学习社区概念的明确表述还没有一个统一的说法。实际上，数字化学习社区的建设也正在全面展开。早在 2000 年，终身教育专家叶忠海就在"学习型社会：学习共同体"的基础上提到学习型社会。他认为，数字化学习社区是通过提升会员素质、提升社会生活质量和社区可持续发展而形成的新型社区。同样，宋义芳 2010 年在他的专著《社区数字学习入门》中也明确地将数字化学习社区定义为一种新型社区。

总之，作者认为数字资源区是一个行政概念。数字资源区必须在行政框架内提供丰富的健康数字化学习资源、开放的学习环境和数字化学习方法，并要求使用者自觉参与学习。

5. 健康咨询区

健康咨询区旨在为用户提供最基本和最直接的健康咨询服务。健康咨询区设置有健康咨询员。健康咨询员通过电话满足社区中不同服务使用者对医疗和健康信息的需求，也可以通过现代通信网络，如 QQ、微博或微信，为社区成员提供健康咨询服务。健康咨询区也应充分利用现代科技。健康咨询区负责为使用者开展多元化的健康信息咨询和回答服务。健康咨询员根据咨询者的性别、年龄、文化程度、人格特征和身体状况（包括科学饮食、疾病预防和保健、精神健康、合理用药和意外伤害等方面）进行个性化健康教育。

健康咨询区也可以通过健康咨询主页来公开健康咨询区的健康信息资源，并且主要在以下方面开展健康咨询区中的各种健康信息资源服务。

（1）健康咨询报告专栏。健康咨询报告专栏主要针对社区成员的健康咨询而设立，特点是贴近生活，随访时事，吸引社区居民的关注并引起他们阅读的兴趣，解答社区居民生活和健康的困惑，如孕妇产前保健和产后护理相关知识。还可以根据不同季节，提供食物养生知识，如夏季，报道"三伏天吃这些蔬菜可降火"；冬季，报道"冬季养胃小菜谱"等。还可以跟进时事，如报道"保护环境，关停小钢厂"等。

（2）专业医学信息报道。专业医学信息报道的内容在健康咨询方面具有一定程度的专业性，如如何鉴别初级保健和治疗中的抑郁症患者，以及医生的干预可以提高高危肺癌患者的戒烟率等。当然，专业医学信息报道并不全面，但也是有针对性的。从社区卫生服务的文献看，专业医学信息报道主要是基于慢性病的社区卫生服务的研究报告和有关社区护理模式干预对疾病治疗效果的研究报告，如社区护理模式干预对慢性荨麻疹的影响分析[147]。因此，医疗信息栏目侧重于慢性病预防、疾病护理和其他相关文献报道。

（3）学科导航、专题导航。健康咨询专业人员利用在线健康信息资源进行二次文献开发，形成不同主题的、服务不同社区人员的主题导航，如护理康复网络、护理网络、婴幼儿护理网络等健康网站，口腔保健网络、预防保健网络、幼儿保健网络等，以及药理咨询网、在线医学、医院药房网络等。

健康咨询服务的对象包括普通社区居民、社区单位工作人员、社区卫生专业人员和妇女、儿童、青少年、老年人和残疾人等群体。对于不同的服务对象，健康咨询服务的内容和形式是开放的、灵活的和多样的。健康咨询员应充分了解使用者的信息需求和行为，分析和比较不同人群的信息需求和行为差异，为使用者提供有针对性的信息服务，并为其提供高质量的健康信息咨询服务[148]。最后，结合健康咨询区的实际情况，灵活选择服务方式和服务内容。

（1）为社区居民和社区单位工作人员提供服务。协助社区卫生服务中心开办社区卫生服务站，提供常见病的康复医疗服务。宣传健康和疾病预防知识，提高人们的健康意识。还可借助数字资源区文献检索部门的医学文献信息检索资源，开展医学信息资源检索技能培训服务。医学文献检索培训师与社区卫生服务中心进行沟通，定期或不定期地在健康咨询区举办医学文献服务和医学信息检索讲座。还可以主动进入社区卫生服务中心与它们合作进行医学信息检索培训，提高社区普通人群获取医疗卫生信息资源的能力。

（2）为社区卫生专业人员提供服务。医学专业学科馆员采用一对一或一对多的服务方式为社区卫生专业人员提供学科服务。专业方向主要是慢性病、疾病预防、疾病护理等。医学专业学科馆员应转换身份，与社区卫生服务中心合作，深入社区，密切联系社区卫生工作者。

（3）为妇女服务。对妇女进行计划生育、孕产期保健和育儿相关的健康知识培训，并提供有关计划生育、孕产期保健和育儿的相关书籍。同时，关注她们的心理健康，帮助她们树立正确的健康观，并提高她们的健康信息素养。

（4）为儿童、青少年服务。为儿童、青少年提供各种健康的文化阅读活动，提供与健康相关的励志书籍，组织各种对健康有益的阅读活动。

（5）为老年人服务。利用各种不同类型的老年大学，提供各种有利于老年人心理健康的服务。提供预防心血管疾病和糖尿病的相关书籍，为老年人提供养生保健咨询、用药咨询，提高老年人的健康素养。

（6）为残疾人服务。为残疾人提供医疗康复服务，特别重视他们的心理健康并提供心理咨询、心理辅导、心理健康教育等相关服务。

（7）为心理健康障碍人群服务。阅读疗法是指在医学和精神病学治疗中使用选择性阅读辅助工具，并通过指导阅读，帮助解决个人问题。阅读疗法的功能包括预防、缓解和治疗各种心理问题或疾病以及提高心理素质。随着生活节奏的加快以及工作和生活压力的增加，越来越多人患有精神疾病。帮助这些人群恢复心理健康，是健康咨询区得天独厚的资源优势。健康咨询区可以借助图书阅览区的大量的医学书籍和本身所拥有的医学知识进行心理咨询。健康咨询区还可以与学校的心理学家和心理健康专家合作，详细了解学生的心理特点。在适当的时间为适当的读者提供适当的书籍[149]。阅读疗法的原则是为不同的读者发布相应的书面处方。读者在思想上和心理上都与这本书相契合，置身书中并且与书中的人物和事物相交流。使读者调整情绪，解决心理问题，治疗精神疾病，恢复心理健康。

6. 报告厅

报告厅是现代化的健康硬件设施。它是最流行、最易用、最有效的宣传和教学系统。报告厅要实现的主要功能是进行健康信息交流，以及举办报告、会议、演讲和其他活动。其次是传播功能。该系统通过电化传播、计算机辅助教学、视频演示等手段，将影碟机、多媒体计算机、互联网等各种资料，通过投影机、发光二极管（light emitting diode，LED）显示屏、高保真音响等设备向用户展示。把健康信息传播变得更加生动、形象和具体，充分体现现代化数字设备对提高用户健康信息素质的作用。

医疗信息服务的主要目标人群之一是临床医生。报告厅定期邀请一线临床医生在报告厅举办健康科学讲座。来自一线的临床医生有丰富的医学知识和临床经验。同时，通过对实际案例的解释，可以更贴近公众的现实生活，让公众获得正确的健康知识，养成健康的生活习惯，树立正确的健康意识，从而改善人们的健康状况。

目前，公众对科学、权威和正确的健康知识有很强的需求。但有些媒体科普的健康知识错误百出甚至相互矛盾，使得健康科学知识的权威性、科学性和正确性受到质疑。随着社会的不断发展与人们健康需求的增长，报告厅是传授健康知识、倡导健康生活方式的重要渠道和载体。其目的是通过教学最终达到预防和治疗疾病的效果[150]。例如，上海市健康教育所作为一个为社会公众开展健康教育的专业机构，自2008年起在上海启动了"健康大讲堂"公益性科学活动。"健康大讲堂"围绕大众关注的健康热点问题，邀请国内外知名专家、学者通过各种线下渠道，传授权威、科学、实践性高的健康知识和技能，每月举办一次或两次，2012年受到上海市科学技术协会资助。"健康大讲堂"还与上海主要媒体合作，共同打造解放健康论坛（高端定制，季度主题发布）和新民健康论坛（进入基层，每个月一次）、文汇中医药文化讲堂、徐汇卫生30分钟讲堂等子品牌。

报告厅开展健康讲座的主要方法和原则如下。

（1）根据受众特点选择主题、内容。"健康大讲堂"的观众主要是中老年人，女性多于男性。因此，选择健康讲座的主题应该满足这些主要受众群体的需求。内容的选择应该更接近这一群体的生活。那么有必要相应地增加相关话题，以便他们对参与这些活动有更大的兴趣。除了目前观众主要是中老年人的情况，主办方还必须积极鼓励年轻人参加报告厅的活动，因为年轻人的生活压力更大。同时，他们也是各种疾病的高危人群。

（2）拓展活动信息发布途径。参加报告厅活动的绝大多数听众都是居民委员会动员的。要充分运用这种方式，动员居民参加"健康大讲堂"的活动。另外还要扩大电视、广播、报纸、互联网等其他信息渠道（微博和微信）。让更多的居民能够轻松及时地获取和了解与报告有关的信息，以便他们能够提前做出安排，及时参加报告。

（3）多举措提高受众满意度。在选择发言人方面，首先要确保"健康大讲堂"的知识性、趣味性和科学性。同时确保内容的新鲜度，以便公民可以沉浸其中并获得健康知识。举行报告的最佳时间是周末，这样大部分居民都有足够的时间参加，并且内容和主题有更多的选择。同时，每场报告的时间控制在 1 小时左右，以避免居民产生疲劳。为了确保主题和内容的连续性，建议定期在全市范围内举办讲座。同时在街道、社区、居民委员会、学校等场所举办小型讲座，确定 1~2 个"主战场"和多个"战场"，扩大观众群。

（4）拓展讲座内容和形式。讲座的内容包括公众最想获得的、日常预防保健知识、家庭医学常识、心理健康、中医保健和慢性非传染性疾病的防治。除此之外，有必要将与各种健康日和时间相关的健康主题与当前社会热点问题或事件相结合，以满足公众的健康需求。该项目可以扩展为邀请观众到讲台上与现场的专家进行互动，或者可以由少数专家就某个话题进行讨论。在报告期间或之后，观众与演讲者之间的互动可以增加；或组织健康咨询区的咨询员为观众提供健康咨询。在讲座时，最好分发与讲座或课件内容相关的健康教材，以便居民在听讲的同时可以更充分地了解相关内容；也可以提前将材料制作成网页，让居民通过扫描二维码获取。讲座结束后，讲座的视频或文字可以添加在上述网页内，便于居民学习巩固健康知识。

7. 活动区

活动区场地的选择应充分考虑人流量和场地的便利性。可以在乡村、居民委员会、街道办事处、社区卫生服务站等地点选择，一楼是最好的。必须有明确的指示标志，方便居民了解和参与，从而提高设施的利用率。该活动区通常适用 $25m^2$ 的房间。建议在健康小屋中设 2 间或更多的房间，以适应不同类型的健康设施。健康活动区的设置还必须遵循安全性原则，以促进用户身心健康的发展。首先，必须注重空间规划布局的安全性，通过健康活动区平立面设计抵御场所风、噪、寒、湿等不利自然因素，为用户提供一处舒适健康、赏心悦目的理想环境；其次，严格把控设施安全，注意设施的材料、尺度、造型的安全性。通过宏观的空间营造与微观的场地设施建设为用户量身定制安全、舒适的环境。活动区内部设置必须实现大空间与小空间并存、私密区与开放区并存、安静区与喧闹区并存，以符合用户的多种心理与行为活动特征。活动区以为用户提供健康服务为前提，还必须完善供用户休憩锻炼、娱乐游赏、文化学习等的多种设施建设，如可设置书画室、健身室、自习室、室内游戏室等，以提高用户活动质量。健康活动区的建设还应该兼顾流动人口和常住人口、普通人群和特殊人群，同时惠及老年人和儿童、中年人和年轻人。理想的健康活动区应成为健康教育知识传播的载体，以及自我管理和自我监控活动的场所。

全民健康生活方式行动的开展带动了健康活动区的建设。健康活动区以其深入居民、内容丰富、温馨和谐、场地固定的特点，受到社区居民的欢迎。健康活动区的筹资应该提倡政府主导、多种筹资渠道并进的原则。健康知识掌握情况和工具使用难易程度对健康支持工具的使用率影响显著，事前落实关于健康生活行为方式和支持工具使用说明方面的宣传教育非常有必要，这可以通过各级健康辅导员、志愿者讲解来实现，也可以通过设计说明册、上墙资料来实现。

在健康活动区的建设过程中，还要格外重视设计，包括外观设计、墙面装饰、宣传资料等，要求整体统一、色彩明快、设计优美、与周围环境相协调，给予居民视觉上的享受，要区别于医院的专业氛围，表达温馨的感觉。健康活动区最好能贴近居民，采用简单明了易上口的名字，如健康中心、健康加油站、健康之家等。健康活动区的建设几乎为慢性病患者提供了自我参与和自我管理的场所。通过指导居民进行健康自评，以及实施合理膳食、适度运动等非药物干预措施，实现定量指导、个体干预和饮食平衡，从而改变这些患者的不良生活方式。通过健康活动区与 HIS 对接，有机结合社区档案，在轻松愉快的氛围中解决慢性病的难题。筛查常见的慢性病，如高血压和糖尿病，并根据需要开展后续工作，也可以找到另一种早期治疗和监管的途径。同时，社区普通慢性病的后续工作也可以在健康活动区进行，解决慢性病康复的难题。但是，健康活动区的定位不能局限于此。在实际应用过程中，应不断扩大和调整目标群体，如举办孕妇"妈妈班"和老年人"健康班"等特殊群体的特殊活动。在国外，许多公共卫生机构特别重视幼儿的健康教育。我们还可以将活动区与"健康夏令营"等形式结合起来，对儿童开展健康教育。同时，在更大的健康活动区内，可根据季节或国内国际赛事组织主题沙龙和主题系列展览，丰富活动区的日常活动。这样，健康活动区将成为一个综合性的居民健康活动基地。

8. 休闲交流区

休闲交流区的设置是为了改善用户的参与和互动。现代社会中人们生活压力较大，较易产生孤独感、渴望社会交往，休闲交流区的设置应该满足用户与用户之间、用户与场所景观之间的互动关系。在区内景观设计中应强化用户运动、娱乐、休息等功能服务设施建设，如设置表演室、讨论室等，以增进用户身心行为互动和休闲交流。休闲交流区内还可以通过管理部门定期组织集体活动，如举办交流会等，增进用户的开放性、参与性与互动性。

第三节　虚拟空间设计

一、HIC 虚拟空间的功能分析

虚拟空间是一种独特的在线环境。在该环境下，用户通过图形用户界面可以获得多种数字服务，通过安装在网络工作站上的搜索引擎可以同时检索数字资源。此类虚拟信息空间实际上是一个具有复杂的查询、帮助和获取健康信息功能的网站或其他媒介。它可以确保用户访问和使用健康信息。

二、HIC 虚拟空间构建

1. 健康知识科普

随着生活条件的逐步改善，人们对健康素养相关信息的需求量逐渐增加，同时享受着越来越高的生活质量。也就是说，人们不再局限于对疾病的治疗，而是更多地关注基础疾病的预防和保健、基本医疗技能、健康的生活习惯和生活方式。作为科普工作的重要组成部分，健康知识科普是提高用户健康信息素养水平的有效措施。

传统的新闻传播主要基于印刷资源，这是科学普及的必要手段。通过制作科普宣传页、科普图、科普书等，向用户推广健康知识。例如，为了普及科学的医学知识，提高城乡居民的科学医学意识和能力，引导公众合理使用医疗卫生资源，中国医学科学院医学信息研究所（以下简称医学科学图书馆）组织医学专家学者编写了《全民健康十万个为什么（第二辑）科学就医》一书，目的是引导公众发展以预防为主的健康理念，及早发现疾病征兆，选择正确的诊断方法，合理利用医疗卫生资源治疗疾病。提高治疗效率，建立和谐的医患关系。该书引用了贴近人们生活的临床病例，并穿插了真实有趣的图像。很大程度上弥补了文字科普材料中图像的缺失问题，使专业医学知识变得更加直观和易于理解。

目前，人们获取新闻的主要方式已经从纸质书籍转向互联网和手持设备。更多的人通过微博、微信、头条新闻等获得新闻，并随时转发给更多的人。这一行为加速了新闻传播，扩大了新闻报道范围。因此，除了撰写传统的纸质科学阅读材料，信息提供者还应该通过建立健康医学信息网站、微博、微信公众号、头条号、抖音号等来适应信息传播的新趋势。信息提供者注册并加入大量的新媒体平台，使健康科学知识的传播更加多元化。例如，由美国国家医学图书馆创建的公共健康网站 Medline Plus 被分为"健康主题""趣味游戏""健康评估工具""为专业人士和公众提供最新的权威性健康信息"等模块。中国公众健康网（www.chealth.org.cn）由中国医学科学院图书馆开发和维护，中国公众健康网微信、微博和中国公众健康网定期发布健康信息，使得公众获取健康信息的门槛越来越低、渠道越来越多。通过这些移动信息平台发布编辑科学内容可以使公众随时随地以高效、简洁的方式获取科学和准确的医学信息。对于突发性传染病，我们可以邀请权威专家及时在微信和微博上公布传染病的病因、传播方式和预防措施，以此控制疾病的传播，降低公众的恐慌感。

2. 电子病历查询

电子病历最初也叫做电子病案、计算机化病案（computer-based patient record，CPR），现在广泛地称为电子健康记录（electronic medical record，EMR）。美国国立医学研究所（Institute of Medicine，IOM）认为："电子病历必须存在于计算机系统中，为用户提供完整准确的数据、提示、临床决策支持以及与医学知识相关的其他辅助功能。"从上述定义可以看出，电子健康记录涵盖了广泛的记录，包括过去、现在或未来的患者病情的生理和心理记录。它是用电子设备（计算机、健康卡等）保存、管理、传输和重现的数字化的健康记录，用于取代手写纸张病历，它的内容包括纸张病历的所有信息。

用户对自己的电子病历进行查询，可以详细了解自己的健康状况。鉴于每个用户的个人特点，电子病历也可以通过个性化的信息推送服务来帮助用户培养科学的健康信息意识。统一标准的电子病历，可以方便医护人员对用户的健康情况进行持续跟踪和详细了解。在对用户的健康状况和病史有全方位、持续化的了解后，医务工作者和健康信息提供者可以更有效、更有针对性地提供健康服务。

3. 健康数据分析

慢性病持续时间长，需要长期有计划的检测和治疗。在慢性病检测过程中，需要对收集到的数据信息进行分析并及时反馈给医务人员，并制订相应的预防措施和治疗方案。为了保护人们的健康，我们必须尽早发现慢性病并尽早治疗，以尽量减少疼痛。健康数据分析将不断收集人体健康数据。就目前情况而言，慢性病防治仍存在诸多问题。第一，慢性病的病程反射弧比较长。一旦患者患有这种疾病，需要很长时间才能跟踪药物，如果情况严重，需要诊断住院。第二，经过数月的积累，将给家庭经济带来沉重的负担。第三，慢性病的长期随访观察将产生大量的健康数据。同样，当前的健康数据平台只是简单地管理用户的健康数据，不能分析用户的身体状况。如果有问题，用户必须去医院排队咨询医生，不能满足人们对健康管理的需求。

任何年龄组的用户都可以使用健康数据平台来管理自己的健康状况。将数据分析平台连接至智能感应设备，只要有无线网络，用户就可以在家中、办公室或其他任何地方，将收集的健康信息上传到健康数据平台。健康数据平台使用云计算技术来存储和分析海量健康数据，从而提高数据分析平台处理海量数据的速度。首先，去除健康数据中的异常点；其次，执行健康数据的集群整合；最后，对身体进行简单预测为用户提供一个预警。虽然健康数据平台无法准确估计人体健康状况，无法完全取代医生，但可以有效预防疾病的发生，提高人们的健康意识，降低医疗成本。

4. 健康信息订阅与个性化服务

基于用户兴趣的个性化健康信息推送服务模式是健康管理服务模式的新趋势。信息服务提供者不需要通过健康信息服务需求者（用户）的请求向其提供信息服务，而是通过主动方式，积极地将用户感兴趣的健康信息推送给目标用户，从而形成系统主动寻找健康信息服务需求者的服务模式[151]。个性化综合信息服务必须开发自动预测健康需求、自动跟踪和主动发布消息等适应用户需求的功能。在建立用户特征和需求特征数据库后，系统可以根据用户的特殊偏好或需求定期通过互联网获取相关信息。通过智能筛选、分类，将信息提供给相关用户，这相当于为每个用户提供了准确地满足他们的需求、适应他们的特点并属于他们自己的动态信息集。这种方式可以最大限度地提高用户获取信息的能力，做到按需推送，并更好地为客户提供服务。

健康信息空间虚拟空间中的个性化健康信息推送功能是指依据个体健康评估结果和特定的需求为社区居民制订健康信息推送计划、提供自助选择功能的健康信息服务。HIC 通过分析社区居民健康记录、网页浏览记录，结合 HIC 虚拟空间大数据，通过网页推送、邮箱推送、社交媒体推送等形式，向社区居民提供符合自身需求的个性化健康信息。化被动为主动，把被动健康资源搜索转化为主动健康资源推进和知识导航。

社区健康信息空间虚拟空间个性化健康信息推送功能可以参照创立于中国香港地区的 FindDoc 服务项目，立足于向公众提供丰富充分的医疗信息，帮助用户在有需要的时候进行健康决策，该服务项目自 2011 年创立以来，已经由最开始的数名专家组成的咨询团队，发展到当前与全球医疗专家合作、一站式、多语种的信息咨询平台，主要提供医生信息、门诊信息、医院信息、费用咨询、体检咨询等信息获取服务功能。健康教育信息推送平台以心理健康教育为目标，主要由心理知识教育模块、心理咨询与治疗模块、心理测验与评估模块、心理回访模块以及用户管理模块等组成[152]。

健康信息订阅就是个人或家庭根据需求自主选择和获取健康信息服务内容。发达国家的信息获取服务也处于高速发展阶段，如 Remedy Health Media 是美国增长最快的健康信息技术有限公司，帮助数以百万计的患者获取健康信息，使患者生活得更健康、更充实。其主要业务内容包括提供健康信息咨询、健康相关新闻、个人保健知识等，通过产品和服务为患者和照顾者提供医疗信息与应用软件，使其获得更好的健康水平。德国的 Allkidscount 公司提供的关于妇幼保健的医疗服务网站业务内容主要包括孕妇、儿童的健康保健信息，其特色在于使用交互式工具鼓励用户上传健康行为知识，并依照不同标准进行归档以便于其他用户获取。

健康信息订阅要求社区居民具有一定的健康信息素养。随着我国健康教育的不断推进，社区居民的健康信息素养也普遍有所提高，其健康信息需求也呈现出多样化与深入化的趋势，个性化健康信息服务受到广大社区居民的欢迎。应通过个性化的健康信息订阅方式改善人们获取健康信息的途径，从源头上降低疾病风险和医疗费用支出。

5. 网络健康教育模块

网络健康教育模块主要针对社区居民的健康知识进行科普。互联网有利于健康知识的传播与采纳，居民能够方便地获取与利用健康信息，拓展健康认知范围并提高自身健康素养。与传统途径相比，借助网络平台实施健康教育不受时间与空间的限制，而且在满足居民多样化、复杂化的信息需求上更具优势。

6. 健康互动模块

信息技术飞速发展及人们生活质量不断提高，人们对健康信息的需求必然随着健康水平的提高而呈增长趋势。大众为满足自己对健康信息的需求，会求助于各种信息服务工具或方式，因此会对健康信息互动产生需求。社区居民是社区健康信息需求中的最大群体，健康信息互动需求是多方面的，如养生保健交流、疾病治疗分享等。健康互动模块为社区居民提供健康沟通的途径，提供解决健康问题的知识，提高患者对生命质量的关注度。健康互动模块为不同主题的健康信息或知识的交流与协作提供服务平台，并在不同群体之间营造关系和提供社会支持[153]。社区居民可以在健康互动模块发布健康信息需求、向专家咨询相关问题、向其他患者学习或与其他患者一起分享各自的经历，获取有益的健康知识[154]。

7. 在线咨询模块

在线咨询模块类似于健康咨询网站，是一类为广大社区居民提供健康信息类资讯的模块。社区居民平时通过浏览该模块，与专业医疗人员进行互动，能够结合自身健康信息需求，高效及时地获取权威、准确的相关信息，应用于自身疾病预防与控制，以达到健康促进的目的，从而提高现有医疗资源的利用效率。

在线咨询模块还应包括远程会诊应用。在家庭环境下利用可穿戴设备，借助智能手机、计算机等智能终端，通过云服务器将生理数据实时传送至健康管理数据库，以实现对慢性病患者、老幼病患、残疾人等特殊人群的健康监测和远程照护。智能穿戴设备采集各种生命体征数据，并通过手机 App 将文字、语言和图片信息自动上传至云服务平台，经服务器发送至家庭医生 App 或计算机界面，医生依据用户的健康数据，将健康管理和干预信息反馈给用户，实现个人健康闭合可持续管理。以用户的健康档案为基础，结合各种智能终端所采集到的数据，如体温、血压、脉搏、体重和心电图等数据，对用户的健康危险因素进行监测和管理[155]。

8. 检索区域

健康信息检索区域的设置是为了实现社区公众健康信息自助查询。健康信息检索是在拥有相对完善健康知识库的前提下，结合数据结构、信息组织、自然语言处理等相关知识与技术，组织并集成各类健康信息后有策略地进行高效率检索的过程。其需要贯彻资源整合和服务集成思想，以知识为核心，进行包括知识组织、知识管理、知识服务等在内的功能拓展。在各种智能化知识挖掘和管理工具的支持下，要对知识库资源管理的体系进行重新定位，变数据、信息管理为知识管理，从而更好地发挥检索服务功能。

9. 导航区域

在数字化和网络化趋势的影响下，社区健康信息空间的构建可以借助现有的网络健康信息网站，提供知识链接服务。社区健康信息导航区域的内容设计包括社区信息导航、健康知识库和医疗保健检索等栏目，同时提供健康信息检索网站的链接。社区健康信息导航区域的功能是整合这些健康信息检索网站建设，更新和维护知识库，构建知识检索平台，推进知识评价系统的完善，实现本地检索管理功能。此外，社区健康空间通过整合网络资源和数字化资源，抽取知识要素，为用户提供跨区域、跨平台、跨系统、具有统一化界面的知识服务功能。这些功能主要包括统一访问、知识检索、集成化数字参考咨询、个性化知识定制、知识专题服务等[156]。

10. 信息辅助获取服务

信息辅助获取指通过搜索引擎、在线目录、个性化技术或智能系统帮助用户定位、查寻、获取互联网上的信息内容和其他类型资源，并响应具体的信息要求。例如，美国国立生物技术信息中心（National Center Biotechnology Information，NCBI）提供的健康信息综合查询平台可以提供医学信息的检索和链接服务。社区卫生信息空间可以借鉴社区卫生服务网站，如北京社区卫生服务网、望京社区卫生服务中心、西安卫生服务网等，提供社区卫生电子地图、家庭医生、健康档案、转诊预约、便民查询和健康咨询等服务。

第四节　本章小结

本章根据"互联网＋社区健康"的模式，围绕社区健康信息空间服务内容，提出基于信息服务提供者和服务对象的信息交互的服务内容，实现健康信息内容的互通共享。社区健康信息空间服务内容可以最大限度地实现健康信息服务的可及性和连续性，缓解信息孤岛难题，减轻公众信息获取的负担。通过智能终端与云服务平台连接，家庭、个人和社区卫生服务机构能够实时掌握身体健康信息和数据，或将切实改善困扰政府和家庭的健康管理问题。实现居家和社区养老、医疗信息服务的全覆盖。社区健康信息空间服务内容的研究意义和应用前景如下。

（1）健康信息资源整合与共享。社区健康信息空间服务可以有效整合社区健康信息，以公众为中心，从有效、可靠、可持续地提供和保障公众所需服务的角度出发，进行信息资源整合，配置相应的服务技术和管理。社区健康信息空间可通过信息资源与服务整合以及个性化服务为社区居民提供高质量、低负担的信息服务，以提升健康信息资源的应用广度与居民参与度。对符合公众个性化信息需求的网络信息资源进行深层组织与揭示，挖掘信息资源的潜在价值，形成知识产品，优化网络信息资源配置，实现信息资源广泛存取与高度共享。

（2）一站式信息服务平台。社区健康信息服务平台聚集了对医疗卫生健康领域有共同兴趣的用户，形成网络社群，提供交流平台，使用户通过互助形式获取相关信息。社区健康信息服务平台主要提供公众健康服务，结合社会公众关心的信息需求，通过卫生公众服务网站，实现与居民的健康互动。以社区卫生管理为依托，面向社会公众，构建公众基本健康信息、健康保险信息、健康教育培训等多元一体的公众健康信息服务和保障体系。社区公共健康信息资源提供有效的信息储存和传递手段，社区卫生信息空间主要整合社区健康教育、互联网健康信息网站、电子健康档案、区域卫生信息平台和数字图书馆等健康资源。

（3）满足社区各类人群的健康信息需求。社区健康信息空间服务内容立足于卫生服务中心，面向社区信息需求主体提供各种健康信息服务，通过社区健康空间模型将不同的部门和组织，以不同的方式，为不同的健康信息需求主体提供卫生信息服务。社区卫生信息服务是我国公众信息服务和保障体系中不可缺少的部分，其主要为社区居民提供丰富实用的信息，如疾病预防、健康教育、传染病和流行病卫生统计信息发布等。

（4）提高健康信息服务内容的科学性和有效性。全方位规划社区公共健康信息资源，帮助公共卫生机构实现信息资源的开发、分配和利用的最优化。社区卫生信息资源开发利用既是社区健康信息空间建设的出发点，也是公共卫生信息服务的归宿，其实质就是开发利用现有的公共健康资源，为社区公众提供更好的健康信息服务。社区健康教育是社区卫生服务的重要工作内容之一，通过社区健康信息空间中健康教育功能的运用，提高居民的健康素养，改正居民错误的健康行为与生活方式，使其养成正确的健康生活方式，以达到预防疾病、提高社区居民生活质量的目的。

第七章 社区健康信息空间支撑体系

第一节 法 律 支 撑

健康信息空间构建的目标就是为用户提供个性化、多样化的健康知识服务，信息空间的构建需要对信息服务进行整合，如健康咨询服务、在线医疗服务等，以此来完善健康信息空间的服务体系，实现一站式服务。健康信息空间服务的法律保障体系建设是确保健康信息服务顺利、有效、合法开展的重要保证，然而我国目前在该领域的法律保障力度、深度和广度不够。对于这一问题，从资源整合的角度提出健康信息构建与服务中需要关注的问题并提出强化健康信息服务中法律建设的具体措施。

一、健康信息构建和服务中需要关注的问题

1. 公平与效益问题

现代社会中，法制建设的宗旨在于维护社会发展和稳定，而维护社会稳定的基础在于保证社会成员在社会运作中的平等地位。值得指出的是，在经济发展过程中，社会成员对经济效益的考虑必然给"公平性"带来冲击。从经济发展中的公平与效益的关系上看，不难发现，维持公平与效益平衡是比较难以解决的问题。在健康信息资源整合与服务过程中，由于不同成员各方面因素的作用，除资源所有者、提供者、服务者外，用户之间的公平与效益也存在合理配置与利用整合之间的平衡问题。在资源整合服务的法律建设中，考虑公平需要兼顾各方利益，考虑效益只需在信息交流与利用中，关注经济运作效果，考虑成本-收益状态。显然，这种对公平的忽视必然影响社会和谐，对效益的忽视又会降低信息资源开发与利用价值。因此，在这两者之间寻求相对稳定的平衡，是进行资源整合服务法律建设应当关注的重要问题。

2. 健康信息资源共享与保护之间的冲突问题

健康信息资源共享使健康信息资源可以迅速、方便地为广大人群所获取，然而，信息资源共享建立在信息开放和传播的基础上，要求信息无偿或低成本使用，其目的是反对信息垄断。因此，健康信息资源共享不可避免地要涉及信息保密、

保护等问题，尤其是个人或机构的知识产权保护问题。知识产权制度通过赋予权利人一定期限的专有权利而使公众无法得到许多新的信息资源，因而在一定程度上制约了健康信息资源共享，尤其是限制了数字时代的信息资源共享，数字时代的信息资源共享主要通过数字化信息资源的网上传递和接收来实现，而信息资源的数字化传递往往涉及有关的知识产权问题[157]。一般说来，知识产权与信息资源共享在公开、公有与公用等方面应该是对立统一、相互依存和相互促进的关系。开放获取的核心是强调信息资源共有的理念。建立 HIC 需要在合法的框架下最大限度地消除知识产权保护的壁垒。从信息资源建设到开发利用，从信息资源收集到整合与集成资源服务的各个环节都必须考虑权益法律问题。因此，必须建立相关的信息资源整合与服务集成法律体系，在承认和尊重资源所有者对其所有数据、信息乃至知识具有合法所有权的前提下，一方面保障和激励资源整合服务提供者对各种资源进行合理和合法的提供；另一方面维护所有社会成员从合法渠道获得所需信息资源的权利。另外，信息资源整合与服务集成开展之前应对信息资源的所有权进行定位，要求信息资源及技术所有者及时申请专利，尽早取得知识产权的保护，这样能减少纠纷的产生。

3. 信息安全与隐私保护问题

随着云计算、大数据、物联网等新技术融入传统医疗行业中，不仅产生了新兴的互联网诊所，更是逐渐建立起了"云医院"，为各家医疗机构的医师提供了一个互联网诊疗、咨询平台，通过线上、线下联动，将现有医疗资源放大，向患者提供门诊、住院、检查、体检等诊疗、咨询及预约服务，为患者提供便利。然而，"互联网＋"以计算和数据改变了人们的生产和生活方式，为人们提供便利的同时，共享的个人信息可能被不当收集、恶意使用、篡改，人类可能生活在其"信息阴影"下。患者的个人信息在互联网医疗的病历夹、移动医疗 App 中不断积累，一方面，从医疗机构的角度可以有效利用互联网数据传输过程中沉淀下来的极其宝贵的数据资料，去满足用户体验和用户需求；另一方面，健康数据越来越多地被收集在传统医疗机构之外，与第三方共享，不仅可用于研究，而且可用于商业活动。如何保护数据和限制访问在互联网医疗大数据中变成了新的问题。

为了应对这一问题，必须建立配套的法律法规体系。很多国家在信息化建设中建立了配套的法律法规体系，以规范和引导参与信息交换与共享的各利益相关者的行为，明确各方的权利与义务，维护良好的交换与共享秩序。例如，美国制定了《医疗保险与责任法案》，针对医疗信息化中的交易规则、医疗服务机构识别、从业人员识别、医疗信息安全、医疗隐私、患者识别等问题，制定了详细的法律条文，以保护医疗数据安全和患者隐私权；加拿大《个人信息保护及电子文档法》

规定禁止跨省或跨国商业机构使用个人健康信息；此外，还有澳大利亚的《隐私权法案》《健康档案隐私与访问法案》及日本的《关于保护私人信息基本法纲要方案》[158]等。

4. 信息资源整合与服务集成中的管理问题

现代网络环境下进行信息资源整合与服务集成，必须以现行的相关法律为准则，以国家信息政策为指导，在明确相关法律文件关于利益平衡规定的基础上，制定相应的实施细则。国内外有关的综合性、专门性农业信息网站较多，各网站的信息资源分布形式、内容和产权关系复杂，因此有必要区别对待。为此在农业网络信息资源搜索和集成重组中，我们将公益性信息资源服务、公开服务、经营性服务加以区别，采用不同方式加以组织，使之既有利于用户对农业信息的集中利用和推送，又在维护各资源实体利益的前提下，拓展了服务业务。在推进这一工作的过程中，我们发现有一些新的法律关系应进一步明确。要解决这些问题，需要国家进一步加强信息资源整合与服务集成的管理、监督法律的建设。

5. 信息资源整合与服务集成中的知识产权法律问题

信息资源整合涉及多方面利益，其中关键是信息资源产权关系，因资源集中和服务集成的变化，必须在相应法律中对其加以明确。信息资源整合与服务集成涉及数字化转换，信息资源的数字化转换目前被界定为一种复制权。因此只能对开发者拥有知识产权的作品，或在公有领域的信息资源，或获得了知识产权人许可的信息资源进行数字化转换。另外，非营利性的信息资源整合与服务集成只要坚持不涉及数字化发行和商业性传播利益，而且传播控制在一定范围内，应不属于侵犯知识产权人的网络传播权。这些基于网络信息资源权益法律关系的认定，应作为通行法则对待。

信息服务集成的主要方式是利用分布式数据库，同时根据服务者自己的需要加工整合，以建立整合的数据库。如果只是根据元数据库制作相应的书目数据库，只要坚持自主开发，一般不会涉及知识产权侵权问题。如果根据本地用户需要，对不同元数据库中的内容进行摘编，制作数据库，所涉及的知识产权问题就比较突出。对此，应当制定明确的法律规则，按数据库建立的用途或目的，确定所选择的入库资料及相应的知识产权处理法则。另外，在利用数据库提供服务时，还应强调知识产权管理的完整性，遵循知识产权相关法律法规和数据提供商的知识产权保护要求。

另外，对于经营性的信息资源整合与服务集成业务，信息资源产权保护问题应加以明确，根据有偿利用、公平经营和保护第三方利益的原则，采用知识产权交易中的有关法律规定，加以实施。

二、强化健康信息服务中法律建设的具体措施

由于信息法律所要调整的关系和矛盾非常突出，加之信息服务这一行业领域的特殊性，其信息法律问题的研究会更加复杂和迫切。要强化信息资源整合服务的法律建设，必须进行健康信息服务发展战略的社会化转型、确立健康信息资源的共享机制、建立个人健康信息的保护措施、界定公共借阅权、规范网络健康信息产品、加强跨国数据流管理。

1. 健康信息服务发展战略的社会化转型

现如今，用户的健康信息需求发生了新的变化，已从被动获取健康信息发展成为主动获取健康信息，他们要求通过健康信息服务机构获得全面和完整的知识信息，为之提供综合性的知识信息保障。用户信息需求的综合化决定了信息服务的开放组织模式，信息技术和网络的发展保证了社会化信息服务的组织与开展。这些因素都要求信息服务进行战略的社会化转型，从信息到知识，从分散到整合，从表层到深层，从单一到合作的发展方向，都是社会化转型的表现。任何发展战略的转型都需要相对应的法律保障，如美国基于政府导向、多元投入、法规保障的组织模式，法国的集中管理政策和法律支撑体系，英国分部管理、集中推进的政策框架，都是针对各自的具体问题而形成的体系。因而在这样的转型过程中，制定相对应的国家信息法律是基本保证，也是基本依据。

2. 健康信息资源共享机制的确立

共享性是健康信息资源最显著和重要的特征之一，在合理范围内最大限度地实现健康信息资源共享是提高健康信息开发和利用程度最重要的手段。然而，随着信息技术和网络的不断发展，长期以来条块分割，缺乏联系的管理体制，信息技术标准不统一，网络资源序化以及整合程度低等问题不断凸显，急需建立完备的信息政策来引导和完善的信息法律来保障。确立健康信息资源共享机制需要关注行政干预、经济约束、竞争激励和平衡协调等多方面的问题，在这些问题中，除行政干预完全属于公共政策的范畴，其他三个方面都需要法律法规的介入。

3. 个人健康信息保护措施的建立

任何涉及个人健康信息的政策、程序和技术，都应充分公开且符合个人选择原则，在充分掌握情况的前提下，个人可在一定程度上决定自己进行健康信息的收集、使用和披露等事项的原则。对个人健康信息的收集、使用和披露，应按照

仅限于为实现特定目标所必需的最低程度数据质量与完整性原则，参与信息交换的个人或机构必须采取有效措施，确保信息的完整性、准确性和时效性，防止非授权用户的信息篡改和对防护原则的破坏，有关机构采取有效的行政、技术和物理防护手段保护个人健康信息的保密性、完整性和可用性，防止非授权或不合理的访问、使用，坚持披露问责原则，通过适当手段以确保上述原则贯彻落实，并对违规行为追究责任[159]。

目前法律对个人信息及隐私保护采用的主要是间接方式，且规定模糊、震慑力有限，不仅会使隐私信息泄露者肆无忌惮，而且在出现纠纷时往往无法可依。建议制定个人信息或医疗健康信息方面的专门法律，在规范远程医疗、移动设备健康信息收集与利用等方面适应互联网医疗发展的需求。同时，通过立法设立专门的部门对互联网医疗机构进行统筹管理，主要职能包括日常信息安全与隐私保护的监督、侵权事件的咨询和诉讼等，建立、健全层级管理机制，提高行政干预效率。

4. 公共借阅权的界定

根据《中国知识产权法律实务大全》的定义，公共借阅权是指"公共性图书馆向公民借出作品的复制本以及向公众借出固定于一定载体上的馆藏作品并向借方收取一定费用的权利"。目前，学术界对我国是否适合引入借阅权、借阅权的权利主体的具体归属等方面都存在一定的争论。对于前一个问题，有些学者认为我国目前的经济、社会、技术条件有了较快的发展，从保护著作权人经济利益、传统图书馆的变革、数字图书馆的发展和顺应国际趋势等角度出发，认为我国应该在传统图书馆，特别是数字图书馆等领域引入公共借阅权的行使条件，即权利行使主体的作品必须受到《中华人民共和国著作权法》的保护，作品使用方式必须是公共图书馆或数字图书馆开展网上借阅服务或版权借阅服务，服务的提供和使用都必须是非营利性的等。在这样的条件下，才能够在对公共借阅权进行明确界定的基础上进一步讨论其适用性问题。

5. 网络健康信息产品的规范

网络健康信息资源服务机构与传统的健康信息服务资源机构相比，往往更容易出现法律问题。因此，应注意：利用计算机软件自动处理并提供产品最好采用由自己设计开发的软件，手工生产的信息产品加上著作权声明，采用直接授权或集体授权管理等方式保护自身知识库的知识产权，摘录文摘和编制报道性文摘时也注意摘录数量等。

6. 跨国数据流管理的加强

随着国际交流的日益频繁，特别是信息网络的不断延伸，国家之间信息传递的方式越来越简单，由此解决国家信息主权保护问题变得越来越迫切。信息主权是国家主权在信息活动中的体现，国家对于政权管辖地域内任何信息的制造、传播和交易活动，以及相关的组织和制度拥有最高权力。信息主权对外表现在：国家有权决定采取何种方式，以什么样的程序参与国际信息活动，并且有权在信息利益受到他国侵犯时采取必要措施进行保护。全球范围内的健康信息资源共建共享将国家信息主权推向了前所未有的危险境地，急切地需要资源整合服务机构把健康信息法律问题向国际化拓展。

第二节　管　理　支　撑

健康信息空间的管理支撑体系主要负责支撑健康信息实体空间与虚拟空间日常业务的正常运行，作为一种新的服务模式，它的管理涉及方方面面。①人员管理问题：如何管理来自两个或者多个单位、部门的员工，并使之融合，如何管理员工之间的相互培训、工资等级、交接班及日程安排等。②服务问题：包括开放时间、室内布置和摆设，采用梯级服务还是传统服务，以及电子资源的更新等。③公共关系问题：如宣传、用户互动等。④技术问题：如系统安全、管理权限、图像更新、设备维护等。本节着重讨论管理支撑中的用户管理体系、人力资源管理体系和服务评价体系等。

一、用户管理体系

要使 HIC 获得成功，就必须明确用户的需求，因此，对于用户的需求与管理就显得十分必要。HIC 如何满足用户的需求，跟踪用户的需求状态，建立并维护与用户达成的契约，建立对用户需求的可测试标准体系等内容都是需要研究的重要内容。

1. HIC 用户信息管理

HIC 用户信息管理中的用户信息主要包括 HIC 用户基本信息、HIC 用户需求信息、HIC 用户行为信息和使用成果信息。①HIC 用户基本信息，主要指社区居民的各类基本信息，通过对相对固定的社区居民群体进行健康特征的划分，并对各类居民的主要特征进行登记和利用相关的反馈信息进行修改后形成，应尽可能包括居民的基本情况，如居民姓名、身份、单位、职业、学历、专业、年龄等，还应该包括居民的兴趣、爱好、习惯行为方式等。②HIC 用户需求信息，主要指社区居民需求的健康信息。用户信息需求的获得一方面要积极采用现代信息技术与最终用户进行互动式的信息交流，让用户能完全明确自身的信息需求；另一方面要充分利用用户资源，立足于为用户提供长期的信息服务保证而不只停留在为用户提供某次信息服务上。③HIC用户行为信息，主要指通过分析社区居民对HIC虚拟空间的利用记录所形成的信息，如居民查询请求的描述、居民输入查询关键词、居民维护的 Bookmark、网站页面的访问、页面逗留的时间文档长度、对每个页面进行的操作（如保存、打印页面，以及将页面存入 Bookmark）、对鼠标和键盘的操作等。④使用成果信息，主要指对社区居民利用信息服务后所取得的活动和成果进行跟踪、鉴定、分析、推广应用后所得到的信息，通过其成果，可直接或间接地衡量信息服务对社会所产生的社会效益和经济效益。

2. HIC 用户数据模型构建

HIC 用户数据模型是指与使用系统有关的社区居民信息的组织，实际上就是对某一居民行为、兴趣倾向的描述，以确立居民所需信息资源及服务的类型。

根据建模过程中用户的参与程度，用户数据模型主要有用户手工定制建模、示例用户建模和自动用户建模三种方法。一是用户手工定制建模。这是一种完全由社区居民根据服务系统的相关提示和要求构建用户模型的方法，社区居民可以手工输入感兴趣信息的分类列表，或者选择感兴趣的服务主题等。例如，My Yahoo是用户手工定制建模的典型代表，在用户登录 My Yahoo 站点后，系统要求用户从成百上千个栏目中手工选择自己感兴趣的栏目。这种建模方法实现起来简单，也具有较好的效果，但它主要存在以下三个方面的问题：①完全依赖于社区居民进行手工建模，容易降低社区居民使用系统的积极性。Moore 定律早就揭示出服务系统要遵循易用性原则，一般用户不愿意接受通过服务系统进行的训练，即使用户知道通过服务系统进行训练会给自己带来好处。Yahoo 公司的 Manber 等通过对个性化服务 My Yahoo 用户的分析进一步证实了这一结论。他们发现大多数 My Yahoo 用户根本不定制自己感兴趣的栏目，而是接受系统默认的配置作为自己的用户模型。②受社区居民健康素养的限制，往往难以全面、准确地罗列自己感兴趣或所需的健康信息，不能构建完整的用户模型。例如，系统要求社区居民自己输入感兴趣的关键词作为用户模型，社区居民可以列出一系列感兴趣主题的关键词，但未必能够详尽，原因是与同一主题相关的关键词很多，社区居民很难一一列出。③用户模型的重建问题。社区居民手工定制的用户模型是静态的，一旦社区居民定制完毕，该用户模型就不会发生任何变化了。这种静态的、一成不变的特点显然与社区居民兴趣固有的渐变特性不符合。经过的时间越长，手工定制的用户模型与社区居民真实兴趣的差别就越大。当用户模型不能很好地反映社区居民兴趣的时候，社区居民将不得不重新手工定制用户模型。二是示例用户建模。这是一种由社区居民提供与自己兴趣相关的示例及其类别属性来建立用户模型的建模方法。由于社区居民对自己的兴趣、偏好、健康状况等最有发言权，社区居民提供的有关自己兴趣的示例最能集中、准确地反映其所需的健康信息。示例可以通过要求社区居民在浏览过程中对浏览过的页面标注感兴趣、不感兴趣或者感兴趣的程度来得到，从而浏览过的页面及相应的标注成为用户建模的示例。三是自动用户建模。自动用户建模是指服务系统跟踪社区居民的信息行为并进行分析和挖掘，从而自动构建用户模型的一种建模方法，在此过程中无须社区居民主动提供信息。自动用户建模方法实际上是改进示例用户建模方法中的示例获取途径并将其转化为无须用户标注的自动示例获取方法。社区居民浏览的页面就可以反映用户的兴趣主题。如果用户频繁浏览与高血压相关的页面，则容易推测该居民可能是高血压患者。因此，如果能够对社区居民浏览的页面进行聚类，就能够得到社区居民感兴趣的主题，从而也就能够实现自动用户建模。

二、人力资源管理体系

HIC 人员建设是除物理空间设计和虚拟空间设计以外，建设 HIC 最重要的支撑因素，配备训练有素、爱岗敬业和知识结构合理的服务队伍对 HIC 有效运行起着举足轻重的作用。HIC 管理支撑体系中服务组织和人力资源的制度保障，包括服务组织及其结构、服务规范、资金投入、运行制度、激励机制、培训机制、服务人员的组织与管理和服务评价体系的建立等内容。

1. 人员配置

HIC 的服务组织（包含虚拟社区管理组织）由多个部门共同构建；服务人员包括：参考咨询专家，负责为用户提供信息咨询服务，帮助用户收集信息资源或提供资源线索；技术专家，负责解答用户的技术难题，为社区居民使用 HIC 内的各类软硬件提供指导和帮助，解决相关网络问题；多媒体专家，负责开发多媒体教学软件，指导用户进行多媒体制作；普通馆员或技术人员，健康信息空间仍需一些的工作人员维护它的正常运行，每个区都需要馆员或技术人员随时提供帮助，可以采取全职和兼职两种形式，协助完成服务；医护人员，提供健康咨询，帮助社区居民解决专业医学及健康相关问题。

2. 人员管理

HIC 的工作人员有两个特点：①HIC 涉及空间内多个部门的工作人员在一起工作，而且需社区内其他部门配合，如社区卫生服务中心、街道办事处等；②HIC 的工作多由相关卫生部门人员和社区居民兼职。由于人员有限，原有的工作也需要开展，除了设立几个咨询专职岗位，其余的岗位都由员工兼职。所以如何安排以兼职为主的 HIC 员工的工作是比较突出的问题。梯队管理模式与全新的绩效考核体系是解决这个问题的有效办法。

梯队式服务团队在国外许多 IC 中被运用，即设置咨询台、普通咨询（包括技术服务、信息服务、多媒体服务）、资深咨询三层服务模式，这三层服务模式形成一个梯队。HIC 可借鉴其经验，由经过培训的有一定健康素养的社区居民志愿者承担咨询台工作，解决指引、馆藏介绍等问题；遇到他们无法解决的问题时可以求助于 HIC 专职或者兼职的普通咨询员，而专业医学人员则负责专业健康、医疗信息的咨询。采用梯队管理，引入社区居民志愿者，让社区居民参与 HIC 的管理，可以缓解 HIC 员工有限的问题，也调动了居民参与 HIC 活动的积极性，来自不同部门的员工在承担普通咨询工作时，以兼职形式为主，每个人负责某些领域的问题，可以发挥每个人的专长，也可以避免互相推诿的弊病。

与之相呼应的是绩效考核体系的建立。目前 IC 大多采用计量考核的办法，这在几年前 IC "提高工作效率" "满负荷工作" 的变革中起到了积极的作用，但是这种单一的考核办法在 HIC 中显然不适应。因为专业人员对于专业的忠诚度大于对 HIC 组织的忠诚度。他们的创新激情无法以数量来衡量，而且 HIC 的服务时间很长，服务方式多样化，不再局限于 8 小时之内，如有些员工在非工作时段通过 E-Mail 给用户解答问题、提供帮助。单一的计量考核可能使从事简单加工工作的员工的绩效分数比在 HIC 中服务的员工高出很多，这会挫伤后者的积极性，影响 HIC 的创新性。因此，改变目前单一的考核办法，充分考虑 HIC 员工的工作特点，为他们提供展示的平台，激发他们的工作热情是 HIC 成功的重要因素。

3. HIC 服务人员能力分析

HIC 内的工作人员要更好地提供服务，还要具备很强的学习能力、领悟能力和实践能力，要能随着医疗、信息技术的发展和社区居民需求的提升，不断更新自己的健康素养、知识结构、服务水平。所有 HIC 服务人员都应当知道其 HIC 能提供的服务，而不仅局限于那些只在一线服务部门的服务人员，社区居民的广泛性导致了其健康信息需求的复杂性，HIC 服务人员只有通过自身能力的根本提高和系统创新，不断拓宽个人自身的知识领域，从原先单一的服务技能向综合性服务能力转变，才能充分发挥个人的服务能力，重建服务优势。这些能力应该是一种系统的能力、专业的能力、富有创造性的能力、使社区居民充满信任感的能力。这些能力具体而言应包括：①驾驭 HIC 服务系统的能力。HIC 服务人员能够掌握 HIC 知识体系，熟练使用服务系统。从理论与实践的结合上进行策划和分析，能够为社区居民提供满意的健康信息服务。②与用户交互沟通的能力。社区居民具有两极效应，积极的用户情感能使社区居民将信息需求转化为信息行为，例如，当社区居民遇到态度热情且知识渊博的服务人员时，他们会认为自己找对了对象，从而会感觉到可以获得比过去的经验期望更好的服务。因此一线服务人员除了应具备扎实的专业知识和工作能力，还应该具有非凡的表达能力和与用户交互沟通的能力。③协同组织能力。网络的发展为 HIC 信息服务人员之间的网上合作和开展协同服务提供了可能，而 HIC 本身就具有开放性和集成性，这就要求服务人员能根据自身的职责，协同有关人员或组织，把信息资源要素、信息技术要素与信息人员要素等有机地整合为一个整体。

三、服务评价体系

服务是 HIC 的核心内容，服务评价体系是系统运行的主要保证，是实现闭环管理和提高服务质量的重要手段。因此，有必要建立相关的服务评估与评价体系，积极邀请社区居民参与互动、监督、评价。下面从 HIC 服务的质量控制指标方面论述 HIC 服务评价体系。

服务质量是指服务特性的集中效果，它取决于被服务用户的满意程度。具体来说，一项优质服务的质量主要由以下六个因素决定，即可感知性、可靠性、响应性、保证性、安全性和宜情性。HIC 健康信息服务作为一种特殊的服务，这六项质量指标对其也是同样适用的，主要包括：①可感知性（tangibles）。可感知性是指 HIC 健康信息服务的"有形部分"，如各种健康信息服务设施与设备、各种载体的信息资源以及信息服务人员的外表等。服务的可感知性从两个方面影响社区居民对服务质量的认识：一方面，它提供了有关健康信息服务质量本身的有形线索；另一方面，它直接影响社区居民对服务质量的感受。②可靠性（reliability）。可靠性是指工作人员可靠、准确地履行信息服务承诺的能力。许多以优质服务著称的服务机构都是通过可靠的服务来建立自己的声誉的，可靠性实际上是要求服务机构避免在服务过程中出现差错，因为服务差错不仅会造成直接的经济损失，而且可能意味着失去很多潜在的用户。③响应性（responsiveness）。响应性是指 HIC 工作人员随时准备迅速、准确地为用户提供个性化健康信息服务的意识。对于社区居民的各种需求，HIC 能否予以及时的满足和回应将表明其服务导向，即是否把用户放在第一位；同时，服务效率则从一个侧面反映了 HIC 的服务质量。④保证性（assurance）。保证性指 HIC 工作人员具有提供信息服务的知识和技能、服务伦理以及表达出完成服务任务的自信与可信性的能力。它能增强社区居民对健康信息服务质量的信心。友好态度和胜任能力都是不可或缺的，服务人员缺乏友好的态度自然会让用户感到不快，如果他们对专业知识懂得太少也会令用户失望，因此 HIC 服务人员更应该具有较高的胜任服务的知识水平。⑤安全性（safety）。安全性是指社区居民在接受服务的过程中能够保证其人身和个人健康数据的安全。特别是在网络环境中，当用户在接受某项服务时，需要将自己的个人重要信息或私人隐私提供给服务机构，用户总希望这些隐私信息不会被服务机构或其他人非法利用。⑥宜情性（empathy）。宜情性是指 HIC 服务人员应设身处地地为社区居民着想，给予社区居民热情的关注和帮助。

第三节 数据支撑

一个良好的健康信息空间必然不能脱离数据信息的支撑，不能脱离数据支撑模块的支持，数据支撑模块不仅要完成数据源连接，还要能提供强大的数据支持功能。一般用数据支持单元封装相应的 SQL 语句，完成各种动态查询和数据库操作。需要强调的是，所有构成单一逻辑工作单元的操作集合都称为事务。为了保证事务的正确执行、维护数据库的完整性，在数据模块中必须维护数据库的事务特性，即原子性、一致性、隔离性和持久性。虽然现在大多数的数据库系统都能自动维护以上的事务特性，但在数据支撑模块中就事务特性仍要进行一定的补充。

HIC 最大的优势就在于，处于 HIC 中的用户能够在一定程度上实现数据共享。技术层面上，随着健康信息空间建设的深入，政府和医院等就会构建多种数据共享平台，建立、健全数据共享机制。体制层面上，国内外针对数据共享交换，首先从机制入手，破除消息隔绝的壁垒，建立标准规范的信息管理体制，制定统一的信息标准，建立 HIC 系统的小平台用以接收各个分散的信息。近年来，政府高度重视数据共享机制的重要性，在区域卫生信息平台和卫生信息化的发展过程中，也多次强调数据共享的重要性，强调要抓紧建立普查数据共享机制，打破部门、区域之间的数据壁垒和信息孤岛，向社会提供更好的卫生健康信息服务。同时，在政府积极建立数据共享机制的同时，医院、社区卫生服务中心等多个机构也应该充分发挥作用，为 HIC 进行数据整合和共享提供良好的数据支撑。

数据库应用系统开发是当前最流行的实用技术之一，大多数大型应用系统都需要后台数据库的支持。因此这些系统中都有一些特殊的模块用于向前台程序提供数据支持，即数据支撑模块。数据支撑模块的质量决定了这个系统数据访问的效率，同时在一定程度上影响后台数据库运行的稳定性和更新的时效性。一个高质量的、有较好通用性的数据支撑模块对这类软件的开发速度和适用性有直接的促进作用。相反，一个低效的、运行稳定性差的数据支撑模块必然对软件在整个周期的各个环节有显著的制约作用。因此，对数据支撑模块进行专门的研究具有较大的现实意义。

一、开拓多元的数据源

在大数据时代，数据的组织方式要以用户为中心，在健康信息空间中，无论现有公众的基本健康、所需要的健康信息需求、地理信息、人口、政策等数据，还是潜在的企业需求、区域配套资源、社交情况、服务提供情况等，都可以通过技术手段转换成数据。因此，除了进一步完善现有可以借用的系统，还可以加大开拓力度，与其他数据商合作，让众多信息采集和数据管理系统都开放安全的数据互联接口，并且通过数据挖掘系统，将大量以用户为中心的关联数据采集汇总到统一的数据中心，并且通过大数据分析方法，最终为所需要的人员和机构提供更加丰富多元的数据源和有价值的数据。

二、充分挖掘数据价值

在现今大数据时代，运用数据的目的是为客户提供更好的服务。大数据为机构和企业所带来的价值不在于数据之大，也不在于数据本身，而在于基于大数据所做出的全面深入、科学准确且富有建设性的用户需求洞察，并且将这种来自数据的力量与相关的人员进行高效配合，可以为机构或者对于我们设计的健康信息空间进行决策提供更好的健康信息服务。因此，从事数据支撑工作的技术团队在运用丰富多元的数据时，需要具备创新思维，整合大量数据，最终为 HIC 的用户，无论机构还是公众提供相应的健康信息服务，另外，数据的采集、汇总和维护可以交给程序自动处理，计算机每天产生的数据量庞大，而人的精力有限，因此，要高效发挥数据的价值，数据支撑人员需要分析数据的重要性和优先级，科学合理地向业务人员推送信息，并做好数据分析人员的相关培训工作。

三、保证数据安全、可管、可控

在大数据时代，系统开放和融合的程度越来越高，这给 HIC 中的信息安全带来了更大的风险与挑战。数据的大量聚集使得攻击一次就可能会泄露大量有效数据，这不仅使得用户对 HIC 产生信任危机，更给用户带来安全风险，尤其是 HIC 用户中大量充斥的是患者的基本健康信息情况，涉及患者隐私问题，一旦发生意外，后果不堪设想。另外，随着大数据时代的到来，系统的复杂度和风险系数也在不断加大，数据支撑人员丝毫不能放松安全监管这根弦。为了实现数据的安全、可管、可控，第一，需要提升技术人员的运营能力，制定数据运营规范，使维护 HIC 的技术人员熟悉系统架构、接口规范和核心技术环节，适当用国产的、有自主知识产权的软硬件来替代国外软硬件，提高机构的自主可控能力，而不是将系统的研发和维护工作全部打包给第三方负责。第二，数据提供部门需要与使用数据的业务部门制定严谨的数据安全使用规范，与能够接触到 HIC 数据的所有业务人员签署保密协定，数据支撑系统能记录使用者的每次操作，遇到问题有迹可循。第三，运用大数据思维来管理大数据本身，即将整个数据支撑生态系统及其各个子系统的软硬件参数、日常操作、运行指标、异常日志等都量化为数据，再对这些数据进行分析，从而发现并预测各个系统可能出现的问题和安全漏洞。

第四节　技 术 支 撑

技术支撑是社区健康信息空间服务正常开展的基础，本节主要就社区健康信息空间中值得注意的相关技术与发展进行梳理与探讨。

一、服务应用层面的技术支撑

1. Web2.0 技术

相比于 Web1.0，Web2.0 则代表着全新的互联网方式，即通过网络社区、网络博客、社交媒体、网络应用程序等各种网络应用，促进网络中用户之间的信息交换与协同合作。Web2.0 的运作模式更加注重以用户为核心。Web 技术主要由 Web 客户端、Web 服务端构成。

Web 客户端的主要任务是将社区健康信息以用户可读形式展现出来，并且构建可操作的界面，在数据与用户之间建立桥梁。Web 客户端降低了应用软件部署的难度，减少了更新操作。在服务器一端的软件更新即可完成所有用户需要的更新，且现在的动态页面技术基本上可以实现所有的传统客户端-服务器的功能。Web 客户端涉及的技术主要包括：①超文本标记语言（hypertext markup language，HTML），HTML 是一种用来制作超文本文档的简单标记语言，它是由标准通用标记语言派生的实例标记语言，通过标记符号来标记要显示的网页中的各个部分，用于描述主页的格式设计及其与 Web 上其他主页的连接信息。②层叠样式表，层叠样式表定义了如何显示 HTML 中的组成元素，支撑多页面应用，为表现 HTML 等文件提供了丰富的样式定义，具有易于使用和修改的特点。③插件技术，包括 Real Player、QuickTime、Flash 和 Media Player 等常见的插件技术，在 HTML 页面中实现了对音频、视频等多媒体的支持，极大地丰富了浏览器的多媒体展示功能。④客户端脚本语言，脚本语言的嵌入增加了 HTML 文档的动态可交互性，使得用户与页面之间及时的动态交互成为可能。常见的脚本语言有 JavaScript、VBScript，这些脚本语言的特点在于语法简单易懂，并且编写的代码无须编译就可以在用户浏览器端执行，极大地方便了用户的使用。

Web 服务端主要是通过在互联网上特定的网站服务器中放置网站文件，为浏览端的用户提供相应的网络页面信息，提供数据下载功能，并且记录、保存用户的浏览行为。Web 服务端主要涉及的技术有：①服务器技术，为 Web 服务器的搭建提供基础架构，包括服务器逻辑结构、策略选择、服务器软硬件设施搭建等。②公共网关接口（common gateway interface，CGI）技术，早期的 CGI 技术只提供简单的客户端-服务器交互功能，即 Web 服务器根据用户浏览器简单的超文本传输协议请求，将存储服务器上的 HTML 文件发送给用户，而经过多年的发展，现在的 CGI 技术支持负责的客户端请求，允许客户端生成动态页面，使得用户可以享受到网络论坛、社交媒体、网络社区等各式各样的 Web 应用。③服务端脚本语言，脚本语言最初的设计是为了实现 Web 服务器中动态页面的创建，常见的语言包括超文本预处理器、动态服务器页面、Java 服务器页面。

2. 社区健康信息门户技术

社区健康信息门户的出现是为了解决网络健康信息的不断增长与社区用户难以快速、准确地获取健康信息之间的矛盾，由此各类社区健康信息门户和对应的网络导航服务应运而生。社区健康信息门户技术就是基于这样的背景产生的，将特定的一个或者多个领域的资源、工具和服务进行集成，为所服务的用户提供统一的信息检索、信息服务结构，从而极大地简化用户的信息获取过程。社区健康信息门户的核心是通过对社区用户的健康信息需求进行有效把握，以进行具有针对性的健康信息资源的组织与功能配置。从体系结构上来看（图 7-1），其信息门户从上至下依次为用户层、服务层、管理层、数据层。

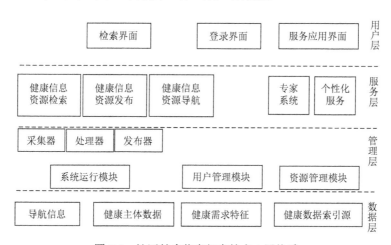

图 7-1　社区健康信息门户技术 4 层体系

如图 7-1 所示，对社区健康信息门户技术 4 层体系结构进行分析可以发现，处于最底层的数据层的主要来源是数据库和数据仓库，这些数据包括社区健康信息门户的导航信息、健康主体数据、健康需求特征以及健康数据索引源；第二层是管理层，这一层依据功能重要程度和安全要求分别向不同权限的管理人员以及用户开放，包括系统运行模块、用户管理模块和资源管理模块，其中系统运行模块又担负了资源管理的任务，将信息资源的采集、处理和发布功能纳入其中；第三层是服务层，这一层是真正实现对用户提供信息服务的关键部分，根据社区用户健康信息需求的不同，所提供的具体服务功能也千差万别，但是一般包括检索服务、发布服务、导航服务、专家系统和个性化服务等基本功能；第四层是用户层，这一层则是直接面向用户交流的部分，在门户与用户之间直接提供了界面接口，包括检索界面、登录界面以及服务应用界面。

3. 个性化服务技术

在社区健康信息空间中，利用个性化服务技术可以对社区用户的健康需求特征进行有效收集，然后以社区用户的健康偏好为基准，来推送符合用户需求的健康信息，将传统上人找信息的过程转变为信息找人的过程。个性化服务技术的特征可以概括为聚合多样性、过滤可定制性、高时效低成本性、操作简单便捷性。

个性化服务的内容具有特定封装格式，社区健康信息空间中集成的任何信息源都可以以此格式进行封装，然后根据用户偏好聚合，有选择性地聚合到用户阅读界面，传递的内容可以是任何超文本内容，包括文本、图片、音频、视频等。在实际操作中，当用户选择订阅服务时，用户可以根据自己偏好的不同，自主订阅不同的频道，个性化配置信息选择、过滤标准，由此用户端最终得到的信息则是经过用户选择和筛选的，并且自动屏蔽掉用户不感兴趣或者不需要的无关信息以及无价值的广告信息，以保障推送信息的质量与价值。

个性化服务技术定义了推送信息的元数据格式，所有的推送信息都以结构化的方式存储于数据中，所以当推送系统中的信息完成更新后，会在第一时间推送到用户端，中间过程无延迟，除此之外，在完成了推送系统的布局后，对于系统中信息的长期更新与推送，其边际成为零。最后对于用户来说，所有的订阅操作都是在用户端通过频道的选择来完成的，操作方式简便快捷。

个性化服务技术在技术层面上如图 7-2 所示，可以划分为三层，从下至上分别为数据层、服务层及用户层。用户层主要用于个性化服务系统与用户的交互，以完成用户对个性化服务系统的一系列操作，获取个性化定制健康信息，并完成系统对用户个人基本信息、需求特征、频道选择以及个性化定制数据的收集过程。服务层则是个性化服务系统具体功能的实现界面，用户层以及数据层在功能层完成数据交互后，依靠数据挖掘、语义网、关联规则等智能技术的支撑，实现具体的用户健康信息定制化过程。而数据层则是关于整个个性化服务系统的数据设计层面，包括对个性化推送元数据的设计，且涉及对用户信息数据、健康信息数据的存储。

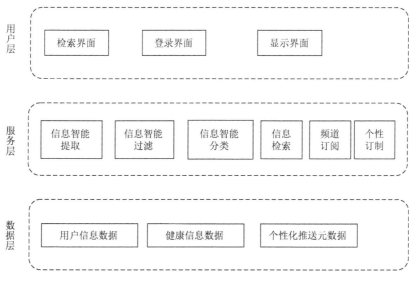

图7-2 个性化服务技术

4. 智能代理技术

智能代理通常是指模拟人类行为及其关系，能够根据所感知的环境自主运行和提供相应服务的程序。在网络范畴内可以把智能代理定义为在网络环境下以主动服务的方式为代理用户持续完成一组操作的程序。智能代理能够自己创建与实现目的有关的计划，可定时和交互执行，并对网络的环境做出反应。智能代理具有以下技术特性：代理性、自主性、智能性。智能代理的基本功能是代理用户或软件完成某些任务，包括代理用户查询网络信息；智能代理的代理功能具有强烈的目的性，即根据自身的行为规则主动采取一系列行动，直至达到目的。

在无任何外界环境的干预之下，智能代理可以自动感知环境变化与当前状态，独立调度计算、提供资源服务，从而完成一系列的智能代理任务；智能代理自主性的实现需要知识库的支撑，并辅以推理机的知识推理，对用户的潜在兴趣、偏好做出预测。智能代理还能从经验中不断学习，以提高自身处理问题的能力。例如，在社区健康信息空间中，智能代理可以根据用户的搜索偏好以及健康需求，帮助用户选择健康信息。通过分析用户在社区的健康信息浏览行为，可以进一步掌握用户的意向。智能代理由此可以根据以前的经验和对环境变化的感知，及时对相关事件做出适当的反应，改变自己的行为，更好地代理用户的工作。

移动智能代理和多智能代理的发展为智能代理在网络上的进一步应用提供了条件。随着社区健康信息空间的开发不断深入，存储数据的分布式数据库中的异构环境越来越多，而由此给网络环境中带来的异构、低宽带和不稳定问题也越来越突出，然而移动智能代理天然的异构性能够适合这一环境，并且当分布式数据库系统中的智能代理产生后，立即被封装而独立于分布式的网络环境，由此很好地解决了上述问题，提高了系统的信息获取与服务能力。

单一的智能代理功能有很大的局限性，但是通过一定的体系将各自独立的智能代理组合起来，却可以发挥有效的作用。在多智能代理系统中，每个智能代理是独立发展的，它们相互联系、相互作用，使得整个系统实现 $1+1>2$ 的效果。多智能代理的出现使得智能代理系统是一个既分布又协调的系统，适合于构造具有高度开放性、分布性、可重构性和可伸缩性的信息集成框架，为"异构信息孤岛"的信息集成提供了新途径。借助于智能代理与人之间的良好交互性，可营造一种优势互补、共同解决问题的有效环境。

移动智能代理的移动性与自主执行性能够为社区健康信息集成平台营造一个完整的分布式计算环境；多智能代理系统具有智能性、自适应性、自组织性、层次性等特点，能有效地协调技术与组织之间的相互依赖关系。基于多智能代理的社区健康信息集成平台充分利用了多智能代理的特性和面向对象的技术，不仅能够有效解决社区健康信息集成平台的开放性问题，还可以提高社区健康信息集成平台的通用性与适应性问题。

二、数据管理层面的技术支撑

1. 分布式数据库技术

社区健康信息空间中包含了诸多的数据源，而不同的数据源则对应不同的数据库。往往不同的数据库分布由各种研发人员所设计，导致对各自数据的检索、界面操作存在很大的差异，如果社区健康信息空间简单地对这些数据进行综合，会对社区用户在使用上造成很大的不便，包括对数据库的重复登录、检索以及跨库检索障碍。

分布式数据库整合了现有数据库资源，包括数据资源、软硬件资源，在对这些资源进行有效共享与透明访问的同时，又保证了各自数据库资源的完整性与独立性，即每个数据库仍然保有自己的应用独特性、完整控制性以及安全防护性。分布式数据库从大的方面来看，可以分为两部分：一是中间件技术；二是联合检索技术。

中间件技术提供了分布式数据库用户检索界面与各个异构数据库之间的数据交换接口，根据用户检索的内容不同，中间件技术为用户设置了统一的检索入口，如检索命令，中间对用户的检索行为做出对应的反馈，将检索指令传递给相应的数据库，并及时将数据的检索结果返回给用户。联合检索技术针对某一异构数据来构建检索表达，从而极大地提高了用户对信息的检索效率。

2. 虚拟数据库技术

虚拟数据库是对特定关系型数据在物理层面上的扩展。在社区健康信息空间中所集成的数据是一种外界的数据，即对 Web 中数据的索引。由于 Web 不同数据源中数据的组织方式、存取机制等方面存在差异，在集成数据库中不支持对不同数据源的数据进行统一的检索操作。为了使对分布数据源中数据的统一检索成为可能，以提供对数据散布问题的求解，虚拟数据库技术必须具有收集、组织以及集成不同数据源中数据的能力，并具有统一数据库系统形式、提供应用程序的能力。应用程序可以向分布在各类原始数据源中的数据提供访问服务。虚拟数据库可以将各种数据库源作为关系数据库的扩充，把各个分散数据源中的数据搜集在一起，通过包装、映射和提取等处理，将分布异构的数据转化为统一的结构化形式。

虚拟数据库具有两个显著特征：一是拥有大量不同的数据源；二是数据源的构成是复杂的，结构化和非结构化的数据交织在一起，而虚拟数据库的本质是对分布式数据源中的数据进行透明访问。因此，一方面，虚拟数据库需要实现对异构数据库的访问，即将访问请求分解到各个不同的数据库中，再将返回的不同结构数据进行整合，这就要求虚拟数据库具有对各种不同类型数据库的查询能力；另一方面，虚拟数据库需要具备对非数据库类型网络资源的访问能力，这就要求虚拟数据库的中间件接口具有及时处理数据交换的能力。

虚拟数据源集成的目的是为用户提供涉及多数据源的统一查询机制，以此让用户可以用统一的方法使用来自不同数据源的数据，即数据仍然保存在各个数据源中，虚拟数据库系统仅提供一个集成模式以及对这个集成模式的查询处理机制。虚拟数据库能够快速收集、组织和集成来自不同数据源的数据，并以统一的数据格式提供给决策者，解决了异构多数据源的信息集成与统一问题，为联机分析处理、数据挖掘和知识发现提供了条件。虚拟数据库可以从大量的、自治的和混合的数据源中抽取面向主题的数据集合，统一其数据组织和数据存取机制。虚拟数据库不仅能将网络数据转化为单一规范的数据库，而且能支持强大的结构化搜索功能。

虚拟数据库集成系统利用包装器、监视器、映射器以及集成器提供数据获取、结构化转化、传输、检索等基本功能，从而便于用户对异构数据源中的数据进行查询与应用。包装器根据需要从数据源中抽取数据，并以数据表的形式表示出来。包装器开发工具包提供的包装器框架可以用来方便地定制数据的查询过程。映射器通过映射描述语言定义的映射规则，可以进行属性名称和格式转换，统一包装器关系表中不同的模式和词汇。包装器能够把数据源的数据表示为关系数据的表格形式，但这些表格的内容可能与图解及词汇表不一致，所需的属性名称和单位的转换是由映射器来完成的。利用映射器进行数据转换，要使用映射描述语言来给出变换规则集，映射描述语言能够简洁地描述极为复杂的数据转换。

3. 数据仓库技术

数据仓库把从各单位中的数据收集到类似于中央仓库的结构中，对数据集合进行统一集中管理，这些数据集合具有时间动态性、面向主题性以及决策支持性。此外，数据仓库支持异构数据源中数据库的统一全局模式，提供各个数据库的历史访问信息，为用户的数据检索提供统一的接口，并具有决策支持的功能。网络中的健康信息是一个巨大的数据源，这使得基于社区健康信息空间的数据仓库技术成为可能。

通常来说，数据仓库创立和维护费用较高，同时信息处理、传递的效率相对较低。而基于远程网络操作平台创立的社区健康信息空间数据仓库，降低了系统费用，提高了传送效率，并且可以满足海量的数据处理需求。这种数据仓库本质上仍是分布式的系统，可以有效利用各种数据资源，并且完成数据的统计分析、数据挖掘等任务，同时该系统允许用户在 Web 浏览器端来访问和管理数据库。

基于社区健康信息空间的数据仓库技术具有以下优点：第一是可以更容易地访问，数据仓库体系结构使得任何连接在移动互联网上的计算机、智能手机等用户终端都可以很容易地访问数据仓库及其衍生的应用程序。第二是平台独立无关性，移动互联网给用户提供了便宜、快捷的方法来访问与平台无关的分布式数据。而 Web 浏览器作为数据仓库的访问层，用户可以通过它访问重要的信息而不必去关心所用的平台。第三是建设和管理成本低，通过 Web 浏览器来访问数据仓库本身就提供了一个瘦客户端的解决方案，降低了建设与管理成本；得益于宽带带宽的提速，瘦客户端方案也将许多应用处理的过程移植到了服务器上，从而极大地降低了用户的软硬件成本，除此之外，集中式的管理更容易节省成本，具有较好的安全性。

三、多平台融合层面的技术支撑

1. 移动互联网技术

移动互联网对传统互联网运营平台、商业模式以及技术架构进行了深度整合，并与新兴的移动通信技术高度融合为一体。从概念来看，移动互联网将互联网与移动通信网两个各自独立的实体整合在一起，使得网络节点中的所有服务器、通信设备以及用户终端纳入统一网络中，在提高设备使用效率、避免硬件冗余的同时，便于用户的沟通与交流。从网络架构上来看，移动互联网仍然建立在电信宽带网、移动通信网的基础上，但是其业务范围得到了广阔扩展，提供语音、文本、图片、视频等开放式多媒体业务；同时移动互联网能够涵盖更多智能手机、平板电脑、笔记本电脑、台式计算机等不同类型的用户终端，并为其提供网络获取与移动通信业务。

移动互联网从表面上来看是对传统互联网的延伸，即从桌面向移动的拓展，但本质上仍然是网络的互联互通，其核心仍是网络中的信息内容与应用功能。移动互联网所带来的实时性、可携性、隐私性、定位性等特点正在丰富传统互联网的价值与理念。这些都可以有效满足网络用户碎片化、随行性、可移动性等需求场景。从移动互联网的特性来看，一是具有终端的移动性，用户随时随地都可以享受到网络接入服务，无论使用终端处于固定还是移动状态；二是具有业务的隐私性，伴随着移动支付、电子货币的兴起，移动互联网更加注重对用户内容与服务的加密，从而保障用户个人信息、资金的安全；三是具有服务的关联性，即用户在移动互联网中所享受到的服务与用户终端的类型和能力有关，所以在很大程度上用户终端决定了用户所能获取的服务。

同样，在社区健康信息空间中移动互联网有着成熟与广泛的应用，而且互联网和移动通信技术的融合使得社区健康信息空间的多平台融合成为可能，在这种背景下，跨平台开发框架应运而生，移动互联网提供的跨平台框架由三部分组成：一是移动 Web 开发框架，主要用于构建运行在智能手机、平板电脑等移动终端上的 Web 浏览器，包括 jQuery、Dojo Toolkit、WebApp 等开发框架。二是跨平台开发框架，使得移动网络中的开发者不需要具体操作各个用户终端中的系统且自带开发语言，可以通过统一的跨平台兼容应用程序接口，实现跨平台模式下混合应用的开发。国内常用的跨平台开发框架包括 PhoneGap、AppCan、WAC Widget。三是跨平台混合应用开发，在移动互联网应用开发中，跨平台开发比原生开发拥有更高的开发效率；而基于移动 Web 开发框架和跨平台开发框架的跨平台混合应用开发，可以进一步提高应用开发效率，显著降低开发成本。跨平台混合应用开发主要分为两部分：移动 Web 开发和原生开发。移动 Web 开发用于完善混合应用平台的用户界面与业务流程；原生开发则是针对跨平台的兼容提供统一的封装天线模式，从而以统一的对外接口支持 Web 移动应用的开发。

2. 云计算技术

云计算是对现有服务器技术资源与网络通信资源高度整合的产物，作为一种新兴的商业模式，它能根据现有任务要求与网络通信环境，自动分配资源池中的计算节点、存储空间，由此提供各种应用服务。因此，对于海量数据的存储、传输与计算，云计算具有先天的优势，具体表现为：一是能够有效降低运行负荷与成本，云计算对现有计算、存储资源高度整合，并针对需求合理分配，实现计算、存储资源的动态分配与有效利用，从而降低了系统的整体负荷与运行成本；二是具有标准化的架构体系，云计算在架构体系上统一标准，实现了业务服务流程的归一化，并提升了服务开展的可持续性；三是平台具有高度灵活性，云计算平台提供了多种可扩展的接口，可以根据实际计算、存储需求，自由扩展资源，由此对于整个平台来说具有很大的兼容性。

　　云计算的架构如图 7-3 所示，可以发现云计算由云管理平台、分布式文件系统、大规模并行计算、分布式数据存储以及虚拟化五部分组成。云管理平台实现对于云计算平台资源的管理以及对硬件及应用系统性能和故障的监控；分布式文件系统可以支持对海量数据的扩展，适用于对大型、分布式数据库中海量数据的访问；大规模并行计算即在分布式并行环境中将一个任务分解成更多个细粒度的子任务，这些子任务在空闲的处理节点之间被调度和快速处理之后，最终通过特定的规则进行合并生成最终的结果；分布式数据存储采用数据库来存储结构化数据，云计算也需要采用特殊技术实现结构化数据存储；虚拟化是对资源的抽象化，以实现单一物理资源的多个逻辑表示，或者实现多个物理资源的单一逻辑表示。

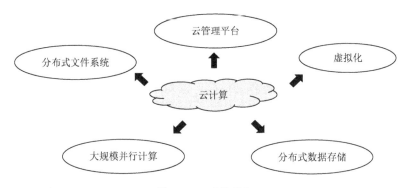

图 7-3　云计算构架

　　云计算在社区健康信息空间架构中具有强大的技术支撑作用。这是因为社区健康信息空间信息服务的主要功能的实现需要对更多数据进行管理和支配，而云计算强大的数据计算能力、存储能力和管理能力可以满足社区健康信息空间架构中对海量数据处理的需求。因此，在社区健康信息空间信息服务的构建中，引入云计算技术不仅提高了数据中心资源库对数据的存储能力，而且降低了数据应用的技术门槛和运营成本，提升了其扩展性和可靠性。

3. 物联网技术

物联网指遵照统一的协议规范，通过红外感应器、卫星定位系统、射频识别设备等信息传感设备的感知输入，将现实世界中的客观物体融入互联网之中，实现对实体物品的智能识别、定位、追踪、监管与互联互通，并使得实体物品间能够进行信息通信与信息共享。因此，物联网打破了传统地域上的间隔，使得客观物体同样能够提供信息获取、交流、存储、整合与利用，以及整合到互联互通网络中的服务。基于此我们不难看出，物联网所具有的基本功能在于：一是智能感知，通过现有的感应设备与识别设备全面感知客观世界的数据，并完成对这些数据的采集与整合；二是即时通信，通过对现有互联网、通信网以及设备终端、运营终端、业务终端的深度整合，形成完整、可靠的数据通信网络，将由设备采集到的数据及时地传递出去；三是全面处理，通过应用云计算技术，对现有的计算、存储资源进行合理调度，并在各种智能算法的支持下，对网络中的海量数据进行深度分析与挖掘，由此利用数据处理的结果对网络中的设备进行智能控制。目前在业界，物联网体系架构也大致被公认为有这三个层次，底层是用来感知数据的感知层，第二层是数据传输的网络层，最上面则是内容应用层。

客观世界中实体物品具有标量、外观、文本、音频、视频等各种类型的数据资源，物联网感知层则能够对这些数据资源进行充分的识别与采集，并以此作为网络中的数据输入源。由此感知层处于物联网体系架构中的底层，是物联网发展和应用的基础，具有物联网全面感知的核心能力。作为物联网的最基本一层，感知层具有十分重要的作用。感知层一般包括数据采集和数据短距离传输两部分，即首先通过传感器、摄像头等设备采集外部物理世界的数据，然后通过蓝牙、红外、ZigBee、工业现场总线等短距离有线或无线传输技术进行协同工作或者传递数据到网关设备。也可以只有数据的短距离传输这一部分，特别是在仅传递物品的识别码的情况下。

物联网的网络类似于对现有的局域网、城域网以及万维网等的深度整合，并且在移动通信技术的支持下，对由感知层采集到的数据进行通信与传输。在物联网中，数据可靠、安全、及时、远距离以及无阻碍的通信尤为重要；与此同时，在进行数据通信的时候，物联网同样面临着提供计算资源和业务服务的压力，所以物联网网络需要现有网络通信的保障及网络节点的深度融合与灵活扩展，从而高效、稳定地提供互联互通服务。

内容应用层作为物联网体系架构中的最顶层，主要是对网络中的数据进行深层次的解读与分析，其中涉及对数据的智能处理与加工，并以此为基础做出合理的策略与决策，由此实现智能化的人机交互管理、应用与服务。内容应用层将网络层传输来的数据通过各类信息系统进行处理，并通过各种设备与人进行交互。这一层也可按形态直观地划分为两个子层：一个是应用程序层；另一个是终端设备层。应用程序层进行数据处理，完成跨行业、跨应用、跨系统之间的信息协同、共享、互通。

第五节　本　章　小　结

本章从法律支撑、管理支撑、数据支撑及技术支撑四大方面具体阐述社区健康信息空间的支撑体系，说明了在构建健康信息空间和强化健康信息服务的过程中所需关注的问题，提出了建设支撑体系的具体措施。

在法律支撑方面，需关注健康信息构建和服务中的公平与效益问题、健康信息资源共享与保护之间的冲突问题、信息安全与隐私保护问题、信息资源整合与服务集成中的管理问题以及信息资源整合与服务集成中的知识产权法律问题。针对这些问题进行相应的法律建设应从健康信息服务发展战略的社会化转型、健康信息资源共享机制的确立、个人健康信息保护措施的建立、公共借阅权的界定、网络健康信息产品的规范以及跨国数据流管理的加强等方面实施。

在管理支撑方面，支撑体系主要负责支撑健康信息实体空间与虚拟空间日常业务的正常运行，在此过程中涉及 HIC 用户管理，具体包括 HIC 用户信息管理和 HIC 用户数据模型构建，致力于使各部门和各单位员工之间有效地进行沟通和协作；除此之外还涉及 HIC 人力资源管理，具体包括人员配置、人员管理以及 HIC 服务人员能力分析；服务是 HIC 的核心内容，服务评价体系决定被服务用户的满意程度，服务质量主要由可感知性、可靠性、响应性、保证性、安全性和宜情性 6 个因素决定。

在数据支撑方面，一般用数据支持单元封装相应的 SQL 语句，完成各种动态查询和数据库操作。为了保证事务的正确执行、维护数据库的完整性，在数据模块中必须维护数据库的原子性、一致性、隔离性和持久性，因此需注重开拓多元的数据源、充分挖掘数据价值并保证数据安全、可管、可控。

在技术支撑方面，技术支撑是社区健康信息空间服务正常开展的基础，主要包括服务应用层面、数据管理层面和多平台融合层面的技术支撑。在服务应用层面，与时俱进，运用 Web2.0 技术、社区健康信息门户技术、个性化服务技术和智能代理技术等全新的互联网方式来促进信息交互；在数据管理层面，运用分布式数据库技术、虚拟数据库技术和数据仓库技术对数据进行管理，提高数据安全性；在多平台融合层面，运用移动互联网技术、云计算技术和物联网技术，来实现更宽泛意义上的信息资源整合。

参 考 文 献

[1] 新华网. 习近平：把人民健康放在优先发展战略地位[EB/OL]. [2020-03-11]. http://www. xinhuanet. com// politics/2016-08/20/c_1119425802. htm.

[2] Beagle D. Conceptualizing an information commons[J]. Journal of Academic Librarianship, 1999, 25（2）: 82-89.

[3] 杨之音, 张立娜. 基于个性化服务的信息资源组织方式——用户信息空间模型构建[J]. 现代情报, 2006,（9）: 31-34.

[4] Butdz S, Witt K. Consulting the internet before visit to general practice: Patients' use of the internet and other sources of health information [J]. Journal of Primary Health Care, 2002,（20）: 174-176.

[5] 吴桐. 面向智慧社区的个性化健康信息服务的应用研究[D]. 北京: 北京交通大学硕士学位论文, 2017.

[6] 孙林山. 我国信息用户需求和信息行为分析研究综述[J]. 图书馆论坛, 2006, 26（5）: 41-44.

[7] Cook-Deegan R, Mcguire A L. Moving beyond Bermuda: Sharing data to build a medical information commons[J]. Genome Research, 2017, 27（6）: 897-901.

[8] Cullin M. Centers for disease control and prevention 2000 growth charts for the united states: Improvements to the 1977 national center for health statistics version [J]. Psychiatric Services, 2005, 108（2）: 226-233.

[9] Duncan J M. The information commons: A model for（physical）digital resource centers[J]. Bulletin of the Medical Library Association, 1998, 86（4）: 576.

[10] Kranich N. The role of research libraries in conceptualizing and fostering scholarly commons[C]//Workshop on Scholarly Communication as a Commons, Workshop in Political Theory and Policy Analysis. Bloomington: Indiana University, 2004.

[11] 黄勇. 美国高校图书馆学术共享空间的规划与构建[J]. 图书馆学研究, 2012,（12）: 98-101.

[12] Beagle D. Web-based learning environments: Do libraries matter?[J]. College & Research Libraries, 2000, 61（4）: 367-379.

[13] Kranich N. Libraries: The Information Commons of Civil Society[M]. Cambridge: MIT Press, 2004: 279-299.

[14] Bennett S. The information or the learning commons: Which will we have?[J]. Journal of Academic Librarianship, 2008, 34（3）: 183-185.

[15] Bailey D R. Creating digital knowledge: Library as open access digital publisher[J]. College & Undergraduate Libraries, 2017, 24（2-4）: 216-225.

[16] 李伟超. 英国谢菲尔德大学图书馆 IC 建设研究[J]. 图书馆学研究, 2011,（18）: 76-80.

[17] 吴建中. 大学图书馆的昨天、今天和明天[J]. 图书馆杂志, 2014, 33（12）: 4-8.

[18] 吴建中. 开放 交流 合作——国际图书馆发展大趋势[J]. 中国图书馆学报, 2013, 39（3）: 4-8.

[19] 宋丽荣, 李平, 李健, 等. 国外国家图书馆网站建设现状研究及启示[J]. 图书馆界, 2012,（5）: 50-53.

[20] 宋丽荣, 张炜, 李平. 国内外图书馆网站建设研究进展[J]. 图书馆理论与实践, 2012,（1）: 27-29.

[21] 毛军. 以 Information Commons 的名义: 数字图书馆的发展与实践[J]. 图书情报工作, 2005,（8）: 107-109, 148.

[22] 毛军. 科学图书馆与知识管理[J]. 图书情报工作, 2000,（6）: 18-20.

[23] 盛兴军, 任树怀. 高校信息共享空间的实施模型及其内容分析[J]. 实践研究, 2008,（3）: 377-410.

[24] 任树怀, 盛兴军. 信息共享空间理论模型构建与动力机制研究[J]. 中国图书馆学报, 2008,（4）: 34-40.

[25] 介凤, 盛兴军, 任树怀. 信息共享空间服务管理[J]. 情报科学, 2010, 28（4）: 496-500, 522.

[26] 倪代川, 任树怀. 信息共享空间环境下开放获取与知识产权探析[J]. 情报理论与实践, 2009, 32（7）: 61-64.

[27] 尹雪, 任树怀. 学习共享空间: 图书馆构建新的协作式学习环境[J]. 图书馆, 2009,（1）: 46-48.

[28]　余鹏彦, 陈珏静. 面向泛在学习的高校图书馆虚拟学习共享空间研究[J]. 图书馆学研究, 2016, (17): 13-16.

[29]　胡力. 近年国内信息共享空间研究进展评述[J]. 图书馆学研究, 2012, (12): 9-15.

[30]　李月琳, 张秀, 王姗姗. 社交媒体健康信息质量研究: 基于真伪健康信息特征的分析[J]. 情报学报, 2018, 37 (3): 294-304.

[31]　常飞, 刘毅, 郝彧. 医学院校图书馆健康信息资源的分类[J]. 科技情报开发与经济, 2014, 24 (18): 3-5.

[32]　张馨遥. 健康信息需求研究的内容与意义[J]. 医学与社会, 2010, (1): 51-53.

[33]　兰富强, 杨雪梅, 沈丽宁, 等. 虚拟社区患者健康信息交流基本要素和模式探讨[J]. 医学与社会, 2016, 29 (12): 8-10, 13.

[34]　Elkin P L. Consumer health informatics: Informing consumers and improving health care[J]. Mayo Clinic Proceedings, 2006, 81 (2): 269.

[35]　程文英. 健康信息用户认知需求的情境因素研究[D]. 长春: 吉林大学硕士学位论文, 2015.

[36]　邓胜利, 付少雄. 用户群体特征差异对健康信息搜寻行为的影响研究[J]. 信息资源管理学报, 2016, 6 (4): 5-11.

[37]　汲南. 针对医患信息不对称问题的服务设计研究[D]. 无锡: 江南大学硕士学位论文, 2016.

[38]　Cooley M. Human centred systems: An urgent problem for systems designers[J]. Ai & Society, 1987, 1 (1): 37-46.

[39]　毛军. 图书馆信息服务和搜索引擎的跨界合作[J]. 现代图书情报技术, 2006, (9): 2-7.

[40]　王颖, 徐宝元, 张玲, 等. 门诊辅助知识决策系统的研究与实现[J]. 中国医疗设备, 2017, 32 (4): 132-135.

[41]　王安其, 郑雪倩. 我国互联网医疗运行现状——基于 3 家医院的调查分析[J]. 中国卫生政策研究, 2016, 9 (1): 69-73.

[42]　徐峰, 叶娟. 通过网络开展健康信息咨询服务的探索[C]. 第四届中国健康教育与健康促进大会暨中法健康教育论坛, 杭州, 2011.

[43]　李军怀, 周明全, 耿国华. 远程医疗的国内外现状及展望[J]. 国外医学. 生物医学工程分册, 2002, (5): 193-195.

[44]　廖湘庆. 基于云平台的公立医院服务模式创新研究[D]. 武汉: 华中科技大学, 2015.

[45]　Elliott B J, Polkinhorn J S. Provision of consumer health information in general-practice[J]. British Medical Journal, 1994, 308 (6927): 509-510.

[46]　Hanson R M. Good health information – an asset not a burden![J]. Australian Health Review, 2011, 35 (1): 9-13.

[47]　Gardner R M, Safran C. Clinical Informatics Subspecialty Certification and Training[M]. London: Springer, 2014.

[48]　赵健, 孟涛, 任萍, 等. 一项具有人性化的挂号制度——对五年来预约挂号的评述[J]. 医学与哲学 (人文社会医学版), 2010, 31 (7): 51-52.

[49]　霍兆桦. 网络医疗中医患关系的建立与认定[J]. 中国医院管理, 2017, 37 (8): 27-29.

[50]　陈雪红, 洪瑞安. 网络医疗服务平台的应用与优化[J]. 中国医疗设备, 2017, (9): 130-132.

[51]　杜新峰, 章祖华. 移动医疗发展的现状与前景[J]. 医疗卫生装备, 2015, (12): 113-115, 134.

[52]　徐倩, 赵文龙. 基于移动医疗 App 的用户健康信息需求分析[J]. 现代情报, 2015, 35 (11): 79-82.

[53]　于露露, 王辰旸. 我国移动医疗应用服务监管刍议[J]. 中国医院管理, 2017, 37 (7): 56-58.

[54]　龙翼飞, 龚政. 我国移动医疗法律监管问题研究[J]. 山西大学学报 (社会科学版), 2017, (2): 113-119.

[55]　王波, 吴汉华, 宋姬芳, 等. 2016年高校图书馆发展概况[J]. 高校图书馆工作, 2017, 37 (6): 20-34.

[56]　龙玲. 数字时代医学图书馆期刊信息资源利用[J]. 医学信息学杂志, 2013, (2): 80-82.

[57]　王晨, 贾文鹏. 区域性医学数字图书馆利用与用户评价[J]. 医学信息学杂志, 2016, (10): 70-75.

[58]　冯友梅, 卫平, 望明辉. 加入 WTO 后中国医药产业面临的问题及对策[J]. 医学与社会, 2001, (6): 52-54.

[59]　杨梦菲，孙艳芹. 用户参与医学院校图书馆数字资源建设的模式[J]. 中华医学图书情报杂志，2016，（7）：44-48.

[60]　王春峰，刘毅，张恒娟，等. 医学院校图书馆数字资源社会化服务的调查分析[J]. 中华医学图书情报杂志，2014，23（10）：26-29.

[61]　赵悦. 我国数字图书馆标准规范体系构建研究[J]. 数字图书馆论坛，2016，（9）：9-13.

[62]　冯俊剑，陈凯，刘智勇，等. 我国乡镇卫生院信息化建设现状分析[J]. 中国卫生事业管理，2016，33（2）：108-110，132.

[63]　王梦苑，郑函. 基于分级诊疗业务协同的区域卫生信息平台实践现状[J]. 中国数字医学，2017，（10）：5-7，50.

[64]　潘凌，杨骥，彭华. 区域卫生信息平台建设方案研究[J]. 中国数字医学，2015，（2）：67-70.

[65]　夏寒，袁政安. 区域卫生信息平台数据质量控制模式研究[J]. 中国卫生信息管理杂志，2016，（3）：284-289.

[66]　刘帆，李玉宝，刘丽红，等. 基于临床数据中心系统的医院影像中心建设及标准化研究[J]. 中国医学影像学杂志，2014，22（10）：793-796.

[67]　栾世栋，戴亦舒，余艳，等. 数字化时代的区域卫生信息平台顶层设计研究[J]. 管理科学，2017，（1）：15-30.

[68]　孙红，汪春亮，周寅，等. 基于市民卡、健康卡的自助挂号缴费系统建设[J]. 中国医院管理，2015，35（8）：40-41.

[69]　唐月红，冷志伟，唐玲，等. 基于远程网络平台的医疗联合体建设探讨[J]. 中国医院管理，2017，（4）：63-65.

[70]　许培海. 我国区域卫生信息平台建设现状及趋势研究[J]. 中国数字医学，2016，（5）：23-26.

[71]　马良，蔡金华，尹玲，等. 实施科学数据共享提升医学科技竞争力[J]. 中华医学科研管理杂志，2004，17（1）：33-35.

[72]　黎程，刘瑞健，马晓芬，等. 我国网络医院的发展现状及分析[J]. 中国数字医学，2018，（1）：6-8.

[73]　苏新宁，章成志. 论信息资源的整合[J]. 现代图书情报技术，2005，（9）：54-61.

[74]　张晓娟，张洁丽. 我国信息资源整合研究现状分析[J]. 情报科学，2009，（1）：27-56.

[75]　章成志，苏新宁. 信息资源整合的建模与实现方法研究[J]. 现代图书情报技术，2005，（10）：60-63.

[76]　杨晓冬. 信息资源整合研究中的若干问题[J]. 科技情报开发与经济，2007，（20）：5-7.

[77]　鲍勇. 加强社区卫生服务信息化建设实施健康管理可持续发展[J]. 实用全科医学，2007，5（11）：941-942.

[78]　王才有. 中国社区卫生信息化发展策略分析[J]. 中国数字医学，2007，3（10）：9-13.

[79]　中华人民共和国卫生部. 健康档案基本架构与数据标准（试行）[J]. 中国卫生信息管理杂志，2009，（2）：8-14.

[80]　中华人民共和国卫生部. 城乡居民健康档案基本数据集[EB/OL]. [2020-03-14]. http://www. gdhealth. net. cn/uploadfile/2016/0811/20160811022659297. pdf.

[81]　中华人民共和国国家卫生部. 卫生信息数据元目录 第 1 部分：总则[EB/OL]. [2020-03-14]. http://www. alliedphysician. com/Sites/Uploaded/File/2016/01/126358820978953485808735696. pdf.

[82]　杨鹏. 居民电子健康档案文档架构与数据元组的研究与实践[D]. 西安：第四军医大学博士学位论文，2012.

[83]　宋道平，陈利云. 社区健康小屋的功能与资源配置需求研究[J]. 中国全科医疗，2016，（7）：762-765.

[84]　杨廷忠，李智巧，黄丽. 自我管理理论和方法对现代护理的启示[J]. 中华护理杂志，2003，38（11）：906-908.

[85]　商秋磊. 业务流程再造原理研究[J]. 企业经营管理，2008，6（4）：29-31.

[86]　张志刚，黄解元，岳澎. 流程管理发展的当代趋势[J]. 现代管理科学，2008，（1）：88-90.

[87]　蔡莉，付灵钧，石勇进. 企业研究开发流程再造的效果评价[J]. 吉林工业大学自然科学学报，2001，31（1）：39-42.

[88]　葛红光，张承巨. 业务流程再造理论研究[J]. 科技与管理，2000，（2）：70-72.

[89]　李爱民. 业务流程再造实践、实证研究述评与展望[J]. 现代管理科学，2006，（9）：32-35.

[90] 黄连娜. 图书馆业务流程管理模式和实践研究[D]. 保定：河北大学硕士学位论文，2009.

[91] 王文英. 传统图书馆业务流程的未来走向[J]. 河南图书馆学刊，2001，（2）：23-25.

[92] 平玉娜. 知识管理及其对图书馆工作的启示[J]. 图书馆建设，2001，（6）：6-7.

[93] 蒋志伟. 运用 BPR 理念完成图书馆数字化改造——兼论网络环境下的图书馆发展[J]. 情报资料工作，2001，（2）：49-51.

[94] 陆宝益，郑建明. 关于我国图书馆实施 BPR 的思考[J]. 大学图书馆学报，2002，20（2）：63-66.

[95] 余春华，尚武. 云计算环境下医院数字图书馆的发展趋势[J]. 中华医学图书情报，2014，5（5）：30-32.

[96] 胡一女. 个性化信息服务的功能需求及实现[J]. 图书馆学研究，2007，（6）：63-66.

[97] 任树怀. 信息共享空间的规划与建设[J]. 图书情报工作，2006，（5）：122-124，143.

[98] 郭海明. 资源共享理念下的图书馆空间服务[J]. 图书馆理论与实践，2011，（7）：1-4.

[99] 王中克，张桂霞，贺于. 个人健康档案管理浅析[J]. 中小企业管理与科技（下旬刊），2009，（9）：41-42.

[100] Novak J D, Cañas A J. The theory underlying concept maps and how to construct them[J]. Florida Institute for Human and Machine Cognition，2006，1（1）：1-31.

[101] Novak J D, Gowin D B. Learning How to Learn[M]. London：Cambridge University Press，1984：1-56.

[102] 王立君. 概念图在促进认知和评估知识结构方面的理论与实证研究[D]. 上海：上海师范大学博士学位论文，2008.

[103] Kinchin I M. Using concept maps to reveal understanding：A two-tier analysis[J]. School Science Review，2000，81（1）：41-46.

[104] 廖子良. 建立社区图书馆刍议[J]. 图书馆界，1992，（4）：4-8.

[105] 张悦，王茜，土健. 居民电子健康档案建设中存在的问题与对策[J]. 中国卫生信息管理杂志，2018，15（6）：643-646.

[106] 马利，崔志伟，毛树松. 我国医学知识库应用现状研究[J]. 医学信息学杂志，2013，34（11）：55-59.

[107] 冯贞贞，郑西川. 基于本体的智能临床路径知识库构建研究[J]. 中国数字医学，2012，7（1）：78-82，86.

[108] 苏勇. 电子病历知识库建设及分析//中华医学会（Chinese Medical Association），中华医学会医学信息学分会. 中华医学会第二十一次全国医学信息学术会议论文汇编[C]. 郑州：中华医学会，2015：5.

[109] 沈亚诚，舒忠梅. 基于框架和产生式表示法的病历知识库研究[J]. 南方医科大学学报，2006，（10）：1467-1470.

[110] 李敬华，易小烈，杨德利，等. 面向临床决策支持的中医脾胃病本体知识库构建研究[J]. 中国医学创新，2014，11（27）：121-125.

[111] 赵丹丹. 数据挖掘在治疗糖尿病中药方剂数据库中的应用模拟[D]. 青岛：中国海洋大学硕士学位论文，2006.

[112] 刘晓峰，任廷革，高全泉，等. 中医处方智能分析系统的研究与实践[J]. 中国中医药信息杂志，2007，（10）：97-99.

[113] 郑玮. 社区卫生服务中心拓展健康管理服务探讨[J]. 社区医学杂志，2012，10（17）：17-19.

[114] 胡镜清，江丽杰，彭锦，等. 现代医学模式下亚健康概念特征属性的思考及其意义[J]. 中国中医基础医学杂志，2011，17（6）：683-685，690.

[115] 王辅之，罗爱静，谢文照. 我国居民健康信息素养内涵及培养策略[J]. 中华医学图书情报杂志，2013，22（8）：13-17.

[116] 卜保鹏，黎采青，顾庆焕，等. 社区健康管理的模式探索[J]. 中国全科医学，2011，14（19）：2192-2194.

[117] 张睿，谷景亮，尚兆霞，等. 基于微信公众平台的健康信息推送服务[J]. 中华医学图书情报杂志，2015，（5）：28-30.

[118] 张瑞. 流动人口健康管理与服务问题研究[D]. 天津：南开大学博士学位论文，2014.

[119] 胡葵花，胡碧云. 快乐生活俱乐部在社区糖尿病管理中的应用[J]. 护理实践与研究，2016，13（9）：150-151.

[120] 陈旭，卢珊，向菲. 基于用户体验的健康信息服务[J]. 中华医学图书情报杂志，2013，（10）：23-27.

[121] 曹佩琪，李海珊. 我国社区基本公共卫生服务存在的问题及对策[J]. 统计与管理，2015，（3）：37-38.

[122] 刘帅，谢笑，谢阳群，等. 个人健康信息管理研究初探[J]. 现代情报，2014，（9）：43-50.

[123] 王妍敏. 全人全程健康信息数据集研究[D]. 杭州：浙江大学硕士学位论文，2011.

[124] Wang T，Pizziferri L，Volk L A，et al. Implementing patient access to electronic health records under HIPAA：Lessons learned[J]. Perspectives in Health Information Management，2004，（1）：11.

[125] 刘佳佳. 面向个人健康信息采集的人机交互设计[D]. 重庆：重庆大学硕士学位论文，2015.

[126] 刘小利. 网络环境下患者健康信息查询行为研究[D]. 武汉：华中科技大学硕士学位论文，2012.

[127] 华记飞. 家庭健康信息服务平台的研究与实现[D]. 青岛：中国海洋大学硕士学位论文，2013.

[128] 陈观连，范穗光，沈丽琼，等. 糖尿病健康小屋在糖尿病社区护理管理上的应用[J]. 实用医学杂志，2015，31（16）：2748-2750.

[129] 王培玉，刘爱萍. 健康管理学与健康管理师——人群健康领域的一个新学科、卫生行业的新职业[J]. 北京大学学报（医学版），2013，45（3）：347-351.

[130] Mitton C，Donaldson C. Health care priority setting：Principles，practice and challenges[J]. Cost Effectiveness & Resource Allocation，2004，2（1）：3-3.

[131] 卢祖洵，姚岚，金建强，等. 各国社区卫生服务简介及特点分析[J]. 中国全科医学，2002，5（1）：38-39.

[132] 王凌峰，李兆友. 国外社区卫生服务管理模式的思考[J]. 中华全科医学，2013，11（9）：1461-1463.

[133] 刘晓燕，徐凌忠. 国外社区卫生服务发展模式的思考与启示[J]. 社区医学杂志，2014，12（23）：33-34.

[134] 吴铎. 中国特色的社区卫生服务现状及其前景[J]. 临床合理用药杂志，2015，（11）：181.

[135] 谢友红，王永红. 健康管理的价值初探[J]. 现代预防医学，2008，（1）：110-111.

[136] 朱卫东，姚慧君，徐庆有. 新时期用户信息需求的特征与满足[J]. 图书馆研究，2005，35（3）：81-82.

[137] 张颖杰，江东新，叶慧丽，等. 老年慢性病照顾者信息需求和获取行为研究进展[J]. 全科护理，2016，（34）：3587-3589.

[138] 唐旭明. 健康小屋对推广自助式健康管理模式的作用探讨[J]. 现代养生，2015，（16）：264-265.

[139] 游世梅. 智慧医疗的现状与发展趋势[J]. 医疗装备，2014，（10）：19-21.

[140] 智勇，段宇. 智慧医疗产业结构及发展现状探析[J]. 现代管理科学，2015，（9）：52-54.

[141] 何国平，赵秋利. 社区护理理论与实践[M]. 北京：人民卫生出版社，2018.

[142] 曹泓涤. 社区居家养老模式下社区卫生服务中心设计研究[D]. 西安：西安建筑科技大学，2015.

[143] 梁鸿. 构建新型社区医疗服务中心[J]. 中国初级卫生保健，1998，（2）：34-36.

[144] 陈亚娟，张拓红，李志新，等. "快乐生活俱乐部"在社区糖尿病管理中的效果评价[J]. 中国全科医学，2010，（25）：2823-2825.

[145] 朱碧帆，潘东颖，黄月珠，等. 以"慢性病全程管理"为核心的安亭健康促进模式[J]. 中国卫生资源，2015，18（6）：422-426.

[146] 陆富民. 社区健康教育讲座技巧初探[J]. 中国全科医学，2014，17（10）：1208-1210.

[147] 杜晓秋，何英，陈刚，等. 社区护理模式干预慢性荨麻疹的效果分析[J]. 川北医学院学报，2014，29（6）：622-624.

[148] 兰富强，沈丽宁，罗勇，等. 面向糖尿病患者的健康信息服务模式构建与策略分析[J]. 中国卫生事业管理，2017，34（8）：563-565，629.

[149] 祝志敏. 基于信息推送的心理健康教育服务研究[D]. 长沙：中南大学硕士学位论文，2011.

[150] 张伟，杨颖，赵强元，等. 健康大讲堂对健康管理的促进作用[J]. 海军总医院学报，2011，24（2）：109-110.

[151] 赖秋华，潘华峰，陈楚杰，等. 基于微信公众平台的亚健康自我管理模式探析[J]. 中国卫生事业管理，2015，

32（8）：627-628.

[152] 李坚，唐燕儿. 信息社会的心理健康教育发展之路——心理健康教育信息化[J]. 清华大学教育研究，2003，（6）：103-109.

[153] 李箐，赖茂生. 信息空间构建相关问题探讨——用户体验和系统可用性[J]. 情报理论与实践，2003，26（1）：8-10.

[154] 白雅婷，韩琳，刘金萍，等. 互动干预模式在社区糖尿病患者健康管理中的应用[J]. 中国护理管理，2016，16（9）：1202-1205.

[155] 孙兰，杨海燕，马应忠，等. 家庭医生制度下社区公共卫生中心的职能定位探索[J]. 中国初级卫生保健，2015，29（6）：37-39.

[156] 高艳霞，陈柏林，叶小利，等. 公众健康信息需求及其信息支持服务探究[J]. 中华健康管理学杂志，2011，5（1）：35-37.

[157] 韩其峰，陈伟. 论知识经济时代信息资源共享与知识产权关系[J]. 河北法学，2011，29（7）：93-98.

[158] 谢莉琴，代涛，胡红濮，等. 区域卫生信息化环境下信息安全与隐私保护策略研究[J]. 中国数字医学，2011，6（10）：41-43.

[159] 吴友富，万岩，范静，等. 大数据时代健康信息隐私管理的政府行为研究[J]. 管理世界，2017，（1）：174-175.